本书受"烟台大学哲学社会科学学术著作出版基金资助"

中国农村医疗保险制度研究

以政策试验为分析视角

Research on China's Rural Medical Insurance System:
From the Perspective of Policy Experiment

任雪娇 ◎ 著

上海三联书店

前　　言

　　中国是农业大国,农民是国民主体,为农民建立医疗保险制度是实现农民病有所医、医有所保,增进农民健康福祉的关键性制度安排。然而,农村医疗保险制度涉及人口数量之大、范围之广、情况之复杂世所罕见,其参保、筹资、管理、经办、监督和待遇支付等微观要素环节的设计更需专业知识、技术和经验的深度融合。如何构建与农村经济社会发展水平相适应的农村医疗保险制度,成为实务界和理论界不可回避的重大命题。但是,长期以来,农村医疗保险建制缺乏清晰的制度蓝本和明确的建制路线,对于"建立什么形式的农村医疗保险制度"以及"如何建立农村医疗保险制度"争论纷呈,导致整个农村医疗保险建制过程充满了不确定性。为此,农村医疗保险建制一直采用政策探索、循序渐进、适时调适、稳步推行的策略路线,在边试验、边探索的过程中,对农村医疗保险制度各微观要素环节及其运行机制逐渐明晰、调整和优化,并不断逼近制度内核。虽然,随着宏观经济社会环境变迁,农村医疗保险制度目标和内容适时更新,甚至部分政策表述与制度名称已不复存在,但是,其政策试验的建制经验一直光大至今,农村医疗保险政策试验过程更是成为深刻理解中国公共政策实践的经典样本。

　　农村医疗保险建制的技术路径、演进过程与制度绩效是本书关注的核心问题。本书以"农村医疗保险建制"作为研究对象,从政策试验视角出发,综合运用政策分析、文献分析、比较分析、实地调研等研究方法,通过整体性、历时性考察梳理,对农村医疗保险建制过程进行系统且全面的研究。一是呈现传统农村合作医疗建制过程。依托农业生产互助合作社,基于互助共济逻辑和生存理性,农民通过零散的自发性政策试验建立了小规模、低水平的微型社区互助型医疗保险制度。后经人民公社体制经验的强制性、跨领域"移植"和"嫁接",农村建立起高度政治化的集体福利保健型医疗保险制度。随着人民公社解体,农村医疗保险陷入治理真空,传统农村合作医疗制度日渐衰落。二是呈现新型农村合作医疗建制过程。新型农村合作医疗制度是转型期政府主导下建立起来的农民初级基本医疗保险制度,是对传统农村合作医疗制度路径依赖下的扬弃。借助于互动性政策试验机制,新型农村合作医疗建制过程实现了顶层高位推动与地方自主探索的有机结合,在央地有效互动过程中通过渐进性、持续性的政策探索、测试、示范和扩散,有效确保了新型农村合作医疗建制过程的稳定性和可控性,提升了建制成效。三是呈现城乡居民基本医疗保险建制过程。随着城乡融合发展进程加速,受宏观经济社会环境影响,新型农村合作医疗制度面临诸多机制障碍与制度困境。这一时期的农村医疗保险治理呈现出高度碎片化特征。通过开展整合型政策试验,逐渐破解了农村医疗保险治理的碎片化困境,进而加速了城乡居民基本医疗保险制度整合统一的进程。四是探讨农村医疗保险建制中的政策试验机理与效能。农村医疗保险政策试验的过程本质上是"吸纳—扩散"的过程,实质是对农村医疗保险制度变迁过程的"确定性追求"。而"诱导—约束—能力"机制则形塑了农村医疗保险政策试验过程的内在驱动力。五是从农村医疗保险的微观要素机制入手,对农村医疗保险建制进行评价与展望。同时,对农村医疗保险建制中政策试验机制的功能与限度进行检视,最终就新时代如何推进农村医疗保险治理现代化进行探讨,并提出相关对策建议。

基于上述分析,本研究得出以下四个主要结论:第一,政策试验是中国农村医疗保险建制的主要技术路径。政策试验凭借强大的资源要素整合能力,通过"吸纳—扩散"的作用机制,推动农村医疗保险制度建立、发展和完善。第二,渐进性与可持续性是农村医疗保险建制的内在要求。农村医疗保险建制过程实质上是一个以政策试验为主要技术路径,并在政策试验过程中渐进调整、动态优化,以不断逼近农村医疗保险制度内核的过程。这一渐进性过程实质上是一种风险防控和自我调适策略,目的是强化"确定性追求",推动农村医疗保险制度可持续发展。第三,多元有效互动是农村医疗保险建制的基本保障。农村医疗保险建制中不同利益主体有其诉求和偏好,也拥有其他利益主体所不具备的优势条件和独特资源。只有以政府、参保农民和医疗服务供给机构为主的多元主体有效互动,才能推动农村医疗保险制度良性建设与发展。第四,共建共治共享是农村医疗保险建制的根本价值遵循。农村医疗保险建制中多元主体共建是基本要求,核心环节在于共治,而共享是农村医疗保险建制的目标指向和最终归宿。共建共治共享三者层层递进、环环相扣、相辅相成,共同作用于农村医疗保险建制的整个过程。

任雪娇

2022 年 10 月

目　　录

导论 ……………………………………………………… 1

一、选题缘起与研究意义 ………………………………… 1

　　（一）选题缘起 ………………………………………… 1

　　（二）研究意义 ………………………………………… 9

二、文献评述与研究空间 ……………………………… 13

　　（一）关于农村医保制度的研究 …………………… 13

　　（二）关于政策试验的研究 ………………………… 30

　　（三）已有研究评述与进一步研究空间 …………… 37

三、核心概念与相关理论阐释 ………………………… 39

　　（一）农村医疗保险 ………………………………… 39

　　（二）农村医疗保险建制 …………………………… 42

　　（三）政策试验 ……………………………………… 42

　　（四）央地关系理论 ………………………………… 44

四、研究视角与研究方法 ……………………………… 46

　　（一）研究视角 ……………………………………… 46

　　（二）研究方法 ……………………………………… 48

五、研究思路与结构安排 ……………………………… 50

　　（一）研究思路 ……………………………………… 50

（二）结构安排 ……………………………………… 52

六、创新之处与研究不足 ……………………………… 57

（一）创新之处 ………………………………………… 57

（二）研究不足 ………………………………………… 58

第一章　粗放式政策试验与传统农村合作医疗建制 ……… 60

1.1　自发性政策试验与微型社区互助型医保制度 ……… 61

1.1.1　微型社区互助型医保制度的建立 …………… 62

1.1.2　建制进程中的自发性政策试验机制 ………… 65

1.1.3　自发性政策试验机制下的农村医保自治 …… 67

1.2　强制性经验扩散与集体福利保健型医保制度 ……… 69

1.2.1　从自发性政策试验到强制性经验扩散 ……… 70

1.2.2　公社集体福利保健型医保制度的建立 ……… 73

1.2.3　高度政治化的公社集体福利治理 …………… 76

1.3　自主性政策试验与传统农村合作医疗艰难重建 …… 79

1.3.1　农村医保治理陷入"真空化" ………………… 80

1.3.2　传统农村合作医疗制度衰落 ………………… 83

1.3.3　政策试验路径异化与合作医疗艰难重建…… 86

1.4　本章小结 …………………………………………… 89

第二章　互动性政策试验与新型农村合作医疗建制 ……… 91

2.1　新农合建制背景与制度特性分析 ………………… 92

2.1.1　宏观环境的转型性和复杂性 ………………… 93

2.1.2　新农合制度的特殊性和多面性 ……………… 97

2.1.3　新农合建制的初级性和模糊性 ……………… 102

2.2　新农合建制进程中的政策试验机制重构 ………… 107

　　2.2.1　政策试验的总体思路与部署 ………… 107

　　2.2.2　政策试验的基本理念与原则 ………… 109

　　2.2.3　政策试验过程中的组织与资金保障 ………… 114

　　2.2.4　政策试验的场域选择与操作步骤 ………… 121

　　2.2.5　政策试验检查督导与评估总结 ………… 125

2.3　政策试验路径规制下的新农合建制历程 ………… 126

　　2.3.1　探索阶段：汲取教训与政策酝酿 ………… 126

　　2.3.2　测试阶段：试错纠错与配套政策出台 ………… 130

　　2.3.3　示范阶段：示范带动与政策完善 ………… 135

　　2.3.4　扩散阶段：全面推广与制度全覆盖 ………… 137

2.4　互动性政策试验的实践逻辑与内在机理 ………… 140

　　2.4.1　高位推动：顶层设计新农合制度 ………… 141

　　2.4.2　地方自主：探索新农合具体运转机制 ………… 144

　　2.4.3　央地互动：顶层设计和地方创新相结合 ………… 146

2.5　本章小结 ………… 150

第三章　整合型政策试验与城乡居民基本医保建制 ………… 152

3.1　新型农村合作医疗机制障碍与制度困境 ………… 152

　　3.1.1　新农合参保识别机制的失准 ………… 153

　　3.1.2　新农合筹资增长机制的失力 ………… 154

　　3.1.3　城乡分割与新农合治理失序 ………… 157

　　3.1.4　城乡差别与待遇保障机制失衡 ………… 159

3.2　医保改革议题设置与政策试验机制优化 ………… 161

　　3.2.1　议题一：国家目标与农民需求有效契合 ………… 161

3.2.2 议题二：新农合与城居保制度整合均衡……… 163

3.2.3 技术路径：整合型试验机制的形成……… 166

3.3 整合型试验机制下的城乡居民基本医保建制……… 170

3.3.1 城乡居民基本医保管理与经办整合试验……… 170

3.3.2 城乡居民基本医保筹资与待遇整合试验……… 175

3.3.3 城乡居民基本医保建制历程与发展进路……… 178

3.4 本章小结……… 181

第四章 农村医保建制中政策试验的机理与效能……… 182

4.1 农村医保建制中政策试验的内在机理……… 182

4.1.1 农村医保建制与政策试验的内在关联……… 183

4.1.2 政策试验的内在机理："吸纳—扩散"……… 185

4.1.3 "吸纳—扩散"的实质：确定性追求……… 189

4.2 农村医保建制中政策试验的驱动机制……… 193

4.2.1 "诱导—约束—能力"分析框架……… 194

4.2.2 政策试验的诱导机制……… 196

4.2.3 政策试验的约束机制……… 210

4.2.4 政策试验的能力机制……… 219

4.3 农村医保建制中政策试验的效能分析……… 226

4.3.1 控制农村医保建制风险……… 227

4.3.2 消解农村医保建制阻力……… 229

4.3.3 降低农村医保建制成本……… 233

4.3.4 提高农村医保建制成功几率……… 235

4.4 本章小结……… 238

第五章 政策试验视角下农村医保建制评价与展望 ········· 240

5.1 农村医保建制评价与未来改革议题 ········· 241

5.1.1 参保识别:从微型合作社社员到城乡居民 ····· 241

5.1.2 筹资机制:从社区互助共济到社会性统筹 ····· 245

5.1.3 治理机制:从微型社区自治到社会保险法治 ··· 248

5.1.4 待遇支付:从初级医疗保健到基本医疗保障 ··· 251

5.1.5 未来改革议题:普惠公平的全民医保 ········· 256

5.2 农村医保建制中政策试验机制的限度与挑战 ········· 260

5.2.1 政策试验地与非试验地之间存在政策摩擦 ··· 261

5.2.2 政策试验与经济社会宏观环境的非同步性 ··· 264

5.2.3 政策试验对医保政策法律化形成冲击 ········· 266

5.3 新时代推进农村医保治理现代化的对策建议 ········· 270

5.3.1 充分发挥中央和地方两个积极性 ········· 271

5.3.2 优化农村医保政策试验的外部环境 ········· 276

5.3.3 健全农村医保高质量发展体制机制 ········· 279

5.3.4 以法之名为农村医保制度保驾护航 ········· 285

5.4 本章小结 ········· 288

结论与讨论 ········· 290

一、基本结论 ········· 290

（一）政策试验是农村医保建制的主要技术路径 ····· 290

（二）渐进性与可持续性是农村医保建制的内在
要求 ········· 293

（三）多元有效互动是农村医保建制的基本保障 ······ 295

（四）共建共治共享是农村医保建制的根本价值遵循
·············· 299

二、进一步讨论 ·············· 301

（一）如何提升政策试验机制的适用性和可持续性
·············· 301

（二）如何更好地平衡农村医保建制过程中的央地
关系 ·············· 302

参考文献 ·············· 303

附录一　调研访谈记录表 ·············· 326
附录二　调研访谈提纲 ·············· 328

导　　论

一、选题缘起与研究意义

（一）选题缘起

基本医疗保险（以下简称"医保"）是政府承担积极责任，组织全社会筹集医保基金，解决国民疾病经济风险，为国民提供健康保障的社会保障制度。中国是农业大国，农民是国民主体，为农民建立基本医保制度是关乎国计民生的大事，需要政府承担责任。改革开放以前，与赤脚医生、农村三级预防保健网络并称为中国农村医疗卫生服务"三大法宝"的传统农村合作医疗制度，以较低的成本投入满足了农民的基本医疗保健需求，使得农村有限的医疗卫生资源配置呈现出"帕累托最优"状态。改革开放以后，中国经济社会繁荣发展并取得了举世瞩目的成就。但是，整个国民的健康绩效增长速度与自身经济发展奇迹不相匹配，尤其是占全国人口绝大多数的农民的医疗卫生保障长期处于较低水平甚至缺位状态。农民健康保障需求的全面增长与农村医疗保障发展的不到位、不均衡，则折射出整个国家在农村医疗保障治理体系和治理能力方面的不足，成为亟须破解的重大国家治理难题。进入 21 世纪以来,随着经济社会快速发展,建立并实施积极的新型农村合作医疗(以下简称"新农合")制度,初步实现了农民"病有所医、医有所保"。特别是近年来,随着城乡融合步伐的加速推进,城乡居民基本医保制度的整合统一更是将农村医疗保障事业推上了新台阶。作为农村社会保障制度的主体性制度,农村医保制度的完善与否,不仅直接关乎亿万农民群众的健康保障水平,深刻影响着农村经济社会发展变迁,而且内在牵动着其他社会保障子系统的发展与完善,更是成为衡量国家治理水平和治理效能的重要标尺。

但是,仔细梳理新中国成立以来的农村医保建制历程,不难发现,各时期农村医保建制初期均没有清晰的制度蓝本和明确的建制路线,要想在短时间内建立全国统一、规范可行的农村医保制度异常艰难。然而,令人不可思议的是,在新中国成立初期经济社会百废待兴、宏观政策要求农村倾斜支持城市的条件下,在一个缺乏医疗保障传统的乡土中国竟然首创了以互助共济为特点的农村医保制度。在转型期高度复杂的内外部环境下,新农合制度居然能突出重围、脱颖而出,仅仅用 6 年[①]时间就实现了全国农村地区全覆盖的制度目标。城乡居民基本医保制度也仅仅用 11 年[②]时间就实现

[①] 2002 年 10 月,中共中央、国务院下发《关于进一步加强农村卫生工作的决定》,正式提出在农村地区建立新农合制度。2003 年《关于建立新型农村合作医疗制度的意见》要求自 2003 年始,该制度在全国开始试验运行,并到 2010 年实现在全国建立基本覆盖农村居民的新农合制度的目标。但是,比原计划提前两年时间,新农合制度于 2008 年就实现了全国农村地区全覆盖的制度目标。

[②] 虽然 2002 年新农合制度酝酿之时,整合新农合制度及城居保制度的探索就在广东、浙江等城乡均衡发展地区展开。但是,2007 年城居保制度建立之时,国务院才开始号召探索整合城乡居民基本医保制度,直至 2018 年国家医疗保障局的成立标志着城乡居民基本医保制度的管理体制已然统一,这一过程共历时 11 年。

了新农合与城镇居民基本医疗保险(以下简称"城居保")制度管理体制的整合统一。农村医保制度为何能取得如此瞩目的成就?究其原因,作为农村医保建制主要技术路径的政策试验功不可没。前有国家政策引导,农民自发探索创造;后有顶层政策设计,地方自主创新。作为制度供给的重要工具,政策试验是推动中国经济政治社会发展的重要手段和主导方法[1],采用政策试验的方式探索中国农村医保制度的发展完善之道,也成为当期政府工作的重点内容。可以说,到目前为止,政策试验已经成为中国农村医保制度建设和创新发展的一种持续性、常态化举措。[2]因此,从政策试验的视角出发,对中国农村医保建制进行系统研究具有可行性和必要性。本研究选题主要基于以下几点考虑:

一是缘起于农村医保建制经验总结和新时期医保治理的现实需要。中国是农业大国,农民是国民中最大的群体,重农固本是安民之基、治国之要。新中国成立初期,解决农民生存问题是各项工作的重中之重,而如何实现亿万农民病有所医、医有所保,同样是共产党领导下的新生政权必须直面的现实问题。基于农业生产合作社的自愿互助共济逻辑,部分农民领袖零散地、自发地进行了事关农民医疗保障问题的系列探索,形成了微型社区互助型医保制度。人民公社时期,因国家权力的强制性介入,将微型社区互助型医保制度的建制经验和人民公社体制经验强制性进行了"移植"和"嫁接",形成了高度政治化的集体福利保健型医保制度。随着人民公

---

① 徐勇.精乡扩镇、乡派镇治:乡级治理体制的结构性变革[J].江西社会科学,2004
(1):24-29.

② 梅赐琪,等.政策试点的特征:基于《人民日报》1992—2003年试点报道的研究
[J].公共行政评论,2015(3):8-24.

社解体,农村医保陷入治理真空,在中央的授意下,各地通过粗放式的政策试验路径自主探索农村医保建制,不仅没有达到预期效果,反而加速了传统农村合作医疗制度的衰落。进入 21 世纪,对于新农合及城乡居民基本医保制度来说,"双重转型期"的宏观经济社会政策体系不确定、未定局是无法回避的现实,建立农村医保制度的内外部环境错综复杂,必须与转型期中国社会分层、公共财政、公共管理、医保经办、医疗服务供给、农民工体制等诸多紧迫的、重大的、争论不休的改革议题"同步进行"。加之,中国农业人口不仅基数大,而且就业不稳定、收入水平低,同时,区域差异和发展不平衡问题也日益凸显,"看病贵""因病致贫""因病返贫"等问题成为民生领域的痛点、难点。2002 年,中共中央、国务院在总结计划经济体制下传统农村合作医疗建制经验和教训的基础上,吸收借鉴 20 世纪 90 年代多元探索性试验的医保建制经验,以红头文件形式构筑了新农合制度的粗略框架、制度目标和基本原则。但对新农合名称进行模糊表达,制度性质不予明确,筹资、管理、经办、待遇支付等关键环节均予以框架式、原则性设计,并选择个别地方开展试验,进行逐步探索和完善。自 2003 年新农合测试性政策试验启动,到 2005 年示范性政策试验带动,再到 2008 年年末扩散性政策试验推动,新农合制度迅速覆盖全国。此时,恰逢中国进入城乡二元体制解冻和城乡经济社会一体化加速发展时期,新农合制度又随即转向与城镇职工基本医保制度、城镇居民基本医保制度整合并轨的整合型政策试验阶段。新农合从探索、创制、测试、示范到向全国扩散推进,再到与城镇基本医保制度"整合统一",这一过程历经 30 年,成为转型期中国政策试验的经典样本。

时至今日,虽然农村医保制度运行取得了良好成效,但其制度内容至今仍未定型、不成熟,长期处于改革探索的试验状态也削弱了农村医保制度的社会效应。为此,重新审视和深度挖掘农村医保建制的内在逻辑和实践经验,将对进一步完善城乡基本医保制度建设、实现农村医保治理现代化大有裨益。同时,全民医保是新一轮医疗卫生体制改革的精髓和基本方略①,而城乡居民基本医保制度一体化建设是新时期实现全民医保目标的重要抓手。截至目前,城乡三项基本医保制度已分割建立,基本解决了医保制度在部分群体中缺失的不公平问题,全民医保的制度框架已初步形成。但是,随着城乡融合发展的快速推进,城乡基本医保制度在制度覆盖面、参保强制性、资金筹集标准和方式、管理体制、经办机制及待遇保障水平等方面呈现出巨大的城乡差异,这种城乡二元医保格局不仅严重影响城乡居民健康保障权的公平性,而且形态各异、标准不同的三项基本医保制度的分割建立,使得城乡基本医保制度呈现出明显的"碎片化"表征。同时,城乡三项基本医保制度各自封闭运行导致各项医保制度之间存在制度交叉的现象,既削弱了基本医保的保障功能,也引致制度覆盖范围界限模糊、管理经办资源严重浪费等一系列问题。因此,在公平价值诉求日益强烈的时代背景下,立足于我国经济社会转型的特殊时期,扎实推进城乡基本医保制度深度融合、纵深发展迫在眉睫。为此,笔者认为有必要从政策试验视角出发,梳理新中国成立后农村医保建制历程,总结其建制经验及教训,为完善新时代具有中国特色的农村公共卫生和医疗保障体系提供一定的实践和理论支撑。

---

① 董黎明.我国城乡基本医疗保险一体化研究[D].大连:东北财经大学博士学位论文,2011.

二是缘起于对中国式政策实践和农村医保建制路径的长期持续关注。自改革开放以来,中国各领域公共政策层出不穷。与西方相比较而言,中国的公共政策体系和治理实践独具特色,对推动国家治理体系和治理能力现代化发挥了重要作用。不可否认,中国的公共政策实践也在人类现代化发展史上留下了浓墨重彩的一笔,成为深刻理解和诠释政府公共政策生成与实践逻辑的重要场域,这理所当然地应该成为公共政策研究的重要内容。与此同时,自改革开放以来,中国也成为全球最大的政策试验场,特别是在一些重大和关键性的政策制定过程中,因地制宜地开展各项政策试验在各层级、各地区频繁上演,几乎到达"每改必试"的地步。因此,政策试验成为中国各领域改革成功的重要推动力量和中国政策制定和测试的常态化治理工具,特别是近年来,韩博天、杨宏山、宁骚、周望等学者更是给予其"中国特色的政策制定方式""塑造'中国奇迹'的治理机制之一"等重要定位。

2016年,国际社会保障协会授予中国政府"社会保障杰出成就奖",以表彰中国近年来在扩大社会保障制度覆盖面工作中取得的卓越成就。其中,农村医保制度凭借八亿多农民群体的覆盖面而厥功至伟。在转型期多种因素不确定和有限的财政资金约束情况下,农村医保制度为何能取得如此巨大的成就? 其背后的运行逻辑何在? 特别是在部分政策夭折的情况下,农村医保制度何以存活并延续至今? 鉴于诸如政府的执行能力等静态因素的研究已数见不鲜,笔者认为有必要从其独特的政策制定过程入手开展研究,或许能够提供一些更有说服力的解释。在农村医保建制成功的背后,蕴藏着"政策试验"这样一个异于常规的政策制定方式。进一步来讲,如果将农村医保政策试验的过程看作医保治理的过程,那么在医保治理的大背景下,中国为什么以及如何通过政策试验的方式来探索农村医保治理之道? 政策试验在农村医保制度发展的哪些环节分别发挥了什么作用? 在新时代医保发展的十字路口中,如何通过政策试验的方式继续提升医保治理水平以实现医保治理现代化? 因此,对标中共十八届三中全会提出的国家治理体系和治理能力现代化要求,对医保治理现代化背景下的农村医保建制中的政策试验进行系统性研究,具有重要意义。

三是缘起于政策试验视角下农村医保制度研究的匮乏。 长期以来,中国能够推出一系列行之有效的公共政策,却没有因为这些公共政策的实施而带来巨大的社会动荡和风险,主要原因在于采取了政策试验这种有效的政策制定方式。考虑到中国幅员辽阔、各地区经济社会发展不均衡等基本国情,以及农村医保制度所特有的福利保障水平不可逆、涉及关系复杂且多元、牵一发而动全身等特点,如果不能全面、周到地设计农村医保制度,一旦出现政策失误,即便是小瑕疵、小毛病,也有可能使政府背上沉重的财政负担,甚至造成更为严重的社会后果。因此,必须要采取"渐进的方式"开展农村医保制度探索创新,减少不可预知的风险和降低各种不良影响,确保农村医保制度稳健有序推进,直至统一的全民医保制度形成。

值得注意的是,尽管"政策试验"具有极其重要的理论价值和实践意义,但国内外学术界探讨政策试验的研究较为欠缺,现有为数不多的研究成果多数停留在就事论事的层面,缺乏社会科学研究的规范性、严谨性、系统性和逻辑性思考,面临概念混乱、界定不清、描述性太强、解释力不足等问题,更乏见对政策试验视角下农村医保制度的全景式分析。同时,政策试验的相关理论建构仍不成熟,实证研究更显匮乏。从仅有的研究成果来看,一方面,零散地涉及农村医保制度属性、试验内容、试验主体、阶段划分、试验效果、经验总结、存在问题及对策建议等内容,缺乏对政策试验视角下农村医保建制过程的全方位、系统性"深描",既有研究更多地重程序研究而轻过程机制研究;另一方面,相关的理论探讨仅仅停留在政策试验视角下农村医保建制的某一微观要素机制或某一阶段,多数成果处于描述阶段,仅少数研究进行了一般性的归纳和总结,鲜见政策试验视角下农村医保制度的经验性、证成性思考和逻辑规律的理论抽象分析,更未提出过成熟的理论建构。现有的文献资料虽然对于医保制度改革的相关研究不少,但对政策试验视角下农村医保建制的研究则少之又少。到目前为止,学界仍未出现一部专门从政策试验的视角研究农村医保制度建设的专著,更没有从政治学的学科角度透过政策试验来探讨农村医保治理的论著。由此,从政策试验的视角研究农村医保制度建设成为颇具学术研究价值的时代命题。

四是缘起于对传统式国家治理技艺的补充和完善。中共十八届三中全会将"推进国家治理体系和治理能力现代化"作为全面深化改革的总目标,党的十九大再次对国家治理体系和治理能力现代化提出了更为明确的要求,这些都表明我国在政治、经济、社会等层面的改革已经进入新的阶段。然而,传统政策研究"阶段论"的理论范式已经无法满足转型新时期政治、经济、社会实践对理论研究的需求,对于解释一些实践议题已颇感乏力。作为对政策过程研究阶段理论的回应,超越阶段理论的"政策试验"研究,因弥补阶段理论研究中阶段划分不清、因果解释欠缺、实证验证不足、忽视央地关系等不足,而日益受到学界重视。为此,笔者选择从政策试验视角对中国农村医疗保险制度进行研究,尝试以农村医保建制过程为研究样本,对传统式国家治理技艺进行补充,并反过来继续探索如何通过政策试验的方式实现农村医保治理现代化。

(二)研究意义

中国农村医保制度发展的 70 年,是中国医疗保障体系发生翻天覆地变化的 70 年。计划经济时期,通过自发性、强制性、自主性政策试验的方式,分别建立了适应合作社经济、人民公社体制和市场经济体制初期的传统农村合作医疗制度。及至多重转型时期,为化解体制转型和结构调整过程中突出的经济和社会矛盾,党和政府从农民健康需求和农村经济社会发展水平的现实条件出发,在全面总结传统农村合作医疗制度经验教训的基础上,以顶层政策设计建立新型农村合作医疗制度,并要求通过"摸着石头过河"的互动性政策试验方式探索发展完善之道。在城乡基本医保制度整合过程中,又通过整合型试验推进城乡基本医保制度深度融合。虽然随着经济社会宏观环境的变迁,农村医保制度的目标和制度内容适时更新,甚至部分制度名称已不复存在,但是其建制经验非但未曾遗失,还光大至今。就被整合进城乡居民基本医保制度中的新农合制度而言,虽然其制度名称已不复存在,但按户参保、自愿缴费、财政补贴、以收定支等"初级"社会化医保治理机制仍在延续,其建制经验甚至已被复制到其他社会保障制度中继续发扬光大。因此,本研究从政策试验的视角出发,通过对政策试验机制下中国农村医保建制过程进行整体性分析,探索农村医保政策试验过程的运行逻辑与内在机理,并从央地关系的角度深入分析央地政府推动农村医保政策试验发展的驱动机制,在全面审视农村医保建制中政策试验的实然价值及功能限度的基础上,提出以政策试验助推农村医保治理现代化的相关对策建议。从这个角度而言，本选题具有一定的理论意义和实践价值。

从理论意义来看，主要体现在以下三个方面：

第一，有利于深入理解农村医保制度的建制过程，推动农村医保治理现代化。 医保改革考验的是国家治理水平和治理效能，从为农民建立农村医保制度的朴素情感到进入国家政策议程，从政策酝酿、争执博弈到形成政治共识，从政策出台到政策执行及评估总结，最后升华至医保治理的法治高度，体现了执政党和各级政府治国理政水平的逐步提高。本研究从政策试验的视角考察农村医保制度的建制全过程，分析农村医保制度的参保主体、基金筹集、管理经办、待遇支付等各微观要素机制的发展情况，以客观的立场实事求是地评价农村医保建制中的政策试验过程，检视农村医保建制中政策试验机制的功能限度，弥补农村医保制度和政策试验相关研究的不足，既充实了政策试验实体性研究的内容，又拓宽了中国农村医保制度研究的理论视野，为探索农村医保制度的未来发展提供了一种崭新的视角。

第二，有利于摆脱政策过程阶段论的束缚，补充扩展公共政策过程的理论谱系。 关于公共政策过程的研究，一般采用"阶段理论"将政策过程划分为议程设定、政策建构、政策决策、政策执行和政策评估五个阶段，但这种过于僵化的"教科书"式研究范式正面临前所未有的质疑和批评，而"政策试验"这种超越阶段理论的新的政策过程理论有助于弥补公共政策阶段理论研究的缺陷，提升政策过程理论的解释力。本研究将农村医保制度的建制过程纳入一个整体的宏观层面进行考量，在政策试验的视角下分析农村医保制度边试验、边总结、边建制的历程，重点突出农村医保建制的政策试验过程中顶层政策设计与地方自主创新的双向互动关系，以及农村医保制度与政策试验机制相辅相成、相互促进的共生生态,并从中提炼出农村医保建制中政策试验的内在机理及驱动机制的一般性理论阐释,弥补政策试验研究的理论缺位,有助于扩展政策过程学说的理论版图,为进入主流的政策过程理论谱系提供契机,进而为完善公共政策理论谱系提供支撑。

第三,有利于构建本土化的政策研究框架,提升中国政策研究及公共治理的国际话语权。虽然中国在政策研究领域已取得一定成果,但与国外政策研究相比,国内的政策研究仍处于较低层次的水平。一方面大量引进国外研究成果,另一方面本土成果严重匮乏。因此,亟须加强政策研究的本土化构建,以中国智慧思考中国问题,用中国之制实现中国之治,并为世界提供启发和借鉴,凸显本国的学术自主性,树立中国的"道理自信",增强中国公共政策研究成果在国际上的话语权,以平等的身份参与国际政治学研究。幸运的是,"农村医疗保险制度"与"政策试验"本质上都是基于中国本土实践经验和理论探索的总结,"农村医保建制中的政策试验过程"更是突破"用西方理论解释中国现象"藩篱的典范,为构建本土化政策研究框架提供了样本。

就实践价值而言,本研究从政策试验的视角分析了各时期中国农村医保制度萌发、生成、发展及完善的全过程。其实践价值不仅体现在微型社区互助型医保制度、集体福利保健型医保制度、新农合制度及城乡居民基本医保制度自身内容的内在经验价值上,而且体现在各时期农村医保建制、决策、执行、调整和完善的外在过程经验中。具体来说:

第一,有利于创造性贯彻落实党的十九大提出的关于完善统一的城乡居民基本医保制度的重大决策部署。面对"中国特色全民医保体系"的新环境新矛盾新问题,在城乡居民基本医保制度尚未定型之前,借助政策试验这一公共政策过程机制对其进行系统性分析与深入研究,有利于推动新农合制度与城居保制度深度融合与统一,探索城乡居民基本医保制度从长期试验性改革走向成熟、定型之良策,在此基础上推进全民医保制度建设从形式普惠走向实质公平,为尽快实现"全面建成中国特色医疗保障制度"的宏伟目标奠定基础。

第二,有利于及时总结农村医保建制中的经验得失,助力农村医保治理体系和治理能力现代化。本研究既可以帮助我们深入理解各时期农村医保制度的建制过程,也可以从政策试验这一认识论和方法论中提炼经验教训。作为中国治理实践中所特有的一种政策测试与创新机制,政策试验具有控制建制风险、消解建制阻力、降低建制成本和提高建制成功几率的优势,利用农村医保建制中政策试验研究的本土化模型,拓展政策过程理论研究的应用场域,为其他领域的重大政策改革创新和城乡基本医保制度纵深发展提供参考范本和经验借鉴。

第三,有利于更加系统地提炼"政策试验的中国经验",为理解中国各领域改革、解读"中国模式"提供依据。转型期的各项改革议题无一不是通过不断开展各项政策试验活动,以渐进性的方式积累和扩散改革经验,从而完成改革任务。这无疑是对中国各领域的改革进行经验描述和理论概括的一个崭新视角。同时,无论从什么角度看,政策试验和农村医保制度均是深刻理解中国模式的独特视角,且近年来关于"政策试验"的研究正逐步升温,通过对农村医保建制中政策试验的描述性与解释性研究,获得揭示中国发展奇迹的一般性规律,从而为更精细地解释中国、理解中国、发展中国奠定基础。

二、文献评述与研究空间

　　全面、系统、准确地爬梳前人的研究成果，并对其进行检视与深刻反思，不仅可以增强研究的针对性和指向性，而且为开展下一步研究释放了新的空间。基于研究选题，本书将对"农村医保制度"和"政策试验"分别进行文献梳理，回顾学界既有成果和研究进展，并对其进行简要评述，明晰本书的研究空间。

（一）关于农村医保制度的研究

　　传统农村合作医疗制度、新型农村合作医疗制度和城乡居民基本医保制度是中国农村医保制度在不同发展时期的不同政策表述和制度形态，因此，对农村医保制度进行文献综述时仍采用原具体制度的名称。20 世纪 50 年代初期，为了解决看病难和医疗资源短缺问题，基于生存需求的农民自发探索建立多种医疗合作模式，传统农村合作医疗制度开始在部分农村地区出现。至 50 年代末期，农民自发探索的经验得到卫生部肯定并进行大范围推广。至 20 世纪六七十年代，传统农村合作医疗制度不断发展繁荣，90 年代后随着农村经济体制改革而逐步走向衰落。21 世纪初期，中央决议建立新农合制度，以解决转型时期农村地区医疗保障的制度性空缺问题。当前，正处于城乡居民基本医保制度建设的关键时期，各地政策文件频繁出台，旨在建立更加公平普惠的全民医保制度。自合作医疗制度出现以来，关于农村医保问题的研究就成为公共政策领域的研究热点，形成了较为丰富的研究成果。相关研究主题主要集中于以下几个方面：

1. 关于农村医保制度性质的研究

农村医保制度的性质,是对农村医保制度在社会保障法律系统内的属性归类。学术界对于传统农村合作医疗制度性质的研究大致可以分为三类:一是张自宽[①](1994),王禄生、张里程[②](1996)等人提出的民办公助性质的医疗机构和办医模式观点。他们认为合作医疗是基于合作经济而建立的医药卫生保健合作社,是一种实体性卫生保健机构而非保险制度。二是叶宜德[③](1992),张慧玲、李振江[④](1994),朱玲[⑤](2000)等人从权利义务对等的角度提出的观点。他们认为合作医疗由多方参与筹资、管理和业务经办,并向其参保成员提供相应的医疗预防保健综合服务,因此具有医疗保险的性质。三是张自宽[⑥](1982),林闽钢[⑦](2002)等人提出的集体福利事业观点。他们认为合作医疗是以互助共济为原则、集体经济为保障的一种具有社会保障性质的低水平集体医疗保健制度,是为农民群众而建立的集体福利事业。

新农合建制后,对于新农合制度性质的研究也众说纷纭,时至今日难以达成共识,主要存在以下五种观点。一是以李长明(2004)为代表的互助共济式初级医疗保障观点。这一观点主要代表卫生

① 张自宽,等.关于我国农村合作医疗保健制度的回顾性研究[J].中国农村卫生事业管理,1994(6):4-6.

② 王禄生,等.我国农村合作医疗制度发展历史及其经验教训[J].中国卫生经济,1996(8):14.

③ 叶宜德,等.90年代合作医疗保健制度概念与内涵的研究[J].中国农村卫生事业管理,1992(5):3.

④ 张慧玲,等.农村医疗保险制度纵横谈[J].河南预防医学杂志,1994(2):103.

⑤ 朱玲.政府与农村基本医疗保健保障制度选择[J].中国社会科学,2000(4):89-99.

⑥ 张自宽.农村合作医疗应该肯定 应该提倡 应该发展——东北三省农村医疗卫生建设调查之四[J].农村卫生事业管理研究,1982(2):31-33.

⑦ 林闽钢.中国农村合作医疗制度的公共政策分析[J].江海学刊,2002(3):91-96.

部门的意见,是结合 2002 年中国经济社会发展的现实而提出的关于新农合政策的主要思想;①二是以胡善联(2004)为代表的合作保险观点。这一观点从新农合的筹资机制着眼,认为新农合已从单纯的社区筹资发展到政府与社区筹资相结合的模式,开始具有合作保险的性质;②三是以陈野(2004)为代表的农村社会救助观点。其认为农民缴纳的参合费用最终又以个人账户的形式返还给农民,且筹资费用主要由政府财政承担,因此属于一种医疗救助性质的制度;③四是以孙洁(2011)为代表的补充健康保障观点。其认为正是由于新农合保大病的功能,才使得新农合制度被归类至补充健康保险的类别;④五是以孙淑云(2009)为代表的社会医疗保险观点。这一观点认为,新农合制度采用保险互助共济的方法,具有社会保险的强制性、社会性、缴费性、经济福利性、公平性,因而属于一种社会保险。⑤

2. 关于农村医保制度微观要素机制的研究

一是筹资机制研究。学术界对筹资机制的研究主要围绕筹资方式和筹资比例等问题展开。**关于筹资方式的研究。**朱玲⑥(2000),李德成⑦(2007),孙淑云、任雪娇⑧(2018)等认为传统农村合作医疗制度的筹资来源局限于社区内部,是在筹资范围较窄的情况下由农

① 李长明.积极开展试点工作　稳步建立新型农村合作医疗制度[J].中国初级卫生保健,2004(11):9.

② 胡善联.新型农村合作医疗的研究方向[J].卫生经济研究,2004(6):21.

③ 陈野.构建新型农村合作医疗制度的研究[J].生产力研究,2004(2):56.

④ 孙洁.社会保险法讲座[M].北京:中国法制出版社,2011:298.

⑤ 孙淑云,等.新型农村合作医疗的规范化与立法研究[M].北京:法律出版社,2009:171-172.

⑥ 朱玲.政府与农村基本医疗保健保障制度选择[J].中国社会科学,2000(4):89-99.

⑦ 李德成.中国农村传统合作医疗制度研究综述[J].华东理工大学学报(社科版),2007(1):19-24.

⑧ 孙淑云,等.中国农村合作医疗制度变迁[J].农业经济问题,2018(9):24-32.

民个人、村集体和基层政府共同出资购买医疗服务的一种制度。柴志凯[1](2003),唐侠、戚斌[2](2011)等人对社会化筹资持肯定态度,认为政府、集体和个人共同分担的筹资机制具有较好的稳定性、可操作性和政策连续性,有利于保障新农合制度的可持续性。王成艳、薛兴利(2005)等人也认为应当建立多元化的筹资渠道,特别强调争取社会资金和捐助以扩大新农合基金规模。[3]另外,为了继续提升新农合基金规模,杨海文、於怡(2005)还倡导征收烟酒行业健康保险费、发行农村健康彩票。[4]**关于筹资比例的研究。**在政府的筹资责任研究中,顾昕、方黎明[5](2006),肖云、孙晓锦[6](2010)等人都认为政府具有一定的筹资责任,建立合理的政府转移支付制度,可以确保新农合制度的公平性。在参合农民缴纳参保费用方面,魏众[7](2003),刘军民[8](2006)等人提出不应采取人头税的统一缴费额,而应该根据农民收入状况实行差额缴费,收入高的农民缴费金额高,无稳定收入的农民缴费金额较少,贫困农民的缴费应该由政

---

① 柴志凯.对新型农村合作医疗制度可持续发展的思考[J].卫生经济研究,2003(9):15-16.

② 唐侠,等.新型农村合作医疗制度运行中的制约因素与改进路径[J].安徽农业科学,2011(10):6237-6239.

③ 王成艳,等.刍议新型农村合作医疗的筹资机制[J].中国卫生资源,2005(4):149-151.

④ 杨海文,等.农村新型合作医疗保险制度中筹资机制研究[J].中南财经政法大学学报,2005(1):42-44.

⑤ 顾昕,等.公共财政体系与农村新型合作医疗筹资水平研究——促进公共服务横向均等化的制度思考[J].财经研究,2006(11):37-46.

⑥ 肖云,等.新型农村合作医疗资金筹集机制研究[J].重庆大学学报(社会科学版),2010(5):8-12.

⑦ 魏众.农村住院医疗保险制度分析——以江阴市为例[J].中国人口科学,2003(6):8.

⑧ 刘军民.推进我国农村医疗保障制度重构的基本思路[J].地方财政研究,2006(7):10-13.

府全额拨付。关于筹资的比例分配问题,胡善联(2004)通过调研发现,农民个人筹资应占农民人均纯收入的比重为 1.5%～2%,各级政府投入应占财政收入的 1.0%～1.5%,这样才能提高参合率和农村医疗卫生服务的公平性。①

二是管理监督体制研究。邓波(2005)在对新农合运行存在的问题进行分析时提出,虽然新农合自上而下统一设立了县级管理委员会、经办机构以及监督机构,形成了决策、筹资、管理、核算等一体化模式,但是政府全权负责的管理体制,削弱了农民参与新农合的政策空间。②任雪娇(2020)在对人民公社时期传统农村合作医疗"政社合一"管理体制的弊端进行分析时也持同样观点。③对于监督体制的研究,包国宪、陈晓洪④(2011),卢奕君⑤(2012)等人认为,基金运行好坏直接关系农村医保制度的成败,然而良好的基金运行需要强有力的监管,政府要树立公正透明的形象,定期公开基金运行情况,并对其进行审计。但是,刘军民(2006)则提出,虽然新农合制度实行政府主导,但政府不仅是规划者、筹资者,而且是具体操作者和监督者,管理不善和监督不严容易引起农民的信任危机,因此要拓宽农民积极参与新农合基金管理和监督的渠道。⑥冯兰

---

① 胡善联.全国新型农村合作医疗制度的筹资运行状况[J].中国卫生经济,2004(9):24 - 25.

② 邓波.农村新型合作医疗的运行、问题与对策[J].江西社会科学,2005(2):249 - 252.

③ 任雪娇,等.中国农村合作医疗微观要素机制的演进和变迁[J].医学与哲学,2020(9):67 - 73.

④ 包国宪,等.我国新型农村合作医疗的运行机理与制度困境分析[J].中国卫生经济,2011(3):39 - 41.

⑤ 卢奕君.当前新型农村合作医疗资金筹集和管理中存在的问题及对策[J].审计与理财,2012(2):51 - 52.

⑥ 刘军民.新型农村合作医疗存在的制度缺陷及面临的挑战[J].财政研究,2006(2):34 - 37.

瑞[1](1994)，郑功成[2](2004)，金维刚[3](2016)等人更是从管理组织角度分析了医保管理服务体系政事不分、政府集权、管理碎片化等体制弊端，指出体制藩篱是阻碍医保制度有效建立的主因。

三是待遇给付机制研究。对于医保制度待遇给付机制的研究主要围绕补偿范围、补偿水平和支付方式展开。**关于补偿范围的研究。**一是以代群等(2006)为代表的"保小"观点。在他们看来，真正影响农民健康的是常见病和多发病，很多农民是由小病扛成大病的，干预大病获得的绩效远不及对常见病等小病的及时干预。[4]二是以河北省卫生经济学会课题组(2004)为代表的"保大"观点。认为新农合要以保大病为主，但同时也要提高农民的健康保健意识，推进预防保健工作，将合作医疗由简单的医疗保障转向医疗预防与保健。[5]三是"大小兼顾"的观点。叶宜德等[6](2005)，谭湘渝[7](2007)，陈小军、李芳凡[8](2012)等人主张既要顾及大多数农民的利益，不让健康人群吃亏，又要让生病人群受益，应该采取"大小兼

---

[1]　冯兰瑞.社会保障管理体制的统与分问题[J].改革,1994(8):6.

[2]　郑功成.从政府集权管理到多元自治管理——中国社会保险组织管理模式的未来发展[J].中国人民大学学报,2004(5):40-45.

[3]　金维刚.城乡居民医保整合并归口人社部门统一管理已形成主流趋势[J].中国医疗保险,2016(9):25-26.

[4]　代群,等.农村合作医疗"一口吃不成个胖子"[J].农家之友,2006(10):59-61.

[5]　河北省卫生经济学会课题组.农村新型合作医疗运行机制与补偿模式研究[J].中国初级卫生保健,2004(7):4.

[6]　叶宜德,等.新型农村合作医疗的若干理论问题探讨[J].中国初级卫生保健,2005(5):31-32.

[7]　谭湘渝,等.新型农村合作医疗保险制度补偿模式研究——兼与质疑"大病统筹"模式者商榷[J].经济体制改革,2007(4):152-155.

[8]　陈小军,等.从"新农合"到"农村医保"加"合作医疗"——建立城乡一体化医疗保险制度的设想[J].农业经济,2012(10):95-97.

顾"的补偿机制。同时,还要兼顾部分慢性病、多发病、常见病及特殊门诊费用。**关于补偿水平的研究。**邓波①(2005),唐丽花②(2008)等人根据医保基金筹集及运行情况,提出要合理兼顾农民的受益面,制定科学的起付线、封顶线和补偿比,并对其进行了测算。洪茵茵(2003)立足于我国农村医保发展滞后,以及与农村现代化发展状况极不相称的现实,提出医保报销比要按照"以收定支、略有结余"的原则,根据筹资总数和花费情况来自行确定,但一般要控制在40%~70%。③**关于支付方式的研究。**面对医疗费用增长过快和医保基金风险加大的双重压力,控费成为农村医保制度面临的严峻问题,由此引发了关于支付方式改革的热潮。罗力等④(2002),顾昕⑤(2012),仇雨临⑥(2016)等人认为医保付费方式在补偿、调节、配置医疗资源过程中具有杠杆作用,并基于"买方花钱办事"理论辨析了医保支付制度改革在"新医改"中的战略核心地位,论证了医保付费方式改革撬动"三医联动"的改革动因、改革逻辑、政策演进、改革路径和制度设计。

3. 关于农村医保制度建设参与主体的研究

第一,关于政府参与的研究。Gerald Bloom and Tang Shenglan

① 邓波.农村新型合作医疗的运行、问题与对策[J].江西社会科学,2005(2):249 - 252.

② 唐丽花,等.新疆鄯善县合作医疗经费测算研究[J].中国农村卫生事业管理,2008(1):16 - 18.

③ 洪茵茵.建立农村社会保障制度的构想[J].广州市财贸管理干部学院学报,2003(4):15 - 19.

④ 罗力,等.医疗、医保、医药三方发展失衡的恶性循环模型[J].中国医院管理,2002(9):48 - 50.

⑤ 顾昕.医保付费改革是医改核心[J].传承,2012(7):71.

⑥ 仇雨临,等.医保在医改中发挥基础性作用的实现路径[J].中国医疗保险,2016(12):36 - 28.

(1999)通过大量研究,提出政府在农村医保制度的建设过程中扮演了不可或缺的角色,也只有将农村医保制度作为政府财政管理和职能改革的重要组成部分,才能取得良好的制度绩效。[1]邓大松、吴小武(2006)提出政府应承担建立新农合制度的职责,这是完善农村医疗卫生体制、建立现代社会保障制度的必然要求。并进一步提出要为新农合制度提供完善的法律架构、加强组织引导、增大农民医疗保障投入、健全和完善合作医疗的管理监督机制、加强对广大农村干部和群众的教育、宣传和引导。[2]蔡滨、朱成明等(2012)从政权合法性角度进行分析,认为政府要承担新农合制度供给的主要责任,要担负起筹资责任而不能转嫁成本。[3]孙淑云、柴志凯[4](2004),钟起万[5](2006)、李雪莉[6](2014)等学者也从政府具体职责入手,认为政府在合作医疗建设中要承担政策制定、组织引导、财政支持和监督管理等责任。此外,周浩杰(2005)强调政府对合作医疗基金严密监管的重要性和必要性,认为政府需要设立专门的基金监督管理机构,对新农合资金进行多角度、全方位的监督。[7]张怀雷(2012)认

---

① Gerald Bloom, Tang Shenglan. Rural health prepayment schemes in China: towards a more active role for government[J]. Social Science & Medicine, 1999, 48, 951 - 960.

② 邓大松,等.论我国新型农村合作医疗制度中政府的作用[J].江西社会科学, 2006(5):21 - 25.

③ 蔡滨,等.浅析新型农村合作医疗制度公共产品特征[J].中国卫生事业管理, 2012(3):207 - 209.

④ 孙淑云,等.论政府在建立新型农村合作医疗制度中的责任[J].卫生经济研究, 2004(6):17 - 19.

⑤ 钟起万.试论地方政府在推动新型农村合作医疗中的角色定位[J].甘肃农业, 2006(11):70.

⑥ 李雪莉.新型农村合作医疗农户满意度调查及影响因素分析——以新疆伊宁县为例[D].乌鲁木齐:新疆农业大学硕士学位论文,2014.

⑦ 周浩杰.新型农村合作医疗制度经验、挑战和对策[J].中国卫生经济,2005(1):7 - 10.

为,政府的费用补偿能力直接影响农民参合的积极性,政府要增强基金补偿责任,同时还要加大对基金的监管力度。①

第二,关于定点医疗机构的研究。对定点医疗机构的研究主要集中在两个方面:**一是将定点医疗机构视为整体的研究。**Arrow(1963)认为,与完全竞争市场相比,医疗卫生服务市场的特殊性主要体现在:医疗需求的不稳定,供给的不确定性,供需双方信息不对称带来的道德风险、第三方支付和逆向选择等。②结合医疗服务市场的特殊性,对定点医疗机构发展存在的问题进行分析时,朱俊生(2006)提出,定点医疗机构存在供给诱导需求现象,进而影响参保农民的受益率,阻碍了新农合的持续发展,应当通过支付方式改革和体制改革,避免和消除这种现象。③**二是对乡镇卫生院开展的系列研究。**张立承(2006)从基层财政运行困难的角度入手,研究各基层医疗机构在新农合实施中的利益互动关系,提出乡镇卫生院在服务供方中居于核心地位。随着新农合的逐步推广,乡镇卫生院将成为最大赢家:门诊和住院服务人次增加,病床使用率有所提高,硬件设备和服务环境将有不同程度的改善。④林闽钢⑤(2002)和王洪漫、胡蓉⑥(2006)则对乡镇卫生院的发展提出改革建议,认为尽管乡镇卫生院的业务量有所增加,但是其服务能力和服务效率仍待提

① 张怀雷.当前我国新型农村合作医疗制度探析[J].管理现代化,2012(6):18-20.

② Arrow K. Uncertainty and the welfare economics of medical care[J]. American Economic Review, 1963, 53:941-1073.

③ 朱俊生.农村健康保障制度中的主体行为研究[D].北京:首都经贸大学博士学位论文,2006.

④ 张立承.新型农村合作医疗制度的公共政策分析[J].中国农村经济,2006(5):49-55.

⑤ 林闽钢.中国农村合作医疗制度的公共政策分析[J].江海学刊,2002(3):91-96.

⑥ 王洪漫,等.乡镇卫生院的账真乱[J].中国卫生,2006(1):41-42.

升,应当从服务理念、服务内容、服务成本和激励机制等方面加大改革的力度。

第三,关于参保农民的研究。对参保农民的研究主要集中在两个方面:**一是农民的参保意愿及影响因素分析。**从当前既有的研究成果来看,学者们普遍认为农民的参保意愿受到多种因素的共同影响,但是对于主要影响因素则存在多种不同的解释。汪和平、叶宜德[1](2003),陈秋霖[2](2003),夏冕[3](2004),王红漫、顾大男[4](2006),冷中华[5](2006)等通过对不同地区的农民参保意愿进行研究,发现包括经济收入、受教育程度、身体素质、健康状况等在内的农民个体特征是影响参保意愿的主要因素。与此同时,为了推动参保率的进一步提升,曾祥炎、曾详福[6](2005)从政府与市场的关系入手对新农合制度陷入政府依赖陷阱提出质疑。朱俊生[7](2006)则对财政支持与参保率提升的关系进行了经济学分析。虽然学者们的分析视角存在较大差异,但对"政府信用是农民参合意愿的主要影响因素"则形成了共识。**二是参保农民的受益情况分析。**一方

---

① 汪和平,等.不同经济状况农户对新型合作医疗意愿的研究[J].中国卫生经济,2003(5):26-27.

② 陈秋霖.农村合作医疗为何推行困难? ——需求角度的一种解释[J].社会科学战线,2003(4):35-46.

③ 夏冕.影响农村合作医疗农民意愿的因素分析[J].中国初级卫生保健,2004(7):3.

④ 王红漫,等.新型农村合作医疗参与、满意度及持续性的影响因素分析[J].中国人口科学,2006(5):42-49.

⑤ 冷中华.新型农村合作医疗制度中的农民参与机制研究[D].昆明:云南师范大学硕士学位论文,2006.

⑥ 曾祥炎,等.新型农村合作医疗政府依赖思维质疑[J].中国卫生事业管理,2007(1):38-40.

⑦ 朱俊生.财政支持农村健康保障合意水平的分析[J].经济与管理研究,2006(4):42-47.

面,刘新奎①(2006),车刚、赵涛②(2007)等认为实行新农合制度对参保农民而言成效明显,主要表现在参保农民的健康状况有所改善,两周未就诊率及未住院率均有显著所下降。而另一方面,颜媛媛、张林秀等(2006)则对新农合的制度成效持否定态度,认为新农合的作用十分有限,参保农民并未真正受益。③成昌慧(2008)则从覆盖面、筹资、卫生服务利用、需方医疗费用补偿四个方面对参保农民的受益公平性进行了较为深入地分析,并提出"注重需方公平,提高保障效用"的公平改善原则。④

4.关于农村医保制度整合相关问题的研究

第一,关于整合目标、原则、可行性和必要性的研究。学术界关于农村医保制度整合相关问题的研究,是在 2004 年一些地方自觉将新农合制度扩大覆盖面至城镇居民时,才开始进行实证分析和理论探讨的。2009 年《关于深化医药卫生体制改革的意见》出台后,学术界围绕整合城乡基本医保制度的理念、目标、必要性、可行性、方向、路径、模式、阻碍和优化措施等展开激烈争论。鲁全等⑤(2008)、朱俊生⑥(2009)、郑功成(2011)⑦认为公平、正义、平等、共享应当是

①　刘新奎.新型农村合作医疗对农民卫生服务干预的效果评价[D].郑州:郑州大学硕士学位论文,2006.

②　车刚,等.新型农村合作医疗对农村居民卫生服务利用公平性的影响研究[J].卫生软科学,2007(1):1-4.

③　颜媛媛,等.新型农村合作医疗的实施效果分析——来自中国5省101个村的实证研究[J].中国农村经济,2006(5):64-71.

④　成昌慧.新型农村合作医疗制度需方公平性研究[D].济南:山东大学博士学位论文,2008.

⑤　鲁全,等.公平、平等与共享:城乡统筹社会保障制度建设的基本理念[J].长白学刊,2008(4):62-64.

⑥　朱俊生."扩面"与"整合"并行:统筹城乡医疗保障制度的路径选择[J].中国卫生政策研究,2009(12):19-22.

⑦　郑功成.全民医保的可持续发展战略[J].中国医疗保险,2011(12):8-10.

包括城乡基本医保在内的现代社会保障制度的基本价值理念。王
保真①(2009)、郑功成②(2011)、柏雪③(2015)分别将"全民医保"
"人人享有健康""卫生正义"作为整合城乡基本医保制度的普适目
标和终极目标。郑秉文④(2009),王俊华等⑤(2013),王红漫⑥
(2013),申曙光⑦(2014),潘攀、徐爱军等⑧(2014)从不同角度对整
合城乡基本医保制度的必要性进行论述,提出分割建立的城乡三项
基本医保制度损害社会公平和效率,阻碍了城乡基本医保制度可持
续发展和全民医保的实现,城乡医保制度整合是城乡一体化的必然
趋势,要将新农合制度纳入全民社会基本医保之中,让农民获得与
城市居民和职工同等的基本医疗保险待遇。而盛钢、黄东平⑨
(2008),杨小丽、张亮等⑩(2009),仇雨临、翟绍果等⑪(2011)则从实

① 王保真.新时期我国覆盖全民的医疗保障体系与发展战略中国[J].卫生政策研究,2009(10):21-26.
② 郑功成.全民医保的可持续发展战略[J].中国医疗保险,2011(12):8-10.
③ 柏雪.卫生正义的思考:推进我国全民基本医疗保险制度改革研究[D].苏州:苏州大学博士学位论文,2015.
④ 郑秉文.中国社保"碎片化制度"危害与"碎片化冲动"探源[J].甘肃社会科学,2009(3):50-58.
⑤ 王俊华,等.新型农村合作医疗迈入全民基本社会医疗保险体系的可行性研究[J].江苏社会科学,2013(1):85-88.
⑥ 王红漫.中国城乡统筹医疗保障制度理论与实证研究[J].北京大学学报(哲学社会科学版),2013(5):152-158.
⑦ 申曙光.全民基本医疗保险制度整合的理论思考与路径构想[J].学海,2014(1):52-58.
⑧ 潘攀,等.论我国三种基本医疗保险制度整合[J].辽宁中医药大学学报,2014(2):84-87.
⑨ 盛钢等.构建城乡一体化的医疗保障体系[J].中国社会保障,2008(8):76-77.
⑩ 杨小丽,等.城乡统筹医疗保障制度建设的核心议题[J].中国卫生事业管理,2009(7):463-464.
⑪ 仇雨临,等.城乡医疗保障的统筹发展研究:理论、实证与对策[J].中国软科学,2011(4):75-87.

践的可行性角度对城乡医保制度整合进行了研究。

第二,关于整合方向与路径的研究。关于城乡三项基本医保制度整合方向的探讨,学术界出现了四种不同的声音:一是以郑功成[1](2013)、王东进[2](2016)为代表的学者,主张城乡基本医保制度应该由人社部门主管;二是以王延中[3](2010),宋大平、赵东辉等[4](2012),魏哲铭、贺文博等[5](2015)为代表的学者,主张城乡基本医保制度应该由卫生部门"一手托两家"进行整合;三是以单大圣[6](2013)、曹克奇[7](2013)为代表的学者,主张实行大部制;四是以董黎明[8](2011)、毛正中[9](2013)为代表的学者,主张建立城乡基本医保制度独立的管理体制。与城乡基本医保制度整合的方向研究类似,学者们对城乡基本医保制度整合的时序与路径也是见仁见智。郑功成(2008)从医保发展的宏观战略目标出发,将城乡医保整合分为建设覆盖全民的多元化医疗保障体系(2008—2012 年)、建立区域型的一元化国民医保制度(2013—2020 年)、建立公平普

① 郑功成.应当理性选择我国的医疗保险管理体制[J].中国医疗保险,2013(5):8-9.
② 王东进.管理体制回避不得也回避不了——关于整合城乡居民医保制度的深度思考[J].中国医疗保险,2016(6):5-9.
③ 王延中.卫生服务与医疗保障管理体制的国际趋势及启示[J].中国卫生政策研究,2010(4):17-20.
④ 宋大平,等.医疗保障与医疗服务统筹管理:国际经验与中国现状[J].中国卫生政策研究,2012(8):49-55.
⑤ 魏哲铭,等.我国基本医疗保障管理体制改革若干理论与实践问题思考——以陕西为例[J].西北大学学报(哲学社会科学版),2015(5):157-162.
⑥ 单大圣.中国医疗保障管理体制研究综述[J].卫生经济研究,2013(1):7-12.
⑦ 曹克奇.部门利益与法律控制:我国城乡医保管理统筹的路径选择[J].社会保障研究,2013(1):148-156.
⑧ 董黎明.我国城乡基本医疗保险一体化研究[D].大连:东北财经大学博士学位论文,2011.
⑨ 毛正中.谁来管医保?[N].医药经济报,2013-5-22.

惠的国民健康保险制度（2021—2049 年）三个阶段。①王东进
（2008）提出构建覆盖城乡医保体系的三大战略步骤：2007—2010
年同步推进"四大板块"医保制度架构，扩大受益面和覆盖面，建立
稳定的筹资机制、顺畅的管理体制、有效率的经办机构和信息化平
台，为医保整合奠定基础；2011—2015 年继续巩固和完善医保制
度，着力探索各项医保制度之间的统筹衔接，提高统筹层次，保障参
保人的自由选择权；2016—2020 年进一步发展和完善医保政策体
系，增强医保制度开放性和兼容性，提升保障水平，基本建成覆盖城
乡的医保体系。②

5. 关于农村医保制度实施效果评价的研究

一是制度需求不足。陈在余（2007）从农民需求角度出发，认为
农民的参保意愿往往受收入水平所限制，对于农民而言，筹资费用
低、补偿水平高的医保制度更容易被接受。③李华（2006）通过实地
调研，发现新农合制度减轻了农民的医疗负担，缓解了农民因病致
贫、因病返贫的境遇，但因新农合制度补偿费用较低，农民因得不到
更多实惠而不愿意参保。④**二是制度评价标准不一。**世界卫生组织
（2004）认为，如果医保制度的成本和质量不能很好控制，那么，农村
医保制度就不具备可持续性。⑤朱丽萍（2004）进一步细化了农村医

---

① 郑功成.从国家—单位保障制走向国家—社会保障制——30 年来中国社会保障
改革与制度变迁[J].社会保障研究,2008(2):1-21.

② 王东进.构建覆盖城乡的医疗保障体系的战略步骤[J].中国劳动保障,2008(8):
16-18.

③ 陈在余.新型农村合作医疗需求不足的经济学分析[J].中国卫生经济,2007(3):
54-57.

④ 李华.农村合作医疗制度的经济学分析[D].长春:吉林大学博士学位论文,2006.

⑤ 世界卫生组织.在迅速变革的中国实施新型农村合作医疗制度——问题与选择
[R].2004 年 4 月报告.

保制度的评价指标,认为农村医保制度的评价指标应包括可及性、公平性、效率、覆盖率、可承受度、健康结果、满意度等诸多指标。[①] 与上述学者的研究视角不同,李晓嘉、刘鹏(2007)指出贫困人口是医保制度是否成功的关键标准。[②]**三是制度效果利弊相随。** 一方面,刘雅静等(2010)在新农合制度框架基本形成,且政府主导、卫生部门主管、有关部门配合、经办机构负责日常业务运行的组织体系基本建立后,考察了新农合制度的运行效果,提出新农合制度增强了农民的参保积极性。[③]辛毅、邓丽颖[④](2011),赵良浩[⑤](2013)认为,新农合制度的实施提升了农村医疗保障覆盖率、就医水平、就医条件,有效减轻了农民的医疗负担,并进一步提出新农合制度尤其对中西部贫困农民的医疗补助效果更为明显。另一方面,对农村医保制度的实施效果进行负面评价时,王艳(2005)认为,农村医保制度虽然引起了社会的广泛关注,但受制于医疗资金短缺、管理不善,农民参保积极性不高,其覆盖面窄,实施效果不甚理想。[⑥]申曙光、周坚(2008)也从农民受益率角度进行分析,认为农村医保制度在一定程度

---

① 朱丽萍.新型农村合作医疗筹资的合理性和可持续性评价[J].中国卫生经济,2004(5):23-24.

② 李晓嘉,等.中国农村医疗保障制度与农民贫困的实证研究——以广东省为例[J].经济与管理,2007(11):18-22.

③ 刘雅静,等.我国农村合作医疗制度60年的变革及启示[J].山东大学学报(哲学社会科学版),2010(3):144-151.

④ 辛毅,等.我国新型农村合作医疗制度实施效果、原因及建议[J].价格理论与实践,2011(4):75-76.

⑤ 赵良浩.我国新型农村合作医疗制度成效再探讨[J].中国卫生经济,2013(10):38-40.

⑥ 王艳.论医疗给付结构对农民参与合作医疗意愿的影响[J].中国农村观察,2005(5):53-60.

上加重了农民负担。①

6.关于农村医保制度发展困境及优化路径的研究

第一,农村医保制度发展困境研究。这一研究主要围绕以下两方面展开:**一方面,农村医保制度设计方面的缺陷。**张万民②(2006),金彩红③(2006),侯天慧、谭克俭④(2007),李桢(2007)⑤认为,农村医保制度的设计存在诸多缺陷,主要表现为现行筹资机制存在逆向补助和累退性负担,缺乏科学合理的长效筹资机制,以大病统筹为主的补偿机制容易引发逆向选择,政府管理与监督机制不健全,等等。顾昕、方黎明(2007)提出,设计新农合制度时缺乏第三方购买机制,对定点医疗机构的行为约束无力、规范无效。⑥李晚莲、高嫔(2013)通过调研发现,新农合制度存在费用收缴不合理、报销程序烦琐复杂、定点机构设置不合理、实际补偿水平低等问题。⑦**另一方面,农村医保制度运行的障碍。**王俊华⑧(2006),王国军⑨(2006),

① 申曙光,等.新型农村合作医疗的制度性缺陷与改进[J].中山大学学报(社会科学版),2008(3):198 - 203.

② 张万民.新型合作医疗制度的影响因素及政策建议[J].山东社会科学.2006(9):141 - 144.

③ 金彩红.中国新型农村合作医疗制度设计缺陷的理论分析[J].上海经济研究,2006(9):71 - 76.

④ 侯天慧,等.新型农村合作医疗筹资与补偿机制的经济学分析[J].经济问题,2006(7):76 - 78.

⑤ 李桢.福建省新型农村合作医疗试点的制度分析及完善对策[J].厦门特区党校学报,2007(4):54 - 60.

⑥ 顾昕,等.费用控制与新型农村合作医疗的可持续性发展[J].学习与探索,2007(1):137 - 141.

⑦ 李晚莲,等.基于农户视角的新型农村合作医疗制度问题研究——以湖南省D县为例[J].社会保障研究, 2013(5):28 - 35.

⑧ 王俊华.新型农村合作医疗制度进展现状、存在问题及对策研究[J].中国卫生事业管理,2006(2):73 - 76.

⑨ 王国军.新型农村合作医疗制度的模式创新[J].经济与管理研究,2006(4):34 - 37.

刘军民①(2006),顾昕、方黎明②(2007),李桢③(2007)认为,筹资困难和运行成本过高是农村医保制度运行过程中存在的主要问题,而花费高筹资成本得到的有限合作医疗基金并没有让农民得到更多实惠。王碧华④(2006)、郑振佺⑤(2006)提出新农合制度在实际运行中存在几个内在矛盾:新农合的复杂性与试点经验不足的矛盾、农民自愿参加的原则与政府要求的高参合率之间的矛盾、政府补助的必要与各级财政难以落实的矛盾、新农合较低的筹资水平与农民较高的补偿愿望之间的矛盾、大病统筹为主的补偿模式与扩大农民受益面的制度绩效之间的矛盾、定点医疗机构高额的医疗费用与有限的合作医疗基金之间的矛盾。

第二,农村医保制度优化路径研究。针对农村医保制度优化路径的研究,学术界主要存在以下几种观点:林闽钢(2006)提出,新农合制度实行"公民合办"的治理结构,如何完善不同于传统农村合作医疗"民办公助"的治理结构,是改进新农合制度的关键问题。⑥邵德兴(2006)运用公共服务产业理论框架,提出了农村医保多元整合

---

① 刘军民.新型农村合作医疗存在的制度缺陷及面临的挑战[J].财政研究,2006(2):34-37.

② 顾昕,等.费用控制与新型农村合作医疗的可持续性发展[J].学习与探索,2007(1):137-141.

③ 李桢.福建省新型农村合作医疗试点的制度分析及完善对策[J].厦门特区党校学报,2007(4):54-60.

④ 王碧华.新型农村合作医疗制度实施中的矛盾及其解决[J].理论导刊,2006(1):52-55.

⑤ 郑振佺.新型农村合作医疗试点工作存在问题与建议[J].福建医科大学学报(社会科学版),2006(2):42-44.

⑥ 林闽钢.我国农村合作医疗制度治理结构的转型[J].农业经济问题,2006(5):22-28.

供给模式的新构想。①金彩红（2006）提出了较为完整的改革方案，包括具体的筹资标准、补偿结构和供方支付模式等，并对改革方案进行可行性论证和模拟财务测算。②朱宁、王俊华（2007）从政策价值取向研究该问题，提出将"保护农民的身心健康"作为价值取向并用以指导筹资、管理、费用控制等运行环节。③车莲鸿、王俊华等（2007）从强化政府责任的角度提出加大中央、省、市级政府的财政补助金额，调整目前的筹资顺序，强化政府在基金管理和使用方面的责任。④高和荣⑤（2008），伍凤兰⑥（2009），李小茨等⑦（2014）提出完善农村医保制度的发展趋势是建立没有城乡差别的、统一的医疗保障制度。

（二）关于政策试验的研究

1. 关于政策试验概念及内涵的研究

关于政策试验概念及内涵的研究早已屡见不鲜，但至今仍未形成统一认识。1963 年《人民日报》将其定义为"在具备代表性的单

---

① 邵德兴.浙江新型农村合作医疗制度实践与政策思考[J].浙江社会科学,2005(6)：151‐156.

② 金彩红.中国农村合作医疗制度研究——融资与改革模式设计[D].上海：上海社会科学院博士学位论文,2006.

③ 朱宁,等.论新型农村合作医疗制度的价值取向[J].卫生软科学,2007(3)：177‐178.

④ 车莲鸿,等.岳西、镇安两贫困县新型农村合作医疗筹资研究[J].中国卫生经济,2007(3)：63‐67.

⑤ 高和荣.新型农村合作医疗制度可持续研究——基于部分经济发达城市的经验[C].福建省社会学会会议论文集,2008.

⑥ 伍凤兰.路径依赖下的农村合作医疗——以日本农村医疗保险为例[J].卫生软科学,2009(3)：265‐268.

⑦ 李小茨.新农合可持续发展的主要困境与对策研究[J].中国农村卫生事业管理,2014(4)：361‐363.

位规模中进行小范围的试探性的社会实践"。①这一概念在社会科学领域最早见于舒杨等(1989)学者的论述,即"政策试验就是把经过可行性论证的政策方案,放到个别或少量选择好的实际环境中进行实践,考察政策方案的试验效果,根据不同效果对政策方案再进行评价和修改的过程"。②黄秀兰(2000)将政策试验看作一个动态的过程,是对政策进行可行性论证后,选择个别适合试验的环境中试运行,对试验结果进行考察并根据结果再进一步试验。③

后来的研究者们则更多地将政策试验落脚于政策试探性实施及政策创新的工具属性上。吴昊(2012)认为中国的政策试验有其特定含义,特指不同的部门单位或者地方政府,为了解决某类问题或者完成某一特别任务而做出的不同尝试,这些尝试积累出国家制定全国性政策的关键经验。④周望(2013)认为政策试验是政策过程中特有的一种测试与创新机制,是实现"要素整合"的基础性工具,并分别从狭义和广义两个角度进行界定。狭义的政策试验是指政策测试,即为了验证方案的正确性及可行性,而在一定时间和空间范围内进行的一种局部性的决策施行活动;广义的政策试验则包括政策生成和政策测试两个方面,不仅要寻求全新的政策方案进行制度创新,而且要对已成形的方案进行验证。⑤与国内学者一样,Kellee Tsai(2007)也强调政策试验的工具性特征,认为政策试验是

①　人民日报社论.典型试验是一个科学的方法[N].人民日报,1963-9-20.
②　舒杨,等.政策学概论[M].北京:求实出版社,1989:183.
③　黄秀兰.论改革开放进程中的政策试验[J].探索,2000(3):66-69.
④　吴昊,等.中国地方政策试验式改革的优势与局限性[J].社会科学战线,2012(10):37-45.
⑤　周望."政策试验"的历史脉络与逻辑审视[J].党政干部学刊,2012(6):86-89.

实现非正式制度转向正式政策和法律的重要工具。[1]Heilmann Se-bastian(2008)指出,政策试验本身是一个有歧义且含糊不清的概念。从广义角度来说,政策制定的循环过程就是政策试验,实际上是政策变动、变迁的替代,它更多地表现为一种自发自然的过程。从狭义角度来讲,政策试验的目的是为正式制定政策提供多项选择,然后将选中的政策普及全国,甚至写入国家法律。[2]杨宏山(2013)将政策试验解释为"不论一项项目和政策是否被某个组织使用过,只要它被另外一个组织第一次在组织内部付诸实践,则可认为就是政策试验"。政策试验的关键不在于是否"首创"。[3]与何余(2014)认为"政策试验由政府、个人或者团体组织发起"[4]所不同,刘伟(2015)窄化了政策试验的主体范围,将政策试验视为是上级政府的一种主动行为。[5]赵慧(2019)将"试验"视作理解政策试点的一个重要视角,认为在不同的政策情境下,运用不同的试验策略可以推动政策试点发展。[6]此外,部分学者将政策试验与政策试点交替使用,认为两者在内涵及外延上是一对近乎等值的关系。

2. 关于政策试验类型划分的研究

关于中国政策试验类型的划分,分歧较少,只是从不同维度

① Kellee Tsai. Capitalism without Democracy——the Private in Contemporary China[M]. New York: Cornell University Press, 2007.

② Mosteller F., Mosteller G. New Statistical Methods in Public Policy(Part I: Experimentation). Selected Papers of Frederick Mosteller[M]. New York: Springer, 2006, 487-498.

③ 杨宏山.双轨制政策试验:政策创新的中国经验[J].中国行政管理,2013(6):12-15.

④ 何余.政策试验的合法化问题研究——以家庭联产承包责任制为例[D].上海:复旦大学硕士学位论文,2014.

⑤ 刘伟.政策试点:发生机制与内在逻辑——基于我国公共部门绩效管理政策的案例研究[J].中国行政管理,2015(5):113-119.

⑥ 赵慧.政策试点的试验机制:情境与策略[J].中国行政管理,2019(1):73-79.

进行划分会有不同的面相。周望(2011)根据政策试验的时空性特征及其具体内容、目标侧重点的不同,提出"一元互动和多元互动"模型,将各种政策试验分为立法试验、试验区与试点三种基本类型。①吴昊、温天力(2012)认为政策试验主要包括"试点""试验区"和地方根据中央精神的自发探索三种类型。②宁骚(2014)则从政策试验的发起方与主动程度出发,认为存在三种类型的政策试验:第一种是由决策者精心选点、布点和组织试验的类型;第二种是政府暂时不作为或模糊决策,待新生事物表现出强大的生命力和优势后,政府及时肯定并全面推广;第三种是地方层级的政治领导人在未获上级领导正式批准的情况下,在自己管辖的范围内进行政策试验。③何余(2014)从政策试验参与主体出发,认为存在政府主导的政策试验、政府与民间合作的政策试验以及民间自发创始的政策试验三种类型。而在政府主导的政策试验中,还存在中央政府主导的政策试验和地方政府自发的政策试验之分。④

　　3.关于政策试验总体特征的研究

　　关于政策试验总体特征的研究,出现了较多深刻且有见地的代表性成果,也是政策试验研究中较为出彩的部分。Heilmann Sebastian(2011)认为,中西方的政策试验存在本质区别,"试点先行"

---

　　①　周望."政策试验"解析:基本类型、理论框架与研究展望[J].中国特色社会主义研究,2011(2):84-89.

　　②　吴昊,等.中国地方政策试验式改革的优势与局限性[J].社会科学战线,2012(10):37-45.

　　③　宁骚.政策试验的制度因素——中西比较的视角[J].新视野,2014(2):27-33.

　　④　何余.政策试验的合法化问题研究——以家庭联产承包责任制为例[D].上海:复旦大学硕士学位论文,2014.

是中国政策试验的鲜明特色。[①]中国的政策试验实际上是一种先于立法的"行政试验"。[②]从中国体制内部来看,Dali Yang(1997)的研究指出政策试验来源于中国特色的分权主义和央地之间管辖权的竞争。[③]梅赐琪(2015)通过对政策试验领域、政策试验的发动者、政策试验地区分布等层面的分析勾勒出了中国政策试验的总体特征:第一,中国政策试验的领域具有多样性;第二,中央政府的政策偏好很大程度上决定了政策试验、政策创新的方向;第三,政策试验主要是自上而下发动的。[④]王绍光(2008)从央地关系视角出发,运用"解剖麻雀"方法对中国农村合作医疗变迁进行剖析,并提出了类似的观点,认为虽然"自下而上"在中国政策生成与运行过程中极其重要,但如果没有来自上级的各项支持,地方的政策试验往往无法实行或实行之后被迫终结。[⑤]Paul A. Sabatier(2011)认为执政者的变更、公共民意的转变及社会经济环境的变化都会影响政策系统的走向。[⑥]Daniel A. Bell(2015)也强调公众在政策试验中的重要作用,他认为如果政策试验触动权力群体的利益,那么继续推行政策试验的动力往往会减退,但是公众的施压可以平衡这种压力,并以"非

---

① Heilmann Sebastian, Elizabeth Perry. Guerrilla Policy Style and Adaptive Governance in China. In Mao's Invisible Hand: The Political Foundations of Adaptive Governance in China[M]. Cambrige, MA: Harvard University Asia Center, 2011.

② 韩博天,等.中国经济腾飞中的分级制政策试验[J].开放时代,2008(5):31-51.

③ Dali Yang. Beyond Beijing: Liberalization and the Regions in China[M]. London: Routledge, 1997.

④ 梅赐琪.政策试点的特征:基于《人民日报》1992—2003年试点报道的研究[J].公共行政评论,2015(3):8-24.

⑤ 王绍光.学习机制与适应能力:中国农村合作医疗体制变迁的启示[J].中国社会科学,2008(6):111-133.

⑥ 保罗·A.萨巴蒂尔.政策变迁与学习:一种倡议联盟途径[M].北京:北京大学出版社,2011.

典"爆发推动农村医疗卫生体制改革的试验项目为例进行佐证。①
刘培伟(2010)将中国政策试验的总体性特征概括为一种"基于中央
选择性控制的试验"。②梅立润(2016)认为政策试验是中国式政策
生成和运作机制的核心载体。③

4. 关于政策试验过程的研究

黄秀兰(2000)将政策试验的运行过程分为四个步骤:设计试验
方案、选择试验对象、执行试验方案和评估试验结果。④刘伟(2015)
以公共部门绩效管理政策为例,将政策试验的运行过程分为三个阶
段:前试验阶段、试验阶段和后试验阶段。前试验阶段是一种前置
于上级正式试验的地方预先自主试验;试验阶段表现为上级组织与
自发进行的政策试验共同推进;后试验阶段,试验基本结束,对于那
些未通过试验的政策,其政策过程就此终止,而对于那些通过试验
进行了试错、积累了经验并统一了思想的政策,在这一阶段便进入
了实质性的实施落实。⑤周望(2013)则进一步将政策试验的运行流
程简化归纳为"两个阶段"与"十个环节",具体而言,则指"先试先
行"的试验展开阶段,包括选点、组织、设计、督导、宣传和评估六个
环节和"由点到面"的试验成果推广阶段,包括推荐、扩点、交流和总
结四个环节。⑥冯栋等(2008)从政策试验的主体、过程和客体三个

① Daniel A. Bell. The China Model: Political Meritocracy and the Limits of De-
mocracy[M]. Princeton, NJ: Princeton University Press, 2015.

② 刘培伟.基于中央选择性控制的试验——中国改革"实践"机制的一种新解释
[J].开放时代,2010(4):59-81.

③ 梅立润.政策试验的国家治理定位与研究述评[J].理论研究,2016(2):49-55.

④ 黄秀兰.论改革开放进程中的政策试验[J].探索,2000(3):66-69.

⑤ 刘伟.政策试点:发生机制与内在逻辑——基于我国公共部门绩效管理政策的
案例研究[J].中国行政管理,2015(5):113-119.

⑥ 周望.中国政策试点研究[D].天津:南开大学博士学位论文,2012.

构成要件间的互动着手,提出政策试验"要件分析论",在他看来,主体构成要件指政府,尤其强调官员的能力和素质;过程构成要件主要包括政策试验的方法选择、价值取向、方案设计和试点地区的选择使用等;客体构成要件主要指研究试点地区的具体表现;三者的互动直接影响政策试验的成败。[1]

5. 关于政策试验功能的分析

从推动改革发展的角度出发,Thmos Rawski(1995)指出,中国大胆开展政策试验,对推进制度创新和经济增长起到了重要的作用。[2]徐湘林(2002)认为以政策试验为基础的"摸着石头过河",为我国复杂而艰难的改革提供了简单而适用的认识论和方法论工具。[3]李振(2014)也认为政策试验确保了中国在复杂的政治环境中能够有条不紊地运行。[4]曹正汉(2011)则从风险控制的角度分析了政策试验的功能,认为政策试验实质上是一种分散政治阻力和政治风险的机制。[5]从具体的治理技术层面来看,周望(2012)认为政策试验在本质上是一种能整合以科层组织、法律、日常管理为特征的制度性模块和以领导小组、文件、运动式治理为特征的机制性模块的"均衡性政治"。[6]整体上看,研究者们都认为政策试验是中国改革成功的秘诀之一,其重要作用不可替代。

---

① 冯栋,等.政策试验的要件构成及其优化对策[J].行政论坛,2008(1):59-61.

② Thmos Rawski. Implications of China's Reform Experience[J]. The China Quarterly, 1995, 144:1150-1173.

③ 徐湘林."摸着石头过河"与中国渐进政治改革的政策选择[J].天津社会科学,2002(3):43-46.

④ 李振.中欧试验式治理模式比较[J].国外社会科学,2014(5):27-35.

⑤ 曹正汉.中国上下分治的治理体制及其稳定机制[J].社会学研究,2011(1):1-40.

⑥ 周望.中国政策试点研究[D].天津:南开大学博士学位论文,2012.

除此之外,周望(2012)还对政策试验的历史进行梳理,提出中国共产党的政策试验始于土地改革时期。①周雪光(2011)认为政策试验之所以在中国具有强大的生命力,与中国独特的地理环境和鲜明的制度设计有关。中央政府依靠中层和基层政府来承担其管理责任,但是中央管辖权与地方治理权具有紧张和不兼容,在权威体制中,只能在动态中寻找某种暂时的平衡点。②宁骚(2014)进一步指出,政策试验之所以能够在中国彰显成效,根本原因在于中国特色的社会主义政治制度独具的特征和优势。③

(三) 已有研究评述与进一步研究空间

基于对本研究已有相关文献的梳理、归类与总结,为使研究问题更加明晰,有必要对已有相关文献进行简要评述,主要有以下几点:

1. 前期成果有限。相比于农村医保制度研究的丰硕成果,立足于政策试验视角进行的理论研究总体偏少。学术界关于农村医保建制的研究零散地涉及农村医保制度的性质、制度内容、建制主体、阶段划分、制度绩效、存在问题以及对策建议等内容,研究成果仅以农村医保建制中的某一政策过程、某一要素环节或某一特定地区为重点,更没有详细地论证在各时期农村医保建制的过程中,央地政府、参保农民等各参与主体在不同类型政策试验机制下所扮演的角色和发挥的作用,缺乏从政策试验全过程的整体性视角对农村医保建制历程进行全方位、系统性论证。

---

① 周望."政策试验"的历史脉络与逻辑审视[J].党政干部学刊,2012(6):86-89.
② 周雪光.政府内部上下级部门间谈判的一个分析模型——以环境政策实施为例.中国社会科学[J],2011(5):80-96.
③ 宁骚.政策试验的制度因素——中西比较的视角[J].新视野,2014(2):27-33.

2. 重静态轻动态。纵观中国农村医保建制研究,相关文献大多从共时性的静态角度分析农村医保制度的性质属性、建制主体、参保、筹资、补偿、管理、经办和监督等微观要素机制,也有学者对农村医保制度的运行效果进行具体评析并提出对策建议等。即便有学者关注到了农村医保制度的政策试验过程,也往往只是进行概括描述,而非从政策试验的历时性、动态化视角对农村医保建制的全貌进行分析,考察不同阶段不同政策试验机制作用下的农村医保建制情况,更多地表现为一种"结果研究而非过程分析"①。

3. 重描述轻逻辑。现实问题的严峻性催生了学术研究的热潮,虽然农村医保制度和政策试验自诞生之日起就成为政治学和公共政策学界关注的热点话题,相关实证性研究已硕果累累。但从整体上看,农村医保制度和政策试验的相关研究还处于描述性阶段,主要表现为对于"是什么"和"怎么样"的研究,仅少数研究进展到一般性的总结和归纳,导致研究成果经验总结与实证性更强,而对于逻辑性、证成性思考,即"为什么"的研究和农民医保制度与政策试验逻辑的规律性分析,则相对缺乏甚至缺失,更没有构建一个农村医保建制中政策试验运行逻辑与内在机理的理论框架,或者提出成熟的理论构建和模型演绎,使农村医保制度和政策试验研究陷入数量多、质量有待提高的境地。

4. 本土建构缺乏。从目前学界已有的研究成果来看,虽然关于农村医保制度的本土研究较为充沛,但是对于政策试验的本土研究较为缺乏,大多仍然运用西方公共政策理论来分析中国的政策试验

---

① 张毅强.风险感知、社会学习和范式转移——2003年以来突发性公共卫生事件引发的政策变迁[D].上海:复旦大学博士学位论文,2010.

运行逻辑和驱动机制。农村医保制度与政策试验本质上都是基于中国本土实践经验和理论探索的总结,虽然在研究的过程中,部分成果被置于中国的话语体系中,但基于中国经验的政策试验始终没有进入主流的政策过程理论谱系,究其原因,中国缺乏全面而系统的本土化理论建构和研究框架。

5. 研究方法缺乏规范性。已有的研究大多停留在农村医保制度现象描述、历史梳理、类型划分、概括总结等阶段,现有的实体性研究大多采用文献检索、短期访谈的方式搜集资料,较少从政策试验的视角深入政府"内部",以"解剖麻雀"的方式全面、细致地了解农村医保建制的实际操作过程,缺乏社会科学研究中较为规范和有效的研究方法,也未进行长期的医保政策跟踪或者回溯研究。

为此,需要从研究立场的客观性、研究方法的规范性、研究内容的精细化和研究过程的动态化等方面,进一步深挖和诠释政策试验视角下农村医疗保险制度建设的实践逻辑和特色机理。

三、核心概念与相关理论阐释

概念引导研究,理论指导实践。厘清核心概念和阐释基本理论是开展研究活动的基础和起点。为此,着眼于"农村医疗保险建制"之研究选题和"政策试验"之研究视角,界定与廓清相关核心概念和涉及的基本理论,成为展开本研究的重要任务。

(一) 农村医疗保险

农村医疗保险属于社会保险体系中医疗保险的研究范畴。而医疗保险制度的产生通常以疾病风险的存在为前提,是为补偿因疾病风险造成的经济损失而建立的一种保险制度。[①]通常以法律或者合同的形式,向遭受疾病威胁的参保人预先收取医疗保险费,建立医疗保险基金,以保险合同约定的医疗行为的发生为给付保险金条件,由医疗保险机构为被保险人接受诊疗期间的医疗费用支出提供补偿的保险行为。[②]所以,医疗保险的本质是一种风险分散机制[③],强调风险共担和损失补偿。而农村医疗保险属于医疗保险制度体系中社会医疗保险的重要组成部分。社会医疗保险一般由政府部门承办,借助经济、行政和法律手段强制实施并进行组织管理。[④]其参保对象不受职业、身份、地域、年龄、收入状况等条件限制,保险基金一般来源于法律强制要求所筹集的保险费,总体上体现了多方共担原则。通常由医疗保险经办机构在"以支定收,收支平衡"的基本原则下,代表参保人统一管理医疗保险基金,实现医疗保险基金社会化管理,其待遇水平往往与国家经济发展水平和个人收入水平相挂钩,按照医疗保险基金的支付能力确定适度的保障水平。而按照保险待遇的保障层次,可将医疗保险分为基本医疗保险和补充医疗保险。在一定的经济条件下,对参保人实行基本用药、基本技术、基本服务和基本收费,即提供最基本的医疗服务的保险制度称之为基本医疗保险制度,换言之,基本医疗保险制度的保障需求较为单一,仅提供报销范围之内的各项经济补偿。综合上述分析,农村医疗保

① 胡晓义.医疗保险和生育保险[M].北京:中国劳动保障出版社,2013:4.
② 叶金国,等.我国的新型农村合作医疗制度研究[M].北京:中国社会科学出版社,2011:1-2.
③ 李珍.社会保障理论[M].2版.北京:中国劳动社会保障出版社,2011:180.
④ 胡晓义.医疗保险和生育保险[M].北京:中国劳动保障出版社,2013:4.

险既属于社会医疗保险，又属于基本医疗保险，是一种社会基本医疗保险。

　　而农村医疗保险与城镇职工基本医疗保险、城镇居民基本医疗保险共同构成中国特色的城乡"三纵"社会基本医疗保险。"合作医疗"是农村医疗保险的源头，这一词最早见于 1958 年《健康报》中《让合作医疗遍地开花》一文，是按照"风险共担，互助共济"的原则，适应城乡二元社会结构和农村经济社会发展现实，在农村地区由农民自己创造，社区成员共同筹集资金，提供集医疗、预防和保健等服务于一体的农民医疗保健制度。2002 年，中央决定重新建立农村医疗保险制度之时，仍沿用"农村合作医疗保险"一词，直至《关于进一步加强农村卫生工作的决定》出台前，时任国务院副总理李岚清去掉"保险"加上"新型"，为这一制度正名为"新型农村合作医疗制度"。与"传统"相对应，"新型"农村合作医疗制度是对传统合作医疗制度的"扬弃"，是在传统合作医疗制度批判继承基础上的创新发展。由此，适应社会转型时期农村经济社会发展需求，"由政府组织、引导、支持，农民自愿参加，个人、集体和政府多方筹资，以大病统筹为主"①的新农合制度得以建立。在城乡一体化背景下，新农合制度与城居保制度又被整合为统一的城乡居民基本医疗保险制度。因此，本研究中的"农村医疗保险"既包括传统农村合作医疗，又包括新型农村合作医疗，还交叉包括正在整合过程中的城乡居民基本医疗保险，这些具体制度是中国农村医疗保险制度在不同发展时期的不同政策表述和制度形态。

————————

　　① 2003 年 1 月国务院办公厅转发卫生部、财政部和农业部《关于建立新型农村合作医疗制度的意见》(国办发〔2003〕3 号)。

（二）农村医疗保险建制

"建制"通常是指国家机构和团体内的编制和系统，也可以表示机关军队的组织编制和行政区划等制度的总称，诸如建制市、建制镇、建制村等。而在本研究中，"建制"一词是对"建章立制"的简称，意指建立章程、订立制度，是维持政治经济社会各系统正常运转和有序发展的基本手段。农村医疗保险建制，则是指农村医疗保险政策化、制度化、体系化的过程，是对农村医疗保险制度建设的概括性说法。农村医疗保险建制是农村医疗保险事业健康持续发展的必然要求，是推动农村医疗保险治理体系和治理能力现代化的必然过程。

（三）政策试验

对于政策试验概念的界定，国内尚未形成共识。本研究从政策试验与政策试点、政策实验的对比中，获取政策试验的内涵及外延。虽然政策试验、政策试点和政策实验都主张通过实践探索或实践验证的方式解决政策科学问题，但现代意义上的政策试验与政策试点、政策实验等关联性名词存在明显的区别。

政策试验与政策试点的区别。"试验"一词早于"试点"而出现，具有"实践尝试和经验总结"之意。20 世纪 20 年代乡村改良运动和新中国成立前后土地改革运动蓬勃发展之时，"试验乡""试验区""试验县""典型经验""典型试验"等词汇大量涌现，政策试点这一工作方法也随之诞生。改革开放以前，政策试验与政策试点的内涵和外延基本相同，都是指由点及面的政策工作方法，常常替换交叉使用。但是，随着改革开放的进一步发展，中央政府对以政策探索、中央采纳和逐步推广为主要环节的政策试点逐步进行适应性调整,在承认地方差异的基础上渐进推动地方试验并强调试验模式的多样性。①政策试验的内涵和外延逐步扩大,逐渐囊括了包括政策试点在内的、出发点并非为了政策的全盘性调整而仅是优化地方治理的创新行为。②与此同时,韩博天和周望等学者也认为试点是政策试验的运行方式和类型之一。

政策试验与政策实验的区别。对政策试验和政策实验进行区分之前,需厘清试验和实验的区别。通常情况下,试验和实验都有探索未知的含义,《辞海》也将两者视为同义词。③但根据现代汉语词典的解释,试验是"为了察看某事的结果或某物的性能而从事某种活动"④,实验是"为了检验某种科学理论或假设而进行某种操作或从事某种活动"⑤。从这个意义上来讲,试验中用来检验或者验证的是已经存在的事物或者已经得出的结论,是对事物或者社会现象的检测性操作;而实验则是对抽象的知识理论所做出的现实操作,用来检验的是某种科学理论或者假设,并不一定已经得出结论,突出检验的特性和探寻因果的意义。国外学者通常采用"Policy Experiment"一词描述在政策制定中的局部测试、反复试验等创新进程,中文译作"政策实验"或者"政策试验"。但是,在中国的语境下,政策实验强调在政策的具体实践中植入科学实验设计,将政策

---

① ［德］韩博天.红天鹅:中国独特的治理和制度创新［M］.石磊,译.北京:中信出版社,2018:56.

② 刘然."政策试点""政策试验"与"政策实验"的概念辨析［J］.内蒙古社会科学(汉文版),2019(11):34－42.

③ 辞海［M］.上海:上海辞书出版社,2000:1228.

④ 现代汉语词典［M］.北京:商务印书馆,2002:1155.

⑤ 现代汉语词典［M］.北京:商务印书馆,2002:1146.

视为实验主体、实验条件和实验客体组合下的"刺激-反应"过程①，并试图建构一种因果分析机制。而政策试验中的政策并非是科学理性设计出的政策，仅仅是一种原则性、框架性的设计或设想，需要政策实施者在实际探索中予以具体和细化，提升政策科学性。此外，政策实验强调随机选取和控制，一般需要有实验对照组来加以比较，但政策试验先行试点地区的选择与宏观环境、央地关系、决策层意志、利益偏好、政策内容等因素息息相关，绝不可能采取随机控制的方式选点，也没有明确设置对照组。同时，政策实验强调政策目标的明确性，但"摸着石头过河"的政策试验的初始目标往往模糊而多元，其政策目标需要在后期探索中不断调整完善并逐渐予以明晰。因此，有鉴于中国的基本国情和特殊环境，使用政策试验而非政策实验成为中国学者的广泛共识。

综上所述，本研究认为政策试验是在尊重事实的前提下，本着"实践是检验真理的唯一标准"和"摸着石头过河"的原则，合理选择试点区域和范围，对原则性、框架性的政策设计或设想先期进行小规模试探性探索，根据试验效果对相关政策进行适应性调整，以不断修正和完善政策方案的过程。

(四) 央地关系理论

"央地关系"一词伴随着主权国家的产生而出现，其本质是集权与分权的关系问题，核心是国家权力的纵向分配问题。通常意义上的央地关系，指中央与地方各层次不同主体之间的关系，这一关系的实质是权力和利益在中央和地方各层级不同主体之间

---

① 宁骚.政策试验的制度因素——中西比较的视角[J].新视野,2014(2):27-33.

的配置。①中央政府"一般代表统治阶级统一领导全国和地方的行政事务,是国家的最高行政机关"。②地方政府是"设置于地方各级行政区域内负责行政事务的机关"。③央地关系通常与一国的国家结构形式密切相关,在单一制国家中,中央政府拥有最高权力,地方政府是中央政府的代理机构,其权力的范围和大小一般来源于中央的法律和行政授权。

理解央地关系必须从层级和内容两方面着手。在中国的纵向行政架构中,依据地方"层次"的不同,可将地方各级划分为省(自治区、直辖市)、地级市(地区、盟)、县(自治县、县级市、旗、区)和乡(镇、街道办事处)四级。本书所指的央地关系在层级上包括中央与省(自治区、直辖市)的关系,中央与地级市(地区、盟)的关系,中央与县(自治县、县级市、旗、区)的关系和中央与乡(镇、街道办事处)的关系四种类型。央地关系的内容不仅涉及权力关系、行政关系、权利义务关系、法律关系、财政关系④,而且包括调控关系和人事关系等。概括而言,央地关系包括中央和地方财权关系、事权关系以及监管关系等。⑤其中,事权关系是央地关系的核心与基础,财权关系取决于事权关系,并反作用于事权关系,监管关系的监管对象则是央地政府之间事权与财权分配与结合的合理程度以及运行的有效程度。⑥

① 鲁全.转型期中国养老保险制度改革中的中央与地方关系研究[M].北京:中国劳动社会保障出版社,2011:22.

② 高扬瑜,等.法学大辞典[M].北京:中国政法大学出版社,1991:141.

③ 许崇德.中华法学大辞典·宪法学卷[M].北京:中国检察出版社,1995:120.

④ 熊文钊.大国地方——中国中央与地方关系宪政研究[M].北京:北京大学出版社,2005,20-26.

⑤ 林尚立.国内政府间关系[M].杭州:浙江人民出版社,1998:68.

⑥ 鲁全.转型期中国养老保险制度改革中的中央与地方关系研究[M].北京:中国劳动社会保障出版社,2011:24.

本研究所涉及的"央地关系",在主体层次上包含中央、省(自治区、直辖市)、地级市(地区、盟)、县(自治县、县级市、旗、区)和乡(镇、街道办事处)五级,在内容上包括中央政府与地方政府之间的事权关系、财权关系和监管关系等,在关系结构上则专指中央政府与地方政府之间的关系,以及地方上存在隶属关系的上下级政府之间的关系。但是,农村医保制度的组织管理体系由中央、省级、地市级和县级四个层级构成。加之,本人研究能力和行文篇幅所限。故本研究将医保建制中央地关系的五级关系减少至四级关系,在此基础上又合并为两级关系,即将中央之外的省(自治区、直辖市)、地级市(地区、盟)、县(自治县、县级市、旗、区)政府统称为"地方政府"。

四、研究视角与研究方法

(一) 研究视角

虽然自20世纪80年代以来,政策试验的方法被广泛运用至经济社会发展各领域,但实际上,政策试验可追溯至20世纪20年代的革命战争时期。当时,政策试验已经是中国共产党集中开展整风运动和土地改革的有效领导方法。[1]及至20世纪五六十年代,受"大跃进"等运动影响,各项政策试验被迫中止。[2]直至改革开放以后,在邓小平及其他领导人的动议下,政策试验这一方法再次回归历史

---

[1]　李婻,等.中国试验治理的注意力转变与制度发展[J].甘肃行政学院学报,2020(3):63-72.

[2]　李振.中欧试验式治理模式比较[J].国外社会科学,2014(5):27-35.

舞台,成为推动经济社会改革的重要工具和策略。21世纪以来,政策试验的运用领域和范围得到进一步拓展,逐渐成为公共领域推动政策创新和制度供给的常态化工具。特别是党的十八大以来,政策试验对于持续性推动国家治理创新,展现了其特有的效能。

政策试验不仅仅是一种政策创新和制度供给的方法和工具,更是研究中国公共政策过程的一种独特视角。本研究采用政策试验作为分析视角,主要基于两点考虑:一是政策试验为深入理解农村医保建制过程提供了现实图景。正如前文所述,考虑到中国基本国情以及农村医保建制的特殊性,政策试验既能够有效控制建制风险,又能够积累建制经验,是现实可行且极具理性的技术路径。诸如在新农合制度建立初期,复杂的政治社会环境使得农村医疗卫生保障成为被遗忘的角落,意识形态争端和部门利益博弈一时难以协调,如若一味持续争论,农村医保建制问题势必被束之高阁。最后,农村医保采取“分权制”模式和“政策试验”方法进行建制探索,这一策略既有效规避了意识形态争端导致的政治冲突,也淡化了意识形态在政策选择中的角色作用。①在压力型府际关系下,农村医保从各项微观要素机制开始渐进性探索改革,最终实现农村医保制度的全面革新。二是政策试验既能保证政策前瞻性、有效性、连续性和稳定性②,避免未经实践检验的农村医保制度“大水漫灌”,又能够从具体政策实践中获取信息反馈,进而修正和完善政策。③到目前

---

① 李振.中欧试验式治理模式比较[J].国外社会科学,2014(5):27-35.

② Hong bin Cai, Daniel Treisman. Did Government Decentralization Cause China's Economic Miracle?[J]. World Politics, 2006(4):505-535.

③ 熊跃根.社会政策的比较研究:概念、方法及其应用[J].经济社会体制比较,2011(3):16-28.

为止,政策试验已经成为中国国家治理活动中的一种持续性、常态化的举措①,是推动国家治理现代化的重要手段。本研究从政策试验视角出发,对农村医保建制的整体过程进行全面而深入的分析,归纳农村医保建制中政策试验的内在运行逻辑,总结农村医保建制中政策试验的内在机理,并在此基础上探索农村医保制度从长期试验性改革走向成熟、定型之良策。同时,这一研究视角也有助于从微观上理解农村医保建制规律,窥探农村医保治理体系与治理能力之间的互动关系,对加速新时代城乡基本医保制度整合进程、推进农村医保立法工作和实现农村医保治理现代化大有裨益。

(二) 研究方法

本研究坚持问题导向和目标导向相结合,基于长期的农村医保政策跟踪和回溯,充分利用政治学、公共管理学、社会学以及法学等多领域、跨学科的研究方法,阐述和分析农村医保制度建设诸环节,总结农村医保建制的经验和规律,为新时代农村医保制度改革创新和可持续发展提供经验启示与有益借鉴。具体研究方法如下:

1. 文献研究法

文献研究法主要是对现有的各种文献资料进行搜集查阅、分类整理和综合分析后,力求对研究问题的本质进行最为准确把握的一种研究方法,是科学认识事实、开展社会科学研究的基础方法。在本研究中,一方面,通过文献检索及手工查询等方式广泛搜集、整

---

① 梅赐琪.政策试点的特征:基于《人民日报》1992—2003 年试点报道的研究[J].公共行政评论,2015(3):8-24.

理、分析"农村医疗保险制度"和"政策试验"相关的法律法规、政策文本、历届党和政府的工作报告、国家五年规划、社会保障规划纲要、医疗卫生体制改革规划、相关媒体报道、各类实践调查报告及其他相关历史文献资料等；另一方面，对涉及本研究主题的国内外教材、专著、论文、研究报告及网络资源等进行全面、完整和准确地了解，从整体上把握研究背景和前沿动态，不断加深对研究主题的理解，丰富研究内容，夯实理论基础，为本研究奠定扎实的研究基础。

2. 实地研究法

实地研究法就是通过对研究对象进行实地考察和深入观察，以充分获取一手客观资料，进而归纳出事物本质属性和发展规律的一种研究方法。第一，笔者利用 2017 年暑假时间，对参与农村医保（主要为新农合）政策创制和政策试验全过程的卫生部新农合技术指导组专家和部分省级新农合技术指导组专家进行了非结构化访谈，生动地记录和了解了新中国以来农村医保的建制过程；第二，笔者对中央选定的农村医保试点省份进行了实地调研，对国家和地方参与整合城乡基本医保制度的政策制定者、实务部门及医保经办机构等"技术精英"进行了深度访谈，听取了医保管理与经办人员的经验介绍和意见建议，并积极参与了医保建制相关的专题调研和研讨会。通过专家咨询、专题调研、综合研讨会等形式获得了大量一手珍贵资料，累计形成三十余万字的访谈记录；第三，在调研中笔者发现，即便是深谙农村医保政策来龙去脉的建制参与者也在很自然地建构着不同于参保对象的表述结构。因此，为避免"用事实表达的虚构故事"陷阱，笔者选取部分参保农民进行了深度访谈，了解和掌握农民群体对于农村医保制度的见解。最终，形成了中国农村医保建制研究的特色资料库。笔者通过将实地研究所获取的资料与前期收集的文献资料进行串联和比照,形成了对农村医保制度较为全面、深入、形象和整体的观察和理解。

3. 比较研究法

除了文献研究和实地研究方法之外,本研究还运用了比较研究法,且主要运用的是密尔归纳逻辑下的求同法和求异法。通过对不同时期农村医保建制中的不同政策试验机制、不同政策试验机制作用下的不同农村医保制度、不同农村医保制度发展过程中的不同医保治理手段、不同时期央地政府及参保农民的主体性差异以及试验地区与非试验地区等进行对比和分析,探讨农村医保建制中政策试验机制运行的一般规律,寻找影响农村医保建制的关键变量和驱动农村医保建制的多重因素,进而充实农村医保建制研究的内容。同时,对国内农村医保建制中的多个先行先试地区的创新和改革经验进行综合对比分析,以期从中寻找可资借鉴的有益经验。此外,本研究还将农村医保建制中的政策试验与西方业已成熟的政策过程阶段论进行对比,在持续的理论对话中发展和拓展政策试验研究。

五、研究思路与结构安排

(一) 研究思路

本研究从政策试验视角出发,对不同政策试验机制作用下农村医保制度的建制过程进行系统且全面地梳理,总结归纳出农村医保建制中政策试验机制的运行逻辑与内在机理,提取推动农村医保政策试验过程的驱动要素并进行分析。在此基础上,通过不同时期、不同政策试验机制下农村医保制度呈现出的不同制度形态,审视和反思农村医保建制诸领域和诸环节,并在新时代医保改革新议题下,重新检视作为农村医保建制主要技术路径的政策试验的功能与限度,并进一步探讨如何完善政策试验机制,助推农村医保制度可持续发展,实现农村医保治理现代化。具体研究思路见图 0.1:

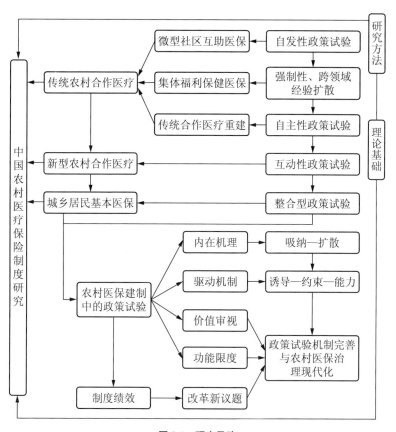

图 0.1　研究思路

（二）结构安排

本书主要由导论、正文、结论与讨论三部分组成。除导论、结论与讨论部分外,正文内容共分为五章。基于上述研究思路,本书的结构安排如下所示:

导论部分主要介绍本研究的选题缘起与研究意义,对国内外关于政策试验和农村医保制度的已有文献进行回顾和评述,提出需要进一步拓展的研究空间。基于研究选题,对"农村医疗保险制度"和"政策试验"等核心概念进行界定,对央地关系进行理论阐释,介绍研究视角和主要研究方法,提出本研究的总体思路和具体结构安排,并在此基础上探讨本研究的创新之处与研究不足。

第一章主要展现传统农村合作医疗建制过程。新中国成立初期,虽然亿万农民基本实现了"耕者有其田",但土地的生存保障功能仍然无法满足农民病有所医、医有所保的需求。如何让农民享有更有保障的医疗卫生服务,成为共产党领导下的新生政权必须直面的公共卫生难题。为解决这一难题,部分农村地区的农民领袖依托农业生产互助合作社,基于合作社经济自愿互助共济的逻辑和长期从事农业生产实践而形成的生存理性,零散地、自发性地开展了形式多样的农村医保建制试验,催生出适合合作社微型社区的小规模、低水平的互助型医保制度,形成了中国传统农村合作医疗制度的雏形。随着人民公社体制的建立,农村互助合作规模的扩大化和生产资料的高度公有化,使得这一内生型的自发性政策试验机制的弊端逐渐暴露。然而,农村医保制度却被作为完善人民公社体制的重要内容进行调整。在此情况下,国家全面介入农村医保制度的建设中,将微型社区互助型医保制度建制经验和人民公社体制塑造的经验强制性进行了跨领域"移植"和"嫁接",并在此基础上改革农村医保制度的筹资、管理、经办以及医疗服务供给机制,形成了人民公社时期高度政治化的集体福利保健型农村医保制度。这一时期的农村医保建制路径已经超脱于自发性政策试验机制下的农村医保建制。在这一过程中,参保农民在医保制度中的权利义务关系被重新界定,农村医保制度的稳定性、公平性和普惠性也显著提高。在农村医保制度变革的过程中,政策试验的运行机制也发生了深刻变化,其可控性和机制效能大打折扣,使得农村医保政策试验过程变相异化为直接的建制过程。这一转变在某种程度上增加了极具刚性特征的农村医保制度发生断裂的可能。随着人民公社解体,原有的集体福利型医保制度失去了生存土壤,如何建立适应农村经济体制变革要求的农村医保制度再次成为焦点问题。这一时期,国家鼓励各地自主探索农村医保建制,但由于缺乏成熟的政策试验技术和清晰的政策试验路径,在粗放式政策试验机制作用下而开展的全场域、大规模、自主性的农村医保政策试验并没有达到预期效果,反而在一定程度上造成了农村医保政策的碎片化,加速了传统农村合作医疗制度的衰落。

  第二章主要展现新型农村合作医疗建制过程。基于传统农村合作医疗制度濒临解体的既定事实,建立适应转型期经济社会宏观环境的新型农村合作医疗制度被提上日程。但是,与传统农村合作医疗制度不同,新农合制度是政府主导改革和创新的农民医疗保险制度,政府主导是新农合制度的最大特色。虽然中央顶层设计确定了新农合制度的基本原则、基本目标和粗略的制度框架,但对新农合制度各微观要素机制的具体运行则无明确说明。除此之外,新农合制度面临概念含糊、定性摇摆、目标多元及关键环节尚未定型等问题。所以,中央政府通过共识性决策提出建立新农合制度的同时,也对新农合制度的建制方式提出了"先行试点,总结经验,逐步推广"的要求。在尊重制度建设客观规律的前提下,建立高位推动下顶层设计和地方自主探索创新相结合的互动性政策试验机制,通过中央顶层设计制度框架和基本原则——安排部署试验准备工作——选择试点地区范围——地方先行先试开展机制创新——地方创新经验总结——中央组织评估——获取反馈后将试验经验上升为国家政策——在全国范围内全面推广的探索、测试、示范和扩散路径,历经螺旋式上升的闭环循环,新农合制度在"摸着石头过河"的不断试错纠错和改革创新过程中逐步获得完善。然而,随着互动性政策试验机制弊端的日益凸显以及新农合制度发展的外部宏观环境的变革,通过互动性政策试验机制而建立的新农合制度在发展的过程中难掩不适,仍需在政策试验的建制路径下不断探索、创新和完善。

第三章主要展现城乡居民基本医保建制过程。虽然在互动性政策试验机制的助力下,覆盖农村居民的新农合制度得以迅速建立。但是,随着城乡一体化快速推进,新农合制度的参保识别、筹资增长、管理经办及待遇给付机制等均面临来自制度系统内外部变革的双重挑战,农村医保制度再次陷入困境。与此同时,互动性政策试验机制也因难以适应城乡一体化发展的需要而局限性凸显。然而,这一时期,国家推动医保制度发展的目标与农民对医保的需求升级不谋而合,新农合制度与城居保制度基于同质性的制度发展机制而渐进均衡。同时,新时期推动医保治理现代化的国家战略频繁重磅落地,这些都为城乡居民基本医保制度整合提供了契机。在此背景下,对互动性政策试验机制进行优化升级,重新构建适宜城乡一体化发展需要的整合型政策试验新机制,推动新农合制度与城居保制度进行有效衔接和整合,以实现城乡居民基本医保制度的一体化发展。

第四章主要分析农村医保建制过程中政策试验的运行逻辑,审视农村医保建制过程中政策试验的内在价值。农村医保制度建立和发展的过程本质上就是摸着石头过河、不断试错纠错和改革完善的政策试验过程。这一过程也可以看作是通过适宜的政策试验运行机制,不断逼近农村医保制度内核,进而建立适应各时期宏观环境的农村医疗保险的良治过程。在此过程中,农村医保制度建设与政策试验机制相辅相成、相互促进,呈现出一种双向互动的共生生态。从传统农村合作医疗制度到新农合制度,再到城乡居民基本医保制度,虽然政策试验机制不断经历调整和优化,形成了不同时期适应不同宏观环境的不同类型和特征的政策试验机制。但是,就其本质而言,各时期农村医保建制中政策试验的内在机理如出一辙,都是政府垂直性层级压力体制下的水平性"吸纳—扩散"过程,这一机制有效确保了政策试验过程的可控性。同时,从自发性政策试验到强制性跨领域经验扩散,从自主性政策试验到互动性政策试验,再到整合型政策试验是一个螺旋式上升的过程,其间必然存在推动政策试验机制转型升级的驱动机制。在利益结构、权力配置、激励奖惩等诱导机制,制度规约、晋升考核、督查问责等约束机制和组织协调能力、信息反馈能力、政策输出能力等能力机制的驱动下,农村医保建制从局部开始,遵循由点及面、先易后难、循序渐进的务实推进路线,凭借控制制度运行风险、化解制度推行阻力、降低制度建制成本和提高制度成功几率的实然价值,取得实质性成功。

第五章主要对农村医保建制进行评价,检视政策试验机制的功能限度,提出推进农村医保治理现代化的相关对策建议。在不同时期不同类型政策试验机制的助力下,农村医保制度从微型社区互助型医保制度发展为集体福利保健型医保制度,从传统农村合作医疗濒临解体变迁为新型农村合作医疗制度建立,如今在城乡加速融合背景下,新农合制度又正在与城居保制度进行实质性有效整合,为全面建设成城乡居民基本医保制度、进而升级为普惠公平的全民医保制度而努力。在此过程中,农村医保制度的参保对象从微型社区的合作社社员发展为城乡居民,筹资机制从社区自愿互助共济发展为社会性统筹分担,治理机制从微型社区自治发展为社会保险法治,待遇支付从初级医疗保健向基本医疗保障升级。然而,"摸着石头过河"的渐进性建制方式也有明显的不稳定性和发散性特征,使得农村医保建制中的政策试验面临试验地与非试验地存在政策摩擦、政策试验与经济社会宏观环境非同步性、政策试验约束机制影响医保政策试验效果、政策试验对农村医保政策法律化形成冲击等诸多挑战。基于此,有必要对农村医保建制中的政策试验机制进行调适,尽一切可能避免政策试验机制弊病及由此带来的"不良反应",以此助推农村医保制度的可持续发展和医保治理效能的全面提升。

本书在结论与讨论部分提出四个主要结论:第一,政策试验是农村医保建制的主要技术路径;第二,渐进性与可持续性是农村医保建制的内在要求;第三,多元有效互动是农村医保建制的基本保障;第四,共建共治共享是农村医保建制的根本价值遵循。在讨论部分,笔者提出本研究未能充分探讨和解决的问题:新时代如何提升政策试验的适用性与可持续性? 如何更好地平衡农村医保建制过程中的央地关系? 以供学术界进一步深入开展研究。

六、创新之处与研究不足

（一）创新之处

从政策试验的视角研究中国农村医疗保险制度建设,学术界的研究成果相对较少,不论理论研究还是实体性研究都存在较大空白。因此,本研究具有一定程度的创新性,主要体现在以下三个方面:

1. 学术视角的拓展。一方面,自农村医保制度诞生之日起,经过学者们苦心孤诣地研究,如今已硕果累累,但学术界缺乏从政策试验的角度对其进行考察和探究。同时,政策试验的研究虽涉及了具体的政策领域,但是缺乏关于农村医保制度的实体性研究。所以本研究不仅为农村医保制度提供了一种政策试验的研究视角和路径,而且为政策试验的研究注入了农村医保制度的实体血液。另一方面,本研究突破了当前中国政策科学研究中普遍采用的"西方理论＋中国问题"的常规套路,形成了"在中国场域中用中国理论研究中国问题"的基本模式,继而为本土化研究提供新的增长点。

2. 学术观点的创新。首先,任何学术研究,不能用模糊的定义去研究未定型的内容。本研究在前人研究的基础上,对"政策试验""政策试点"和"政策实验"进行了明确的界定和区分,并提出了自己对于"政策试验"的独到见解。其次,从具体内容上来看,本研究在借鉴前人研究成果的基础上,提出了政策试验是中国农村医疗保险建制的主要技术路径,并认为政策试验这一农村医保建制的主要技术路径是实现传统农村合作医疗制度向新型农村合作医疗制度转型、进而向城乡居民基本医保制度升级、最后实现全民医保战略的有益策略。在这一过程中,农村医保制度建设与政策试验机制相辅相成、相互促进,呈现出一种双向互动的共生生态。同时,本研究还提出了农村医保建制中政策试验的内在机理,即政府垂直性层级压力体制下的水平性"吸纳—扩散",这一机理在有效确保政策试验过程可控性的前提下,推进了农村医保建制进程。最后,本研究还对政策试验机制的功能限度进行分析,在此基础上提出了完善政策试验机制以助推农村医保制度发展的有益举措。

3. 学术方法的特色。本研究立足于文献分析,在拓展研究广度的基础上,以访谈亲历农村医保建制的见证者为突破口,采用非结构化访谈、实地调研、召开专题研讨会等方式从政策试验的视角全方位、全景式展现农村医保建制的整个过程,探索农村医保建制中政策试验运行逻辑与内在机理,从而将理论研究建立在实证调查研究的基础上,将宏观分析建立在微观研究的基础上,从实践中归纳发现、概括总结和经验验证。

(二) 研究不足

1. 研究内容存在不足。农村医保建制中的政策试验过程是一个复杂的系统性工程,对其进行研究的全过程无疑与我国当前正在进行的医疗卫生体制改革息息相关,不仅关涉广大参保农民的切身利益,涉及中央到地方各层级政府的财政部门、人社部门、卫生部门、民政部门、农业部门及国家发改委、国家金融监督管理总局等多部门的协调联动与配合,而且需了解各试验地区农村医保制度建设的实际情况,因地制宜地探索改革创新的新模式。因此,由于笔者前期积累有限和学术经验相对不够丰富,在实地调研的过程中,难以将调研总结的现实问题准确地上升到理论层面,在对政策试验机制进行风险调控和提出农村医保制度可持续发展建议等方面,本书的研究在系统性和可操作性上仍有待于进一步加强。

2. 研究资料获取不足。作为一项牵扯面广、影响力大、操作性极其复杂的综合性社会保障制度,农村医疗保险制度的建制过程被誉为"公共政策的珠穆朗玛峰",对其进行研究必然涉及研究资料的获取问题。一方面,需要大量搜集研究农村医保制度建设和政策试验的相关文献资料,特别是在传统农村合作医疗建制亲历者缺位的情况下,对其进行研究则主要依赖于文献资料。另一方面,需要对农村医保建制中的政策试验过程进行实地调研以获取一手实地资料。在此过程中,不仅要上对国家部委决策高层进行调研与交流,而且要下对各试点省、市、县级的农村医保政策制定者、执行者、经办机构工作人员以及参保人进行广泛的定性访谈调研,不仅要纵向调研总结农村医保建制历程及其经验教训,而且要横向比较试验地区与非试验地区的差异。但鉴于时间、精力等条件所限,本研究仅对部分参与农村医保建制政策试验过程的央地政府部门决策者、执行者、卫生部新农合技术指导组专家和部分省级新农合技术指导组专家及参保农民进行了深度访谈,对其他参与主体,诸如医保经办机构、基层医疗服务供给机构等则仅从既有文献资料中进行了一定的了解,未能实地求证,因此书中的部分观点难免失之偏颇,需要进一步验证和完善。

第一章 粗放式政策试验与传统农村合作医疗建制

　　中国是历史悠久的农业文明古国,农民问题是关系国计民生的根本问题。如何实现亿万农民病有所医、医有所保是共产党领导下的新生政权必须直面的现实问题。新中国成立以后,解决农民生存问题是主要矛盾,而农民病无所医、医无所保则对长久解决农民生存问题构成了巨大挑战。鉴于此,部分农村地区在探索解决农民生存问题的同时,零散地、自发地进行了事关农民医疗保障问题的系列探索,以期解决农业生产的后顾之忧。农民的自发性探索对建构传统农村合作医疗制度发挥了至关重要的作用,自发性政策试验机制催生出的微型社区互助型医保制度成为传统农村合作医疗制度的基础和原型。部分农村地区的自发性探索后经国家权力的强制性介入而进行了跨领域的经验"移植"和"嫁接",由此形成了人民公社时期高度"政治化"的集体福利保健型医保制度。然而,随着人民公社解体,原有的集体福利保健型医保制度失去了生存土壤。如何建立适应农村经济体制变革要求的农村医保制度再次成为焦点问题。与新中国成立初期的农民自发性探索所不同,这一时期的农村医保建制探索是国家在场情境下进行的,政府鼓励各地通过自主性政策试验进行探索。这一过程虽为各地创设了农村医保建制探索的巨大"自由空间",但也不可避免地造成了农村医保治理的"真空化",结果不仅没有推动传统农村合作医疗涅槃重生,反而引致传统农村合作医疗日渐式微,最终使得农村医保建制再次站在了历史的十字路口。

1.1 自发性政策试验与微型社区互助型医保制度

疾病问题既关乎人的生命健康,也关乎人的生存发展,在不同历史时期、不同发展阶段都是农民最为关切的问题。新中国成立后,亿万农民基本实现了"耕者有其田",为解决自身生存问题奠定了坚实基础。但是,土地虽然能保障农民生存,却无法保障农民病有所医、医有所保,农民一旦罹患疾病,既有可能病无所医,也有可能难承其经济之重。农村缺医少药、诊治困难十分普遍,一些疾病问题甚至严重影响农民的农业生产活动,无形中加重了农民的生存负担。[①]针对当时经济凋敝、疾病流行、医疗卫生资源匮乏等现实问题,《中国人民政治协商会议共同纲领》以立法的形式确定了国家发展卫生事业的基本政策。1950 年 8 月,第一届全国卫生工作会议指出,要有步骤地发展和健全农村基层卫生工作,每个乡都要有医疗卫生组织,国家在县和区一级要逐步建立全民所有制的卫生院、医院,在农村要兴办集体所有制的联合诊所。[②]如何让农民享有更有保障的医疗卫生服务,成为新中国面临的重大公共卫生难题。为

---

① 李和森.中国农村医疗保障制度研究[M].北京:经济科学出版社,2005:166.

② 李德成.合作医疗与赤脚医生研究(1955—1983 年)[D].杭州:浙江大学博士学位论文,2007.

解决这一问题,以山西高平米山为代表的农村地区,依托农业生产互助合作社,自发性地开展了事关农村医保的一系列政策试验,从此中国农村正式出现了具有保险性质的合作医疗保健制度①,形成了中国传统农村医疗保险制度的雏形。这一时期,微型社区互助型医保制度的建立与农民的自发性政策试验密切相关,正是通过自发性政策试验提供的技术路径,农村微型社区互助型医保制度才得以建立。

1.1.1 微型社区互助型医保制度的建立

农村微型社区互助型医保制度肇始于山西高平米山联合保健站的建立。新中国成立初期,随着农村互助合作社的发展,农业生产效率显著提高。但是,互助合作社成员一旦罹患疾病,便直接影响农业生产效率,甚至反噬农业生产过程中的互助合作成果。在农业生产互助合作过程中,农民已然被纳入新的生产生活体系之中,但是,农民的医疗保障被排斥在互助合作体系之外。对于积贫积弱的农民而言,"农业生产靠互助、看病治病靠个人"的制度安排显然与农业生产互助合作制度存在一定程度的张力,无形之中降低了农业生产互助合作制度的绩效。此时,如何将农业生产互助合作的制度优势向农村医保治理效能进行有效转化,成为当时农村各地干部群众直面的难题。既然农业生产可以依靠互助合作提高效率,那么,农民看病治病是否也可以参考互助合作的经验进行? 遵照当时农业生产互助合作的思路和框架,1955 年 5 月,在七名村医的主导

---

① 张自宽,等.关于我国农村合作医疗保健制度的回顾性研究[J].中国农村卫生事业管理,1994(6):6.

下,山西高平米山的农民自发性地探索建立了中国历史上第一个农民自己的联合保健站①,尝试性地将农民医疗保健推向了互助合作的道路,形成了农村微型社区互助型医保制度。

米山联合保健站开启了农村"医社结合"的先河,为社员群众搭建了合理承担"保健费"的集体医疗保健制度,在当时农村地区医疗资源紧缺的情况下,有效地解决了农民看不上病、看不起病的问题。米山探索建立的农村微型社区互助型医保制度具有三个基本特点:一是小规模。米山联合保健站的服务对象主要针对农业互助合作社的成员,合作社成员的身份是农民参加保健医疗的"入场券"。这种身份制的医疗保健服务将医疗保健服务的对象局限在农村微型社区场域内,使得农村医保制度的服务范围具有很大程度上的封闭性,进而呈现出小规模的特征。同时,这种小规模的运作范围也在一定程度上强化了农村医保的政策试验属性,能够最大限度地凝聚医保政策决策共识,减少政策执行阻力,降低政策运转风险。二是互助性。米山联合保健站的互助性特征根源于农业生产中的互助合作机制,实质上是农业生产互助合作制度经验的跨领域扩散。而这一时期,联合保健站在农民医疗保健互助合作的过程中,主要发挥了桥梁纽带作用。参照农业生产资料互助合作的模式,在农村整体医疗保健水平较低的情况下,微型合作社社员将自身所拥有的医疗物资、药材等拿出来在微型社区内部进行互助合作。在此过程中,医务人员也被"从头到脚捆绑"②到联合保健站中。联合保健站的建立,将农村有限的医务人员、医疗技术和医疗保健资源进行了

① 张自宽.亲历农村卫生六十年[M].北京:中国协和医科大学出版社,2011:282.
② 黄树则,等.当代中国的卫生事业(下)[M].北京:中国社会科学出版社,1986:8.

优化配置,在一定程度上提升了农村医疗保健服务的水平和效率。农民通过互助合作的方式也搭建了医疗保健服务的生存空间,有效地解决了低水平经济社会发展条件下的农民看病难、治病贵问题。三是低水平。相较于传统社会时期实行"家庭自费"时农民"小病靠扛、大病听命"的现实窘境,联合保健站的成立在一定程度上对提升农村地区的医疗保健水平具有积极作用。但是,受制于当时的经济社会发展条件以及国家医疗资源严重短缺的现实,"全科型"的医疗保健几乎成为农村地区的标配,农村医疗保健水平仍旧十分低下,无论是医疗保健物资还是医疗保健技术,仅仅只能够满足农民日常小病的救治需要。

1955年底,发端于米山的微型社区互助型医保制度得到了山西省卫生厅的认可和肯定,随后国家卫生部也相继安排调研组专门对米山的自发性探索进行调研①,并再次肯定了米山探索的相关经验。此后,微型社区互助型医保制度的建设经验开始进行零星式扩散,传统农村合作医疗建制进程开始加速。以米山自发创立的微型社区互助型医保制度为蓝本,河南正阳、江苏无锡、广东曲江等地也先后试水农村合作医疗建制,尝试建立了农村合作医疗、半劳保医疗、医药费包干等制度,并取得了良好的成效。各地在农村医保创制过程中虽在形式上略有差异,但本质上都承袭了小规模、互助性的合作医疗制度特征,农村医疗保健水平也整体上处于较低层次。虽然从自发性政策试验到零星式制度扩散的过程,对填补农村医保制度空白无疑具有开创性贡献,但是,也要看到,自发性政策试验是

---

① 调研组由徐运北、任晓风、洪明贵、张自宽、张冰浣等国务院文教办和卫生部领导干部,以及山西省卫生厅党组书记张金六人组成。

一种缺乏技术化、体系化的粗放式政策试验机制。这一机制发展尚不成熟，其机制本身也存在诸多弊病，诸如政策试验动力源单一、政策试验机制僵化封闭、政策试验过程过度自治等问题。这些问题如果得到不到有效化解，必然引致制度扩散过程中的制度偏差，进而影响农村医保整体性建制进程与制度效能。历史是延续的，制度是有惯性的。时至今日，农村医保领域存在的碎片化等问题与农村医保建制始端的自发性政策试验不无关联。

1.1.2　建制进程中的自发性政策试验机制

以山西高平米山为代表的农村医保建制探索可以说是"白纸上涂鸦"。这一建制探索既无经验可循，也无政策指导，更没有清晰的制度蓝本，是农民为解决自身面临的医疗资源短缺问题而进行的自发性医保政策试验过程，初创了具有中国特色的政策试验机制的雏形。在这一过程中，互助合作社中的农民既是医保政策的制定者，也是医保政策的实践者，还是医保政策的受益者，同时也是医保政策运行过程中的治理者。自发性具有不受外力干预的、主观的、自觉的意蕴。自发性政策试验主要是指政策试验的实践主体不受外力干扰，基于主观意愿而自觉进行的符合共同体利益的政策生产和实践过程，其目的是重新建构共同体治理规则、形塑共同体新秩序。一般而言，权力指向的模糊性、基于共同利益的共同体、有限规模的实践场域是自发性政策试验能够顺利进行的必要条件。第一，自发性政策试验的内容往往在权力体系中尚处于空白或模糊状态，官僚集团默许或者鼓励社会团体自我勾勒政策内容并进行政策实践和制度创新，以弥补官僚技术的不足。第二，自发性政策试验活动的实践者往往是利益紧密的共同体，他们主观上同意并愿意参与其中,并接受政策试验内容的规训和约束,以此寻找新的共同利益,拓展共同体利益空间。而一旦政策试验的结果达不到预期目标,自发性政策试验过程便会立即终结,以终止共同体利益的损耗。第三,自发性政策试验的场域往往具有有限规模,有限规模既是自发性政策试验主体的内在要求,也是官僚集团的外在要求。有限规模意味着可控性,无论是对于政策试验主体还是官僚集团,这种有限规模带来的可控性都是他们所需求的。不可否认的是,自发性政策试验虽有诸多缺陷,但其蕴含着民众的首创精神,内含着制度创新的因子,在特殊情境下能够为制度供给提供一定的技术手段和路径。

从山西高平米山等地的自发性农村医保建制探索历程来看,自发性政策试验机制具有以下三个特征:一是主体同一性。自发性政策试验的主体既是政策内容的制定者,又是政策内容的实践者,还是政策内容的受益者,同时也是政策内容的修正者。政策试验主体的同一性既有效提高了农村医保建制中政策试验的效率,又减少了开展政策试验的阻力,也在一定程度上规避了政策运行的风险。但是,不可否认的是,政策试验主体的同一性也在一定程度上造成政策试验过程封闭、政策试验动力源单一等局限,无法有效形成农村医保制度供给的合力,这一局限对后期政策试验内容的复制推广和经验扩散造成潜在的不利影响。二是动力内生性。自发性政策试验运转机制的动力来源具有内生性,这一动力主要来源于政策试验主体对于改变自身利益状况的期望和愿意将政策试验内容付诸实践的执行力。动力内生性是自发性政策试验活动的内在支撑,也是自发性政策试验活动的前提和基础。内生性的政策试验动力,虽然在一定程度上弥补了自发性政策试验动力源单一的弊病,但是这一内生性动力主要受共同体利益支配,而一旦共同体利益出现分化,内生性的政策试验动力便会消失殆尽,政策试验过程也会无疾而终。三是过程自治性。自发性政策试验往往既不受官僚集团的权力干预和支配,也不受第三方力量的驱动,政策试验过程中的政策制定、执行、监督、反馈和完善等环节均由共同体成员独立参与完成,呈现出高度的过程自治性特征。自发性政策试验过程的自治性特征与其主体同一性、动力内生性特征高度关联,正是由于政策试验主体的同一性和政策试验动力的内生性,才使得这一过程具有高度自治性。而自发性政策试验机制的上述特征也必然深刻地形塑着农村医保的建制过程,潜移默化地渗透和影响着农村医保的治理过程和治理形态。

1.1.3 自发性政策试验机制下的农村医保自治

从农村微型社区互助型医保建制实践来看,政策试验的过程实质上也是农村医保治理创新的过程。农村微型社区互助型医保制度的绩效,本质上是农村医保治理效能的直观体现。正因为自发性政策试验机制下的农村微型社区互助型医保的建制过程是在国家缺位下进行的,由此导致政策试验过程中塑造的农村医保治理机制具有明显的自治属性。但是,在农村微型社区之下,农民参保与否并不是作为一项基本的生存发展权利而得到牢固的制度化保障。换言之,微型社区互助型医保制度框架的下农民,是以先期承担相应的义务而后才能获得相对应的权利。对于参保农民来说,合作社成员身份只是一种"资格权",是农民能够自愿承担相应义务的前提和基础。所以,农村微型社区互助型医保制度框定的是一种具有高度自治属性的"俱乐部"式的医保治理。从农民义务权利角度来看,以米山为代表的农村传统互助合作医疗制度,都需要农民个体承担相应的参保费用缴纳义务,只是在费用额度和支付方式上略有差异。诸如米山联合保健站要求参保农民每年自愿缴纳 5 角钱作为参保费用,其中由合作社使用公益基金代为支付 3 角,年终时农民用工分抵扣 2 角;①河南正阳的农村合作医疗制度则要求参保农民每年自愿缴纳 1.8 元,参保费用可以在春秋季节分两次缴齐;②江苏无锡的农村半劳保医疗制度也要求参保农民每年缴纳参保费用 6 角。③而参保农民在承担相应义务之后,可以免费或者低价享受合作医疗提供的医疗保健服务。合作社时期的农村合作医疗制度之所以深受农民欢迎,原因也在于微型社区之中农民个体权利义务的非对等性,即以较小的代价获取更大的医疗保障。而在此过程中,农村合作医疗制度则依托农业生产互助合作社对农民的权利义务进行再均衡,诸如,大部分农村合作医疗制度都设置了公益基金,以此来实现农村合作医疗费用的收支平衡。农业生产合作社则通过农业生产效率的提高进行转移支付,进而实现再平衡。而农业生产效率的提高在当时的历史背景下则主要依托健康的人力资本。由此,传统农村合作医疗制度实现了在农业生产合作社内部的良性循环和可持续治理。这种国家缺位状态下的"俱乐部"式治理,既为自发性农村医保政策试验机制注入了内生动力,也为农村合作医疗制度经验的进一步扩散提供了根本支撑。

由此可见,自发性政策试验机制与传统农村合作医疗"俱乐部"式治理机制具有内在的匹配性和适应性,形成了政策试验与农村医

① 郎杰燕.中国农村医疗保险制度变迁研究——基于历史制度主义视角[D].太原山西大学博士学位论文,2019.
② 河南省正阳县卫生局.正阳县卫生志[M],1985:201.
③ 唐尧根等.无锡县卫生志[M].南京:江苏人民出版社,2001:371.

保建制的共生生态。从较短时段来看,政策试验机制与农村医保治理机制的高度匹配,有利于提升政策试验成功几率,强化农村医保制度供给,解决农民当下的医疗保障诉求。但是,必须要看到,外在的经济社会变迁持续在进行,政策试验过程与农村医保建制过程一旦合流,政策试验便失去了制度变迁的先导功能,农村医保制度便会产生自我固化的趋向。当农村医保制度自我固化,加之政策试验机制僵化,制度衰落是必然结果。从长时段历史来看,经济社会变迁无时无刻不在进行,这一变迁对农村医保制度变革提出了更高要求,以适应新的经济社会发展要求,满足农民日益增长的医疗保障需求。而农村医保制度向着更高目标变革在技术路径上迫切需要与之相匹配的政策试验机制。从这个意义上来说,虽然通过自发性政策试验创制了传统农村合作医疗制度,这一制度在一定程度上解决了新中国成立后农村地区医疗保险制度缺失的问题。但是,处在经济社会加速变迁的时代背景下,农村医保制度建设不可能一劳永逸,势必要不断推陈出新,以适应时代发展之需。这也意味着农村医保政策试验机制要不断转型升级,以助推农村医保制度变迁。

1.2　强制性经验扩散与集体福利保健型医保制度

政策试验机制的运转有其内在要求和演进规律。20 世纪 50 年代末 60 年代初,伴随着农村互助合作制度的"冒进",原先依托农业生产互助合作社而进行的自发性农村医保政策试验及由此创制的微型社区互助型医保制度遭遇了外部环境变迁的严峻挑战。人民公社体制下,农民的医疗保障问题成为国家议题,农村原有的"俱乐部"式的医保治理体制演变为权力主导的"医社合一"体制,在国家权力的强制性干预下,农村短时间内迅速建立起惠及全体农民的集体福利保健型医保制度。这一时期,农村医保制度的建立过程本质上是人民公社体制经验的强制性跨领域扩散过程。受人民公社体制影响,农村医保制度具有显著的福利性特征,农村医保治理也成为国家治理的重要内容。

1.2.1 从自发性政策试验到强制性经验扩散

如前所述,自发性政策试验机制催生出的农村微型社区互助型医保制度,具有显著的小规模、内生性、自治性特征。这一创制经验的扩散过程,既受制于合作社共同体内部的理性限制,也受制于行政建制的阻碍,由此使得农村微型社区互助型医保制度只能零星式、小范围地进行复制和推广。而随着农村人民公社体制的逐步建立,微型社区互助型医保制度所处的宏观环境发生了深刻变化。人民公社体制的显著特征是"一大二公",即追求农村互助合作规模的扩大化和农村生产资料的高度公有化,而农村互助合作规模的扩大化和生产资料的高度公有化是在国家权力的强制性干预下进行的,由此也使得人民公社被高度政治化。[①]与高度政治化相伴相生的是国家权力主导下的高强度动员机制和动员能力。由此,借助国家权力的强制性干预,人民公社体制下的农村合作医疗建制冲破了原先农业互助合作社内部的理性限制和行政建制阻碍。1955 年 10 月 11 日,中国共产党第七届中央委员会第六次全体会议通过《关于农

---

① 谢立中.当代中国社会变迁导论[D].郑州:河南大学出版社,2000:136.

业合作化问题的决议》,开始推动农村地区的初级合作社向高级合作社转变。到 1956 年,农村生产资料集体所有制基本确立,标志着社会主义制度在农村地区初步建立。随后,在 1958 年 3 月,中共中央政治局会议通过了《关于把小型的农业合作社适当地合并为大社的意见》,于是全国范围内开始了小社并大社运动,高级合作社的规模开始不断扩大。至 8 月份,中共中央政治局会议通过了《关于在农村建立人民公社问题的决议》,由此人民公社体制在全国范围内迅速建立起来。1958 年 10 月底,全国共有 26 500 个人民公社,全国基本实现农村人民公社化。①与此同时,国家卫生部于 1959 年 4 月出台了《关于加强人民公社卫生工作的几点意见》,提出农村卫生工作要"政治挂帅、结合生产、为生产服务"。由此,人民公社体制下的农村合作医疗建制进入了新阶段。

受人民公社"一大二公""一平二调"②思想的影响,农村合作医疗制度开始追求大规模,主张平均主义。部分农村地区甚至提出要把农村合作医疗制度也放进"大锅饭",在公社内部推行"上学不要钱、吃饭不要钱,看病也不要钱"的福利政策。受此影响,全国农村地区开始把人民公社体制塑造的制度经验强制性"移植"和"嫁接"到农村合作医疗的建制过程中。此时,大部分农村地区的合作医疗制度即使没有像河南省桐柏县一样实现完全的公费医疗,在实践中农民也只是缴纳少许参保费用,承担极低的医疗诊治费用。而农民医疗费用支出的大头则由社队集体来承担,同时对集体承担也进行了详细规定,"公积金和公益金的提取,只能由生产队进行,生

---

① 胡绳.中国共产党的七十年[M].北京:中共党史出版社,2004:64.

② 仉琪.土地与农民福利:制度变迁的视角[M].北京:社会科学文献出版社,2016:67.

产大队和公社不得提取"①。处在当时的体制环境和经济社会条件下,在农村实行公费医疗或近乎公费医疗显然不具有可持续性。②1959—1961年,三年困难时期让原本就羸弱的农业生产雪上加霜,农村经济社会发展面临着新中国成立以来最为严峻的形势。为此,1960年中央提出了"调整、巩固、充实、提高"八字方针,以化解农村经济社会发展面临的严峻挑战。受此影响,农村合作医疗也逐步进行了适当调整,主要手段是适当增加农民个体出资,压缩农村合作医疗的广度和深度,减轻人民公社的医疗费用负担,更多地向农村提供福利性的卫生保健服务。数据显示,截至1964年,全国实行高度福利化医保制度的社队仅占社队总数的30%左右,农村合作医疗制度建设进入了短暂的低谷期。③

可以看出,此时的农村合作医疗建制路径已经超脱于自发性政策试验机制,农村合作医疗制度的内容也与微型社区互助型医保制度存在较大区别。与农村微型社区互助型医保制度相比较而言,这一时期的农村合作医疗建制对农民在医保制度中的义务权利关系进行了重新界定。在合作医疗中,参保农民的义务被大大削减,而国家权力主导的人民公社则替农民承担了绝大部分的义务④,而农民在合作医疗中的权利则被进一步放大。同时,承担农村合作医疗制度转移支付再平衡的人民公社无形之中背上了沉重的医疗费用负担。而此时,受平均主义思想侵蚀,农业生产效率日趋下降,希冀

---

① 中共中央文献研究室.建国以来重要文献选编(第十五册)[ ].北京:中央文献出版社,1997:623.

② 袁天应.大足县卫生志[M].重庆:四川省大足县卫生局,1988:175.

③ 解峰等.当下中国的河北(下)[M].北京:中国社会科学出版社,1990:200.

④ 丁少群,等.农村医疗保障:新型农村合作医疗该向何处去[J].中国卫生经济,2005(3):20 - 23.

通过合作医疗制度催生农村健康人力资本,进而提高农业生产效率的愿望显然落空。而这也意味着,人民公社依靠农业生产效率的提高来进行合作医疗转移支付再平衡的机制日渐失去动力支撑。但是,不可否认,这一时期正是得益于国家权力的强制性介入,农村医保建制才取得积极成效,农村医保制度的公平性、普惠性也才得以显著提高。人民公社时期的农村合作医疗制度之所以能够正常运转,很重要的原因在于人民公社可以利用财政资源或者集体经费,填补农村合作医疗筹资和待遇支付的资金缺口,这也是人民公社体制下国家权力强制性介入农村医保建制过程必然要承担的结果。可以看到,农村合作医疗制度发展至此并取得积极成效,主要原因在于人民公社体制下制度经验的强制性跨领域扩散。而人民公社体制下的诸多制度经验本身能否经得起历史和实践的检验尚无结论。强制性的经验"移植"和"嫁接",虽在短时间内推动农村合作医疗制度取得了巨大发展,但是,随着人民公社体制弊病的日渐凸显,深度嵌入人民公社体制的农村合作医疗制度能否实现良性治理和可持续发展不得而知,而这也为后来人民公社解体后农村合作医疗制度衰落埋下了伏笔。

1.2.2　公社集体福利保健型医保制度的建立

农村合作医疗制度的产生经历了从自发到自觉、从事实存在到法律规范、从农民创新到国家推动的渐进性过程。[①]鉴于国家权力在不同时期的介入程度不同,农村合作医疗制度的内容和制度性质也有所差异,这也从侧面反映出农村合作医疗制度是一个动态演进

---

① 钱文亮.中国农村社会保障法律制度[D].北京:对外经济贸易大学硕士学位论文,2007.

和变迁的过程。[①]随着人民公社体制的全面深化,国家主导的强制性建制经验大规模扩散,农村合作医疗进入了快速发展时期。这一过程的标志性事件是毛泽东同志在1965年6月26日给卫生部做出的指示,要求卫生部把卫生工作的重点放到农村去。[②]随后,卫生部提交了《关于把卫生工作重点放到农村的报告》,报告提出对农村卫生组织逐步进行调整:"农村公社卫生组织,目前存在三种形式:国家办,公社、大队办和医生集体办。医生集体办的占多数,问题也最多,以逐步走向社队办为宜。"

1968年,湖北长阳乐园公社举办农村合作医疗的有关情况被中央知悉,并引起了中央层面的高度重视。同年11月,毛泽东大赞"合作医疗好"。在当时的政治社会环境下,毛泽东的亲自批转,给农村合作医疗建制注入了一针"强心剂"。农村搞不搞合作医疗已经不单单是重视农民医疗保障与否的问题,更是关涉执行不执行革命路线的问题。[③]由此,农村医疗保障相关议题自然而然地上升为革命议题、政治议题,这一过程进一步加速了农村合作医疗制度在全国范围内的扩散。此时,农村合作医疗建制过程已经是"一个从自愿性合作性质,走向强制性集体福利的过程"。[④]湖北长阳乐园公社的合作医疗经验也被推上农村医疗事业神坛。[⑤]根据相关数据统

---

① 孙淑云,等.新型农村合作医疗制度的规范化与立法研究[M].北京:法律出版社,2009:54.

② 李长明,等.农村卫生文件汇编(1951—2000)[M].北京:卫生部基层卫生与妇幼保健司,2001:26.

③ 孙淑云,等.新型农村合作医疗制度的规范化与立法研究[M].北京:法律出版社,2009:50.

④ 顾昕,等.自愿性与强制性之间——中国农村合作医疗的制度嵌入性与可持续发展分析[J].社会学研究,2004(5):1-18.

⑤ 沈寿文.以制度治病:法学视野中的云南农村合作医疗[M].昆明:云南大学出版社,2008:34.

计显示,截至 20 世纪 70 年代末,农村合作医疗制度基本覆盖了全国 90% 的农村地区。[①]随着文化大革命的结束,国内政治环境得到极大改善,由此农村合作医疗制度的强制性色彩开始淡化,农民的自愿性逐步彰显。1978 年,农村合作医疗制度正式被写入《中华人民共和国宪法》,事关中国亿万农民的医疗保障问题首次以国家根本法的形式进行了法制化保障。随后,卫生部牵头起草了《全国农村人民公社卫生院暂行条例(草案)》,条例对人民公社的卫生院建设进行了规范。紧接着,1979 年 12 月 15 日,卫生部颁布了《农村合作医疗章程(试行草案)》,明确指出"农村合作医疗是人民公社社员依靠集体力量,在自愿互助的基础上建立起来的一种社会主义性质的医疗制度,是社员群众的集体福利事业",对农村合作医疗制度进行了系统性规范。由此,农村合作医疗制度不断完善和发展,农村集体福利保健型医保制度在农村基本定型。

以合作医疗为内核的农村集体福利保健型医保制度,是发展中国家解决农民医疗保障问题的伟大创举。这一制度一举解决了中国农民看不上病、看不起病的大难题,获得了农民"天灾靠人民公社,人病靠合作医疗"的盛赞和信任。[②]探究这一时期农村集体福利保健型医保制度的建制过程,可以发现,集体福利保健型医保制度,既借鉴了农民自发性政策试验探索出的微型社区互助型医保制度经验,也吸纳了人民公社的制度经验,从而使得具有互助合作性质的农村集体福利保健型医保制度能够在短时间内得以大规模建立,

---

① 李长明,等.农村卫生文件汇编(1951—2000)[M].北京:卫生部基层卫生与妇幼保健司,2001:40.

② 张自宽.合作医疗好处多——麻城县乘马区卫生院所长座谈合作医疗情况纪要[J].卫生部湖北农村卫生工作队简报,1966(4).

实现了从诱致性制度变迁到强制性制度变迁的转变。农村合作医疗规模的扩大化和国家权力的强制性介入,必然使得农村集体福利保健型医保治理呈现出新特征。农村集体福利保健型医保治理效能也势必对合作医疗制度本身的良性运转和可持续发展造成不可忽视的影响。即使农村合作医疗制度符合农村实际情况,契合农民医疗保障诉求,如果缺乏有效的合作医疗治理机制,这一农村集体福利保健型医保制度本身便会遭受重创。如何对农村合作医疗进行有效治理,探索符合制度环境的治理体系和机制是确保农村合作医疗制度成效的重中之重。从农村集体福利保健型医保制度的建制过程来看,以人民公社和生产队为代表的国家权力,是这一时期医保治理的核心变量和关键要素,这也就意味着这一时期的农村合作医疗治理结构,会显著区别于具有自治属性的微型社区互助型医保的治理结构。

1.2.3　高度政治化的公社集体福利治理

制度运转的过程就是治理的过程。谁治理、如何治理以及治理成效如何,是治理过程的关键议题。人民公社体制下形成的农村集体福利保健型医保制度具有显著的制度依附性,即主要依靠人民公社和各级生产队这一行政管理体系来完成农村医保的治理,由此形成了农村"医社合一"的治理结构。在"医社合一"的治理结构下,县级公立医院为公社卫生院建设提供业务培训和技术指导;人民公社内部建立卫生院,配备医疗设施,组建医疗队伍,为人民公社社员提供疾病诊断和救治服务,同时承担农村合作医疗筹资、管理、经办、监督任务(有些地方由生产大队负责)。卫生院既接受人民公社的领导,也接受上级卫生局的领导;各生产大队统一建立卫生室,负责为生产队成员提供医疗保健服务。卫生室的医疗设施和药品药材由公社卫生院统一划拨和调配。卫生室的医疗队伍主要由乡村的"赤脚医生"担当,并接受公社卫生院的技术指导和生产大队的统一管理。由此,在农村集体福利保健型医保制度的框架下,形成了农村合作医疗的"三级"组织架构,明确了农村合作医疗的治理主体,为农村合作医疗制度的有效运转提供了基本保障。

从农村合作医疗制度的具体运行机制来看,农村集体福利保健型医保制度呈现出与其他时期合作医疗制度截然不同的制度内容。一是筹资机制。这一时期的农村合作医疗制度,坚持"农民出小头、集体出大头"的共同出资格局,至于出资比例则没有明确规定,由各地根据实际情况自行确定,鼓励集体经济发展较好的地区扩大集体出资比例。二是经办机制。农村合作医疗制度的经办机构主要由农村合作医疗统筹单位负责,也就是由人民公社或者生产大队负责经办。三是待遇支付机制。鉴于农村合作医疗制度主要是以公社或生产大队为统筹单位,在待遇支付上也没有具体详尽的规定,但总体的原则和方向是降低农民的医疗费用负担,尽可能让农民少花钱甚至不花钱就能看病治病。四是医疗人员薪酬机制。公社卫生院的医疗人员根据卫生院举办性质予以确定,对于国家举办的公社卫生院,医疗人员工资纳入国家劳动工资计划,对于集体举办的公社卫生院,医疗人员工资纳入集体劳动工资计划。[①]生产大队卫生室的"赤脚医生"则实行亦农亦医的办法,在完成医疗保健服务的同时,仍需参加生产大队的农业生产活动,参加集体分配,生产大队则根据其

---

① 河北省卫生厅.关于正定县集体所有制公社卫生院调查情况及改革意见[J].农村卫生事业管理研究,1983,S1:34-38.

工作情况予以劳动工分或现金补贴。五是经费筹措机制。对于国家举办的公社卫生院,在经费来源上一律采取"全额管理、定向补助、结余留用"的制度。对于集体举办的公社卫生院,在经费来源上主要由集体负责筹措,国家给予一定的经费补助。[①]对于生产大队卫生室而言,医疗设施和药品药材基本上由上级单位统一调配和划拨,赤脚医生的薪酬由集体经济负责,基本上不再需要额外的举办经费。

由此,"医社合一"治理结构下的农村合作医疗治理过程呈现出高度的"政治化"特征。而农村合作医疗治理"政治化"在一定程度上催生出高度的福利性和稳定性特征。就福利性角度而言,依附于人民公社体制的农村合作医疗,让农民真正享受到了"花更少的钱,得更大的医疗保障"。国家和集体在农村医保建制过程中携带资源入场,为农村合作医疗制度注入了强大的外部动力。同时,相较于农村"俱乐部"式的微型社区互助型医保制度而言,这一时期的农村合作医疗制度覆盖范围更加广泛。人民公社体制对农民的全方位吸纳,使得所有农民都更加平等地获得了参加合作医疗的"入场券"。在这一制度的安排下,人民公社和生产大队不仅是农村合作医疗制度的桥梁和纽带,而且是农村合作医疗制度的资源配置者,更是合作医疗制度的资源补给者,且通过国家权力的强制性介入而不断强化了这种资源配置和资源补给的能力,进而使得农村合作医疗制度呈现出高度的福利性特征;从稳定性角度来看,人民公社体制之所以能够在全国范围内迅速建立起来,与农民对共产党的政治信任和对新生政权的政治认同高度关联。而随着人民公社体制经

---

① 柴志凯.论农村乡镇卫生院改革与政府责任定位[D].太原:山西医科大学硕士学位论文,2007.

验的跨领域扩散,农民业已建立起来的政治信任和政治认同被一同输送进农村医保建制的过程中,由此,使得人民公社体制下的农村合作医疗制度一经产生就迅速被农民所认同并接纳。农民对合作医疗制度的本源性认同,使这一集体福利保健型医保制度从建立伊始就具有很大程度上的稳定性。同时,农村合作医疗建制过程中的国家资源配置、集体资源补给以及合作医疗平等性和普惠性的扩张等进一步强化了这种稳定性。但是,也要看到,正是国家权力的全方位强制性介入,才使得这一农村集体福利保健型医保制度呈现出较大程度的刚性特征,这无形之中为农村合作医疗制度的可持续发展带来了巨大挑战。而人民公社时期,强制性的制度经验扩散在推动农村医保建制的同时,也暗含着巨大的风险因素。随着人民公社体制弊病的日渐暴露,农村集体福利保健型医保制度的刚性程度不断提高,一旦人民公社体制步入困境,高度依附和深度嵌入其中的农村医保制度骤然断裂的可能性便会骤增。

1.3　自主性政策试验与传统农村合作医疗艰难重建

20 世纪 70 年代,人民公社体制下的农业生产效率严重下降,农民温饱问题再次遭遇严峻挑战。1978 年 12 月,党的十一届三中全会召开,拉开了农村经济体制改革的大幕。随着家庭联产承包责任制的实施,人民公社体制逐步解体,最终彻底退出了历史舞台。而依附于人民公社体制建立起来的农村集体福利保健型医保制度也陷入了何去何从的艰难选择。失去人民公社和生产大队的组织支撑和资源补给,农村医保制度也随即陷入治理真空。这一时期,国家对农村医保建制采取放任自流态度,仅提出倡导、鼓励各地自主探索多种形式的农村医保建制模式。①于是,在国家的倡导和鼓励下,全国各地根据自身情况因地制宜地开始了新一轮的农村医保建制政策试验。与原先农村自发性政策试验零星式探索和扩散所不同,这一时期的农村医保政策试验"遍地开花"。但由于成熟的政策试验体系尚未建立,完善的建制技术和路径规制仍然缺乏,全场域、大规模、自主性的农村医保政策试验并没有达到预期效果,反而在一定程度上造成了农村医保政策的碎片化,加速了传统农村合作医疗制度的衰落,最终使得人民公社体制下建立起来的农村集体福利保健型医保制度濒临解体。

1.3.1 农村医保治理陷入"真空化"

由于上一时期的农村集体福利保健型医保制度与人民公社体制捆绑在一起,使得农村医保制度的福利问题与人民公社社员的生存问题具有相当程度的同源性。如果人民公社体制下的农业生产效率能够得到有效保障,那么,农民的生存问题自然也会随之解决,农村医保制度的福利性也会得以持续。而长期从事农业生产的农民是理性的,是善于盘算的。当农民的福利问题与自身的生存问题交织在一起并产生冲突时,解决生存问题必然优先于解决福利问题。也就是说,随着农民生存问题的日益凸显,农民的医疗保障福利与农民谋求生存之间的张力逐渐扩大。当人民公社体制下的农

---

① 关于适应农村形势的发展健全农村基层卫生组织的意见(征求意见稿)——全国卫生厅局长会议参阅文件[J].农村卫生事业管理研究,1983(1):1-5.

业生产效率不足以让农民生存下来时,农村合作医疗这一集体福利保健型医保制度也会失去对农民的吸引力。因此,这一时期,推行家庭联产承包责任制时,农民充满了热情,而合作医疗这一集体福利保健型医保制度对农民来说则似乎成为无关紧要之事。1982 年 12 月,第五届全国人大五次会议通过了重新修订的《宪法》,对改革农村人民公社政社合一体制、设立乡政府做出了明确规定,同时删除了 1978 年《宪法》中关于农村合作医疗制度的相关内容。[①]新《宪法》中只提出了鼓励和支持农村集体经济组织举办各种医疗卫生机构,开展群众性卫生活动,而对于建立什么样的农村医疗保险制度以及如何建立并无明确说明。1983 年 1 月,全国卫生厅局长会议召开,会上印发了《关于适应农村形式的发展健全农村基层卫生组织的意见(征求意见稿)》,强调要探索建立多种形式的农村医疗保险制度,但是,对于农村合作医疗办不办以及如何办也没有明确说明。随后,中共中央于 1983 年 10 月发布《关于实行政社分开建立乡政府的通知》,至此,人民公社体制彻底退出历史舞台。从政策过程的角度来看,国家显然清楚和明白农村合作医疗制度对于人民公社体制的依附程度,既然人民公社体制势在必改,那么依附于人民公社体制的农村合作医疗制度也必然需要进行改革。但是,对于农村合作医疗制度如何改、改向哪里则无明确方向和具体举措。由此,随着人民公社解体,国家和集体相继从农村合作医疗建制中退出,原有的承担合作医疗服务的公社卫生院(乡镇卫生院)、大队卫生室等医疗机构也逐步被推向市场,农村医保治理陷入了真空状态。

---

① 王绍光.学习机制与适应能力:中国农村合作医疗体制变迁的启示[J].中国社会科学,2008(6):111-133.

进一步深描这一时期农村"真空化"的医保治理形态,就会发现这一过程伴随着国家、集体与农民的角色重塑以及功能重构。从国家的角度来看,伴随着人民公社解体,农村逐步实行政社分开,国家权力不再触及农民生产生活的方方面面,农村的自主性空前增强。一方面,人民公社解体后,国家无法借助原有的体制安排再度强制性介入农村医保建制过程;另一方面,受制于当时的经济社会发展条件,国家也没有足够的能力和实力建设惠及亿万农民的国家福利性医保制度。所以,这一时期,国家之所以对原有的集体福利保健型医保制度采取放任自流的态度,既是因为缺乏体制支撑,更受国家能力限制。从农村集体组织的角度来看,改革开放后,随着家庭联产承包责任制的实施,农村大部分的生产资料被一个个家庭单位所使用,农民在冲破平均主义束缚的同时,既打破了农村内部高度集中的集体权力结构,也使农村失去了集体经济的基石。农村集体权力的式微和集体经济的衰弱,使得农村在国家资源补给缺位的情况下也陷入了无力举办集体福利医疗卫生服务的现实困境。从农民的角度来看,一方面,人民公社体制下的农业生产活动不仅没有改善农民的生存状态,反而使农民深受平均主义和"大锅饭"的羁绊。这不仅严重挫伤了农民的生产积极性,而且逆向增加了农民的生存压力,遮蔽了农民的医疗保障诉求。另一方面,农民逐渐脱离人民公社体制的束缚以后,个体自主性空前高涨,加之农村家庭联产承包责任制相继实施,农民的生产生活单元逐渐重新回归至家庭,这一时期的农民逐渐成长为更具个体理性的社会细胞。人民公社体制下塑造出的农民对国家和集体的义务精神,伴随着国家和集体的松绑而日渐萎靡,农民转而更加强调个体的自我意识和自我建构。同时,与农村医保治理"真空化"相伴相随的医疗卫生服务市场化趋向①更是加速了这一变迁过程。农民甚至会认为，只要农业生产效率提高了，自身生存问题解决了，那么，依靠个体力量解决医疗保障问题并非不可能。可以看出，人民公社解体后，受制于国家能力不足、集体权力式微、农民非均衡的利益诉求及个体理性的快速扩张等主客观因素影响，农村医保治理"真空化"现象有一定的历史必然性。而在这一过程中，国家、集体和农民的角色重塑和功能重构，不仅仅对当时农村集体福利保健型医保制度的历史走向起到了规制作用，也对日后的农村医保建制产生了深远影响。

1.3.2　传统农村合作医疗制度衰落

传统农村合作医疗制度源于合作社经济下农民的自发性探索，历经人民公社体制下的强制性经验扩散，一路高歌猛进，这一集体福利保健型医保制度在特殊时期、特殊历史条件下一举解决了亿万农民的医疗保障问题。但是，随着农村基层政社分开和家庭联产承包责任制的实施，依托人民公社体制建立起来的农村合作医疗制度日渐衰落。根据有关统计，从1979年到1985年，全国实行合作医疗制度的行政村由90%锐减到5.4%，农村合作医疗覆盖率遭遇了断崖式下降，到1989年，农村合作医疗的覆盖率仅有4.8%。②农村合作医疗制度面临消亡的危险。

传统农村合作医疗制度缘何衰落？这一制度变迁的影响因素是多方面的。从国家层面来看，在国家能力尚且薄弱的情况下，单纯依靠国家力量根本难以彻底解决亿万农民的医疗保障问题。集

---

① 沈杰，等.我国两次卫生政策重大转变的反思[J].中国农村卫生事业管理，1989(9):2-5.

② 张增国.传统农村合作医疗制度因何衰落[J].中国乡村发现，2007(5):27-30.

体化时期依托高度集中的人民公社体制,通过强有力的政治动员而建立起来的集体福利保健型医保制度在当时的历史背景下显然违背了经济社会发展的客观规律。这一强制性制度变迁的过程必然裹挟着大量的不稳定性因素,由此也使得这一时期的农村集体福利保健型医保制度呈现出强烈的脆弱性,不具有可持续性。况且,在举国家之力进行工业化建设的特殊时期,国家也扮演了农村资源汲取者的角色,寄希望于国家携带巨量资源入场而为农民构筑福利型的医疗保障体系,显然不具有现实可能性。所以,人民公社时期的农村集体福利保健型医保制度建立的基本前提是不过多占用国家的财力资源,而更大程度上是依靠农村自身的资源结余而建立,是一种低水平、低标准、互助性质的医疗保险。也就是说,受制于国家能力,传统农村合作医疗制度实质上难以获得国家巨量资源的支持,而更多地是获得了国家的技术性支持,即主要由国家主导进行医保筹资、经办和管理。所以,从国家的层面来看,传统农村合作医疗制度不是一种资源支持型的医疗保险,而主要表现为一种技术支持型医疗保险。这一特质从传统农村合作医疗衰落的过程也能窥探一斑。随着人民公社解体,本质上而言,农村合作医疗制度便失去了国家的技术性支持,从而陷入医保治理的"真空"状态,在既无资源支持、又无技术支持的窘境之下,传统农村合作医疗制度衰落在所难免;从农民的层面来看,在自身生存问题尚且得不到有效解决的情况下,根本无暇顾及作为福利性的医疗保障问题。这一时期,农民的医疗保障需求与国家建设农村医保制度的目标存在一定程度的错位。当国家将建立农村医保制度的目标凌驾于农民的医疗保障需求之上时,尚未解决生存问题的农民自然会对国家的医保建制目标产生排斥情绪。毕竟,对于农民而言,温饱问题是最为紧迫和首先需要解决的。农民对合作医疗制度表现出的无关紧要态度在具体实践中则主要表现为农村合作医疗的筹资困难,即越来越多的农民选择少缴或者不缴参保费用,合作医疗筹资出现了严重的逆向选择。由此,在国家资源支持不足的情况下,农民低迷的参保意愿加速了传统农村合作医疗制度的衰落。虽然,随着农村家庭联产承包责任制的逐步实施,国家对农民的生存诉求也进行了有效回应,但是,这一回应也在无形之中挤压了建立农民医疗保险制度的国家目标的实现。所以,如何有效调适农民需求与国家目标之间的张力,是农村合作医疗建制过程中必须要考虑的现实问题。时至今日,这一问题仍然是推进农村合作医疗制度可持续发展的重要议题。从村社层面来看,随着基层政社的全面分开,乡村治理在短时期内也陷入了一定的"真空"状态,村社集体对村庄资源的支配性地位逐渐丧失,集体经济发展疲软,大部分村庄失去了集体经济的支撑。经济基础决定上层建筑。随着村庄集体经济的日渐衰落,村社集体举办村庄公共事务的能力也随之弱化。在当时的情况下,失去集体经济支撑的村社集体已无力承办农民的合作医疗事务,更不可能协同构筑农村集体福利保健型医保制度。

从农民的自发性探索,到强制性经验扩散,集体化时期农村合作医疗制度的繁荣与发展既得益于高度集中的人民公社体制,也因此而裹挟了巨量的风险。随着农村经济体制改革的深入推进,国家、农民和村社集体都面临着深刻的角色重塑和功能重构,加之随之而来的农村市场化趋势,使得传统农村合作医疗制度遭遇了前所未有的内外部挑战。历经三十余年探索而建立起来的传统农村合作医疗制度在短时间内遭遇巨大变数。这些变量因素相互交织、相互纠缠和相互渗透,更是加速了传统农村合作医疗制度的衰落。

1.3.3 政策试验路径异化与合作医疗艰难重建

改革开放以后,随着农村医保治理的"真空化"和传统农村合作医疗制度的日渐衰落,农民的医疗保障问题被暂时搁置。如前文所述,农村经济体制改革时期,农民的生存理性暂时遮蔽了其对医疗保障的需求,而并非这一利益诉求彻底消失。当农民的生存问题得到有效解决后,其对医疗保障的需求也必然再次显现。实践证明,随着家庭联产承包责任制的实施,农业生产效率大幅度提升,农民的温饱问题也随之解决。但是,"看病难、看病贵"使农民重新背上了沉重的经济负担。这一时期,以家庭联产承包责任制为基础的市场经济体制改革全面展开,失去集体经济支撑的传统农村医保制度逐步解体,大量乡镇卫生院、村级卫生室全面走向市场,在使用者付费制度下,农民购买医疗服务的直接成本迅速上涨,重返自费医疗的农民因无力支付高额医疗费用而再次陷入因病致贫、因病返贫的境地,不仅严重制约农村经济社会发展,而且影响人口健康与社会稳定。

伴随着这一进程,农民的医疗保障需求开始快速扩张,国家不得不重新正视事关亿万农民切身利益的医疗保障问题。1991 年 1 月,卫生部等五部委联合上报《关于改革和加强农村医疗卫生工作的请示》,提出了重建农村合作医疗制度的设想。随后国务院批转了这一请示,并就重建农村合作医疗制度做出了重要指示,强调要在农村集体经济支持下,通过农民互助合作,建立自愿、受益和适度的农村合作医疗保健制度。1993 年,中共中央印发《关于建立社会主义市场经济体制若干问题的决定》,再次提出要发展和完善农村合作医疗制度。随后,卫生部等国家部委、专家学者和国际组织在全国不同地区选取了 170 多个县[①]进行小范围、多元性的"试验干预式"探路改革及其跟踪研究,展开了合作医疗的艰难探索工作,也企图恢复和重建合作医疗。1996 年 12 月,第一次全国卫生工作大会召开,会议再次对举办农村合作医疗制度进行了强调,认为发展农村合作医疗制度对维护农民健康权益,推动农村经济社会发展具有十分重要的作用。1997 年 1 月,中共中央、国务院印发了《关于卫生改革与发展的决定》,对建立农村合作医疗制度进行了再次强调,鼓励各地探索建立各种形式的农村合作医疗制度。1997 年 5 月,卫生部等五部委出台了《关于发展和完善农村合作医疗的若干意见》,对举办农村合作医疗进了一定的政策细化和安排部署。由此可见,在整个 20 世纪 90 年代,国家为重建农村合作医疗制度出台了大量政策文本,《人民日报》也曾多次刊登合作医疗相关报道。[②]但是,这一努力收效甚微。数据显示,截至 1997 年,举办合作医疗的农村数量占全国行政村数量的 17%左右,而合作医疗对农民的覆盖率仅为 9.6%左右。[③]由此,重建农村合作医疗制度的设想基本宣告失败。

从重建农村合作医疗制度的实践过程来看,这一政策过程具有明显的试验属性。相较于新中国成立初期农民的自发性医保政策试验,这一时期为重建农村合作医疗制度而进行的政策试验呈现出

---

　　① 　数据来源于访谈记录:BJ20170717-1.(访谈记录编号由调研地点、调研时间和序号排列三部分组成,下同)。

　　② 　朱谦平.尽快解决农民求医难[N].人民日报,1990-12-4;董纪新.为了广大农民的健康[N].人民日报,1990 年 12 月 4 日;徐机玲.农民呼唤合作医疗[N].人民日报,1991-10-31.

　　③ 　孙淑云,等.新型农村合作医疗制度的规范化与立法研究[M].北京:法律出版社,2009:57－58.

相当程度的国家自主性特征。但是,这一自主性政策试验的过程仍然缺乏成熟的配套机制,最终也大大降低了政策试验的成功几率,具体表现在以下五个方面:一是政策试验主体的模糊性。从公共政策过程来看,任何一项公共政策既要有政策的制定者,也要有政策的执行者,还要有政策的实践者。显然,农村宏观医保政策的制定者是国家,政策的执行者是专业化的行政管理组织和医保经办机构,政策的实践者则是农民。反思恢复和重建农村合作医疗制度的政策试验过程,专业化的行政管理组织和医保经办机构则长期处于模糊状态。相较于人民公社时期,"医社合一"的行政管理体制虽在专业性上有所欠缺,但是,其较为完善和清晰的行政管理组织体系为合作医疗制度的正常运转提供了根本支撑。而反观这一时期,随着人民公社体制的解体和政社分开,农村合作医疗谁筹资、谁管理、谁经办都处于模糊状态,整个政策试验过程缺少清晰明确的治理主体,而政策试验机制最终也未能有效弥补制度设计上的这一先天性缺陷。二是政策试验场域规模的无边界性。这一时期的政策试验在规模上呈现出无边界状态,各个地方都可以随意进行自主性的农村医保政策试验,探索符合自身实际的农村医保制度。这一举措虽在一定程度上能够有效保障地方的自主性,尊重地方差异,提升政策效能。但是,从宏观层面来看,政策试验场域的规模性使得农村医保建制经验来源多元化,进而引致农村医保建制经验的碎片化问题,最终不利于农村医保制度的规范化、体系化发展。同时,政策试验场域的规模性也在一定程度上违背了政策试验风险控制的要求,使得农村医保建制在某种程度上出现了"村村点火,处处冒烟"的现象,进而导致农村医保建制过程充斥着大量的风险因素。三是政策试验内容的随意性。这一时期,国家虽鼓励各地自主探索农村医保建制,但在国家层面缺少对农村医保政策内容的宏观指导,政策试验内容完全由地方自行确定,农村医保建制缺乏顶层设计,最终导致医保政策试验内容呈现出相当程度的松散性和随意性,不利于农村医保建制经验的系统集成。四是政策试验过程的无序性。政策试验主体的模糊性、政策试验场域的规模性和政策试验内容的随意性必然导致政策试验过程的无序性。政策试验作为农村医保建制的主要技术路径,具有诸多规制和要求,而这一时期的政策试验仍然缺乏成熟的运转机制,政策试验过程基本上被异化为直接的建制过程,拍脑袋决策、政策内容随意调整、政策朝令夕改等现象在当时普遍存在,由此使得这一时期的农村医保制度缺乏系统性和稳定性。五是政策试验结果的低效性。农村医保政策试验的主要目标是探索总结相关经验,以低风险、低成本的方式推动农村医保制度创新,提升农村医保制度效能,加速农村医保制度变迁。而一旦作为建制技术路径的政策试验机制运转失灵,不仅无法加速农村医保的建制进程,而且会反向侵蚀农村医保制度建设的成果,增加农村医保建制过程中的风险和成本,甚至会造成农村医保制度建设的混乱和低效局面。

1.4 本 章 小 结

传统农村合作医疗制度建立与消解的过程本质上也是特殊时期、特殊社会环境下农村医疗保险建制的政策试验过程。新中国成立初期,基于合作社经济自愿互助共济的逻辑和长期从事农业生产实践而形成的生存理性,农民通过边试验、边建设的方式,自发组织、自发探索、自发创造了适合微型合作社社区的互助型医保制度。这一内生型的政策试验过程萌芽于农民的零星式自发性探索,后经国家权力的介入而演变异化为全域型的强制性经验扩散过程。及至人民公社时期,政社合一的政治体制使得国家权力的触角延伸至农村基层,农村合作医疗制度也被作为完善人民公社体制的重要补充加以调整,国家全面介入农村合作医疗制度的建设中,并通过强制性手段改革农村合作医疗制度的筹资、管理、经办和医疗服务供给机制,重塑了农村医疗保险制度。由零星式自发性探索到制度经验的跨领域"移植"和"嫁接"再到全域型强制性经验扩散,农村医疗保险建制中政策试验的运转机制发生了深刻变化,政策试验机制的可控性和效能大打折扣,政策试验过程甚至变相异化为直接的建制过程,这也意味着单纯依靠国家权力而全面推开的农村合作医疗制度裹挟着巨量的风险因素。及至改革开放初期,伴随着农村经济体制的深刻变革,原本建立起来的农村医疗保险制度岌岌可危,加之国家对合作医疗采取放任自流的态度,失去集体经济支撑的农村合作医疗筹资困难,市场化和城镇化趋向使得在自愿原则下的农民参保出现了严重的逆向选择,农民参保的积极性大为下降,失去治理主体的传统农村合作医疗制度濒临解体。总体来看,传统农村合作医疗建制失败虽受宏观环境变革的影响,但缺乏成熟的建制技术与清晰的建制路径也是不可忽视的重要因素。也就是说,在特殊时期、特殊环境下形成的粗放式政策试验机制与农村医疗保险建制路径存在相当程度的张力,粗放式的农村医保政策试验仅仅造就了农村医疗保险制度的阶段性繁荣。

第二章　互动性政策试验与新型农村合作医疗建制

　　传统农村合作医疗时期,单向度、大规模、碎片化的建制路径使得农村医疗保险制度难以体系化,体制机制的发展也较为发散和脆弱,难以适应转型期对农村医保制度发展的新要求。为此,汲取传统农村合作医疗的建制经验和教训,建立政府承担积极责任的新农合制度是当务之急。但是,新农合制度建设是一项复杂的社会系统性工程,不仅受其所处宏观环境的影响和制约,而且取决于制度设计本身是否科学合理。新农合的参保主体、资金筹集、管理体制、经办机制、监督机制和待遇支付机制等关键要素环节的设计以及具体的实施策略,都直接影响甚至决定着新农合制度能否顺利建立并是否具有可持续性。作为一项牵扯甚广的民生制度,新农合制度必须尊重制度建设的客观规律,持续创新建制路径,才能有效保障制度绩效。从新农合建制实践来看,通过建立高位推动下顶层设计和地方自主探索创新相结合的互动性政策试验机制,遵循"探索—测试—示范—扩散"的技术路径,新农合制度建设取得了显著成果,相较于传统农村合作医疗制度,新农合制度效能大大提升。

2.1 新农合建制背景与制度特性分析

一个国家的医疗保险制度体系是其经济、政治、社会和文化的产物。论及新农合的建制背景，需要从新农合制度所处的经济、政治、社会、文化等宏观环境的转型性和复杂性、新农合制度的特殊性和多面性、新农合建制的初级性和模糊性等三个方面进行综合考虑。第一，新农合建制初期，中国的经济社会发展正处于转型阶段，经济、政治和社会结构全面转型与体制转轨成为这一时期的基本特征。这也就意味着转型期中国各项公共政策的制定处于一个不设预期结果、不断调整适应的开放的体制环境中。加之，中国幅员辽阔，不同地区不仅经济、政治和社会发展水平参差不齐，卫生资源和农民的健康保障需求也存在较大差异。第二，新农合制度参保对象数量大、流动性强，往往无固定收入来源，参合意愿参差不齐。同时，新农合制度涉及关系广泛而复杂，是各项社会保障制度中公认难度最大的一项制度，被誉为"公共政策的珠穆朗玛峰"，一旦建制失败，将会牵扯许多其他的政策子系统，甚至带来无法承受的严重后果。第三，在新农合建制初期，新农合各项政策机制模糊多元，如政策概念不明确、制度性质不确定、制度目标多元化、制度方向不明晰、关键环节不定型等。因此，探索建立新农合制度，既不能采用西方公共政策理论所倡导的建制路径，亦不能依靠传统农村合作医疗单向度、大规模、碎片化的粗放式政策试验建制路径，需要综合考虑各方面因素，在中央顶层设计及统一部署下，选取合适的场域先行试点，充分发挥地方自主性，合力探寻新农合制度建设方案。

2.1.1　宏观环境的转型性和复杂性

传统合作医疗制度衰落后,农民因病致贫、返贫问题愈发突出,直接影响农村的经济发展和社会稳定,迫切需要建立新的农村医疗保险制度以帮助农民抵御疾病经济风险。2002 年,中共中央、国务院出台《关于进一步加强农村卫生工作的决定》,以红头文件形式建构了新农合制度的粗略框架、制度目标和基本原则。新农合制度是政府为化解中国体制转型和结构调整过程中突出的经济社会矛盾,适应"转型时期"①农村经济和社会发展需求所建立的新型农村医疗保障制度。这一制度萌生于我国从计划经济向市场经济转型、农业社会向工业社会转型、城乡二元社会向城乡一体化转型、集权政治向民生政治转型的多重转型期。新农合制度建立、发展与完善的全过程都深度地嵌入在转型时期宏观经济政治社会环境中。这一宏观环境的复杂性和转型性主要体现在以下几个方面:

第一,在经济领域,从计划经济走向市场经济。转型时期,在经济领域突出表现为从计划经济体制向市场经济体制的转变,这一转变导致资源配置方式由计划方式转向市场方式。伴随资源配置方式的转变,农村合作医疗制度自 20 世纪 90 年代以后也开始了重建和探索。原有的建立在计划经济体制基础之上的、与计划经济体制相适应的传统农村合作医疗制度明显已经不能适应时代发展之需求,如何建立健全同社会主义市场经济体制相适应的新型农村合作医疗制度,成

---

① 此处的"转型时期"指社会从传统型向现代型转变,在中国则表现为从自给半自给的产品经济向社会主义市场经济转型,从农业社会向工业社会转型,从乡村社会向城镇社会转型,从伦理型社会向法理型社会转型。转引自李迎生.社会保障与社会结构转型——二元社会保障体系研究[M].北京:中国人民大学出版社,2001:21.

为当务之急。社会主义市场经济是适应中国国情的市场经济,本质上也是市场经济,带有明显的市场化色彩。这一时期经济体制的转型致使政府在 20 世纪 90 年代恢复重建农村合作医疗制度时发生了角色转变和职能缺位。但是,在 21 世纪初期的新农合制度建设中,政府不但没有将更多的公共服务转嫁给市场,反而承担积极责任,成为新农合制度建设的主导者。同时,这一时期农村集体经济逐渐衰弱且不稳定,很难为新农合制度提供资金配套和组织支撑。但是,幸运的是,自社会主义市场经济体制确立以来,政府财力日益增长和集中,不仅全面组织和引导新农合制度建设,而且成为新农合基金的主要筹资者,为新农合制度建设提供了稳定的资金来源。

此外,改革开放的基本国策和市场经济体制的确立,使得中国经济在短时间内持续快速增长,但与此相对应的是城乡居民收入差距的持续扩大。通常情况下,城乡居民之间允许存在适度的收入差距,但是,城乡收入差距过大则会严重影响农民的家庭消费结构和消费水平。同时,城乡之间的过度分割不仅会导致医疗卫生服务在公平性①及可及性②方面出现严重的二元失衡局面,而且在医疗保险制度结构上也存在同样的问题。虽然,始于 1998 年,城市建立了城镇职工基本医保制度且积累了丰富的建制经验,但城乡之间不均衡的经济发展导致可供新农合建制借鉴的经验少之又少。特别是受经济发展水平影响最大的筹资环节,囿于农民收入来源不稳定、

---

① 医疗卫生服务的公平性指的是社会成员应该以需求为导向获得卫生服务,而非取决于社会地位、收入水平等其他因素。

② 医疗卫生服务的可及性指的是参保者寻求并且获得医疗服务的难易程度,反映了参保者的机会公平和条件公平,可以通过卫生技术人员分布、医疗机构及床位分布、医疗服务实际利用率及医疗服务距离可及性等指标进行衡量。

可支配收入较低,新农合制度的筹资标准不可能达到与城镇职工基本医保制度同等水平。而且依靠土地生存的农民不具备城镇职工所依托的缴费单位。这也意味着由用人单位和职工个人共同缴费的城镇职工基本医保制度的筹资结构与由"政府主导、财政资助"的以县为统筹单位的新农合的筹资结构(农民个人缴费、四级财政资助和集体扶持相结合)存在较大差异。由此,新农合制度的筹资标准、筹资结构不可能照搬城镇职工基本医保制度的发展模式,而是需要结合农村经济社会发展的现实条件,因地制宜地通过政策试验方式进行探索。

第二,在政治领域,从高度集权走向适度分权。中国是一个单一制结构的超大型国家,中央高度集权是其重要的政治特点。转型期,社会主义市场经济体制的改革发展无形中推动了政治民主化和决策科学化,这也使得这一时期的政治发展从高度集权走向适度分权。而这一转变为开展新农合建制的政策试验奠定了坚实的政治基础。具体而言,首先,在集权模式上,从中央高度集权转变为中央适度集权。①改革开放前,国家权力高度集中,中央负责各项事务的整体决策部署,作为中央的派出机构和行政代理人,地方没有参与各项决策的权力,其唯一职能是贯彻执行中央的决策。而 20 世纪 80 年代开始,特别是进入多重转型期后,中央政府开始适度放权,地方政府则通过正常的渠道表达政治诉求,由此,公共政策的形成过程由中央单一性决策转变为中央广泛征求并吸收地方意见后的共识性决策。其次,在分权形式上,从行政代理转变为行政分权。②1979

---

①②　鲁全.转型期中国养老保险制度改革中的中央与地方关系研究[M].北京:中国劳动社会保障出版社,2011:24.

年出台的《地方各级人民代表大会和地方各级人民政府组织法》及1994年开始的分税制改革,结束了中央随时单向回收地方权力的行政代理历史,使得地方政府的权力获得从中央的让渡委托转变为法定授予。这一转变为中央政府的选择性控制试验奠定了组织基础;再次,在分权内容上,从经济领域向其他领域拓展。中央主导并确定财政总资源的财政分权格局已成为过往,这一时期,中央政府扩大分权领域,不仅在以财政为主的经济领域大放异彩,而且通过法律的形式确定了社会管理、民生政治、市场规则等诸多领域的分权内容。

与此同时,21世纪以后,中央执政理念从以经济建设为中心转变为以人为本的科学发展观。新的执政理念始终高度关注人民的切身利益,并致力于通过发展各类民生事业以维护人民群众的利益。而农村医疗保险制度的建立和完善,则对改善农民健康状况大有裨益,这是党和政府决定重建新农合制度最根本的政治意图。特别是2003年"非典"的强烈冲击,让党和政府深刻地意识到农村的医疗卫生问题不再是简单的农民福利问题,而是关乎农村社会稳定和经济发展的重大事项。党的十六大以后,从中央到地方认真贯彻落实科学发展观,着力推进城乡统筹协调发展,出台了若干加快农村经济社会发展的政策措施,为加速推进新农合建制创造了良好的制度环境。在此背景下,新农合的建制工作被纳入解决三农问题、构建社会主义和谐社会的工作部署中,建立和完善新农合制度成为中央和地方各级政府不可推卸的责任。

第三,在社会领域,从城乡二元走向城乡一体。城乡二元结构是中国社会的一大特点,从城乡二元到城乡一体化的跨越是一种社会整体性发展。作为社会整体性发展的重要内容之一,新农合建制正处于中国从城乡"二元"向"一体化"体制机制转型的起步阶段。在新农合制度建立初期,面对城乡二元走向城乡一体的宏观经济社会发展环境,处于"被遗忘的角落"的农村社会保障体系实则难以在短时间内建立起来,加之,国家各项社会保障制度建设的重心仍在城市。与此同时,从城乡二元分割到二元体制解冻再到一体化的过程中,宏观经济社会环境的未定局使得各项社会政策时刻处于变动之中,特别是部分涉及面广、利益相关主体较多、影响较为广泛的社会公共政策,更是难以定型。面对宏观环境的转型性和复杂性,新农合建制如何进行? 为了避免政策盲目推行引致失败而带来的严重后果,政策试验再次登上助力新农合建制的舞台。

2.1.2　新农合制度的特殊性和多面性

如上所述,在中国公共政策领域,并非所有的公共政策建制都需要借助政策试验的路径来实现,只有那些涉及面较广、牵扯利益众多、影响较大的公共政策才会采取这一建制路径。由于新农合保障对象的特殊性和涉及关系的广泛性,使得新农合制度成为各项社会保障制度建设中公认难度最大的一项。因此,在中国农村建立新农合制度时不能照搬照抄西方传统阶段论所主张的政策建制路径,需要在中央顶层设计及统一部署下,选取部分地区先行试点,通过政策试验的方式探寻新农合制度的建设方案。

其一,新农合参保机制与保障对象具有特殊性。新农合制度的特殊性首先体现在其参保机制的特殊性。参保机制是任何互助共济医疗保险制度的"关口"要素机制,是确定被保障主体范围的关键环节。从新农合制度产生之初,就将城乡二元经济社会体制下的"农村户籍"作为识别参保对象及其范围的重要标准。但是,随着城乡二元结构向一体化转型和变革,人口流动不断加速,人口结构深度调整,由此使得农民群体的异质性特征显著增加,也使得农民的身份内涵、就业方式、内部结构和居住地点不断变化,进而导致新农合制度的参保机制特殊又复杂。一方面,新农合制度涉及约八亿农民群体,庞大的参保数量使得新农合制度的参保对象管理、医保基金管理存在较大难度;另一方面,以边缘化的身份特征①、流动性的空间特征、层级性的内部特征②和复杂性的风险特征③为特点的农民工群体,加剧了新农合制度建设的难度。具体而言,随着市场经济体制改革的纵深推进和城乡二元社会结构的松动,加之,在家庭联产承包责任制基础上调整而来的家庭承包经营权流转的稳步推行,农民不再被紧紧捆绑在土地之上,大规模农村剩余劳动力、兼业农民向城市流动,城乡之间合理有序地游离着生活工作在城镇、户籍身份却在农村的庞大农民工群体。亦城亦农的农民工为城市建设和经济社会发展做出突出贡献的同时,却因户籍制度限制而无法与城镇居民享受同等条件的医疗保障,这就要求改革现有的医疗保障制度以应对这一边缘性群体的医疗保障问题。这一时期,农民内部结构不断分化,逐渐形成纯粹以农业为主的纯农户、因土地征收征用而出现的失地农民以及进城务工人员等,他们彼此独立又相互交叉,逐渐突破了传统时期"国家农民"和"集体农民"的身份桎梏,

---

① 边缘化的身份特征指农民工群体游走在城市与农村之间,亦城亦农又非城非农。户籍、家庭及承包地等均在农村,但生活在城市,既具有农民的社会身份,又在城市从事非农职业,承受市场经济的各种风险。

② 层级性的内部特征指农民工群体的"二次分化",具体表现为农民工群体从农民中分离出来后,农民工内部又经历再次分化。

③ 复杂性的风险特征指农民工群体进入城市后,劳动强度大、职业危害严重、工作生活环境差,极易遭受工伤与职业病威胁。同时,低劣的卫生条件和较高的流动性提升了传染病的发病率,这些都使得农民工群体的健康风险呈现复杂多样的态势。

成为具有独立地位和职业特征的多元化"社会农民"。这一时期的
农民权利意识日渐觉醒,开始追求城乡资源配置均衡和个人权利
的平等发展。但是,与城镇职工基本医保制度基本定型并覆盖全
国相对应的是,农民的医疗保障体系尚未形成。如何在扬弃传统
合作医疗经验教训的基础之上,借鉴社会团结互助共济经验和商
业保险的体制机制,以顶层之力为具有农村户籍的非正式从业
者、无业者的农民建构适应农村经济社会发展条件的新农合制
度,实现国家医疗保障责任由城市向农村扩散的制度性转变,已然
成为社会保障领域的重大时代命题。有鉴于此,面对如此复杂的事
关八亿农民的社会工程,建制伊始就明确了要通过试验探索的方式
推进新农合建制。

其二,新农合涉及关系的广泛性。工业化、现代化带来的社会
结构转型和社会风险侵袭不断加速社会保障制度的产生。为了应
对社会生活中所遭遇的诸如生、老、病、死、伤、育等重大生存风险而
带来的经济损失,借由共生共存、互助共济原则而建立的社会保险
制度,本质上也是为了抵御社会风险。①而人类健康受多方面因素
的影响和威胁,在无处不在的众多社会风险中,疾病风险所造成的
生存危机和经济损失显然要比其他风险大得多,是"人类面临的诸
多社会风险中危害最严重、涉及面最广、直接关系到人类生存权利
的一种特殊风险"②,更需要建立社会团结、互助共济的社会医疗保
险制度予以应对。作为一项社会医疗保险制度,新农合制度是农民
抵御罹患疾病而遭遇经济损失的一种社会保障制度安排。农民只

---

① 郑尚元.劳动和社会保障法学[M].北京:北京师范大学出版社,2010:284.
② 王保真.医疗保障[M].北京:人民卫生出版社,2005:8.

要参加新农合制度,均可享受制度约定的、可提供的、支付能力可及的、适宜的治疗,包括基本药物、基本服务、基本技术和基本费用等,不受其就业状况、收入水平、年龄和性别等因素的影响。①由此可见,新农合制度建设是一项复杂的系统工程,不仅关乎城乡公共卫生和医疗服务体系、药品供应保障体系,而且涉及诸如管理、运行、投入、价格、监管、科技和人才保障、信息系统、法律制度等方方面面②,是一项涉及面广、政策性强的基本医疗保险制度。此外,新农合制度不仅关涉广大农民的切身利益,而且与多个政府部门存在直接或间接的联系。如在卫生部门的牵头引领、人社部门的通力配合、农业部门的鼎力支持、财政部门的资金扶助和发改委的规划部署以及民政、保监会等部门的合力推动下,新农合制度才得以迅速建立。且在市场经济条件下,医疗供方市场从计划经济时期的国家管制逐渐调整和发展为"以服务换收益"的自由竞争机制。在利益驱使下,各类医疗服务机构的激励结构发生显著变化,甚至出现诱导消费等过度医疗现象。另外,为保证新农合资金管理的安全性和新农合制度效能的高效性,切实维护参合农民的医疗保障权益,必须建立能够代表农民利益的第三方专业化经办组织,以提升农民与市场化的医疗服务供给者进行谈判的水平,增强制约功能,防止基金滥用。最终形成政府各行政管理部门、医疗服务供给方(医)、参合农民(患)及新农合经办机构(保)之间立体的"三角四方"的社会保险制约关系。新农合制度建设需要各政策行为主体协同推进,但

---

① 余少详.新农合:是大餐? 还是鸡肋? ——新农村合作医疗发展研究报告.中国法学网,http://www.iolaw.org.cn/showNews.aspx?id=22842.

② 陈竺."四梁八柱"撑起中国医保大厦.健康界,https://www.cn-healthcare.com/article/20140910/content-460139.html.

是各主体之间往往存在利益藩篱,加之利益协调的难度较大,导致难以形成新农合制度建设的强大合力,甚至出现推诿扯皮现象,阻碍新农合建制进程。因此,推动新农合建制,需要"不争论,大胆地试,大胆地闯"①,通过政策试验的方式进行渐进式探索。

其三,新农合制度内容的综合性和专业性。鉴于传统农村合作医疗制度"三起三落"的艰难历程和对新农合制度发展可持续性的隐忧,新农合制度建设伊始就遭受诸多质疑。"大家对新农合政策能否落地实施、如何落地实施及能否覆盖全国农村这件事情心里没底。"②新农合建制过程涉及诸多深层次问题,往往牵一发而动全身。一方面,任何一个国家的社会保障制度,都是本国政府基于当期国情的现实选择,其制度安排都与本国的政治、经济和文化存在密切关联,需要政治、经济和文化全方位的支持。③新农合制度建设不仅关涉城乡户籍制度、财税体制、收入分配、中央与地方财权事权划分等,而且其参保筹资、管理经办、待遇支付等关键制度环节的设计都必须与转型期中国复杂的社会分层以及公共财政、公共管理、医疗服务体系、农民工体制变革相适应。另一方面,新农合制度不仅保障对象特殊、涉及关系广泛,而且专业性较强,特别是关涉筹资、管理、经办和待遇支付环节的制度设计往往更为复杂;不仅农民的健康状况、经济状况、受教育水平以及对合作医疗制度的认识参差不齐,而且不同地区的医疗卫生服务发展水平、农民的经济承受能力、政府财政支持力度也存在明显差异;不仅需要卫生、人社、财政、农业等政府机关单位行政人员参与,而且需要公共卫生学、卫生经济学、卫

---

① 邓小平文选(第3卷)[M].北京:人民出版社,1993:372.

② 访谈记录:BJ20170531-1.

③ 乌日图.医疗保障制度国际比较[M].北京:化学工业出版社,2003:64.

生管理学、临床医学等领域的专家学者协同探索;不仅牵扯诸多利益群体,而且涉及许多其他的政策子系统。[①]鉴于此,时任国务院副总理吴仪就提议组新中国成立务院新农合中央技术指导组和地方各级技术指导组,以期解决制度建设过程中的技术短缺问题。

2.1.3 新农合建制的初级性和模糊性

新农合制度是解决中国农民医疗保障问题的具有中国特色的初级社会医疗保险制度。建制初期,中央各项政策文件频繁出台,但是这些政策文件仅确定了新农合制度的基本框架和原则,对于新农合制度的概念没有予以明确,制度性质较为模糊,制度目标也较为多元,参保、筹资、管理、经办、监督和待遇支付等关键制度环节也未定型,导致新农合制度建设方向和节奏摇摆不定。而这一体制机制的多重性决定了新农合制度建设必须采取"摸着石头过河"的方式,通过政策试验机制进行探索。

首先,政策概念不明确。新型农村合作医疗制度的具体概念究竟是什么? 学术界和实务部门众说纷纭。"新型农村合作医疗制度"这一名词最早出现于 2002 年《关于进一步加强农村卫生工作的决定》这一政策文件中,而关于该制度的详细解释则出现在《关于建立新型农村合作医疗制度的意见》之中,该文件指出"新农合制度是由政府组织、引导、支持,农民自愿参加,个人、集体和政府多方筹资,以大病统筹为主的农民医疗互助共济制度"。[②]此时,"新型农村

---

① 周国熠,等.我国环境污染责任保险试点及相关问题探析[J].保险研究,2009(5):95-98.

② 2003 年 1 月 16 日国务院办公厅转发卫生部、财政部、农业部《关于建立新型农村合作医疗制度的意见》(国办发〔2003〕3 号)。

合作医疗制度"仅为一个政策概念,这种政策性解释的目的在于构建新农合制度发展的基本框架。这一政策概念昭示新农合制度是政府承担积极责任的农村社会保障制度;参保对象为广大农民;资金筹集采取多元组合方式;保障待遇以大病统筹为主等。但这一概念的内涵和外延并没有涵盖新农合制度的所有内容,部分表述较为含糊。尔后,特别是中央提出"新型农村合作医疗制度"的概念并进行基本框架建构后,各地在中央顶层设计的基础上因地制宜地积极探索、大胆创新,赋予了新农合制度新的内涵。

其次,制度性质不确定。《关于进一步加强农村卫生工作的决定》明确规定:新型农村合作医疗制度是农民医疗互助共济制度。而"互助共济"是商业保险制度、社会保险制度和集体互助保险制度等多样化医疗保险制度的共有属性,用"互助共济"对新农合制度进行定性未免太过宽泛。这一定性并未对新农合制度在社会保障体系中的定位予以准确说明,从而引发了关于新农合制度性质问题的大讨论,形成了以下几种代表性观点:一是以李长明为代表的特殊的、独立的、互助共济式的农村初级医疗保障性质;[1]二是以胡善联为代表的合作保险性质;[2]三是以陈野为代表的农村社会救助性质;[3]四是以孙洁为代表的补充健康保障性质;[4]五是以孙淑云为代表的社会医疗保险性质。[5]"互助共济式的农村初级医疗保障性

---

[1] 李长明.积极开展试点工作 稳步建立新型农村合作医疗制度.中国初级卫生保健[J].2004(11):8-10;李长明.公平与创新——谈初级卫生保健与新型农村合作医疗[J].中国初级卫生保健,2005(8):5-6.

[2] 胡善联.新型农村合作医疗的研究方向[J].卫生经济研究,2004(6):9-11.

[3] 陈野.构建新型农村合作医疗制度的研究[J].生产力研究,2004(2):47-49.

[4] 孙洁.社会保险法讲座[M].北京:中国法制出版社,2011:298.

[5] 孙淑云,等.新型农村合作医疗社会关系的性质与法律调整[J].中国农村卫生事业管理,2007(10):733-735.

质""合作保险性质""农村社会救助性质""补充健康保障性质""社会医疗保险性质"等多样化的表述,深层次折射出新农合制度性质模糊,这意味着对新农合制度的本质规律及其根本属性的认识尚不深入,这也就决定了未来新农合制度建设存在多种建制形态的可能,但究竟哪一种制度性质能在筹资水平较为有限的情况下最大限度地保障农民的疾病经济风险,也需要通过政策试验的方式予以探索。

再次,制度目标多元化。相较于其他公共政策和民生保障制度,医疗保障的制度目标显然要复杂得多,不仅要求待遇保障公平适度,管理服务优化便捷,而且要求基金运行稳健可持续。与传统农村合作医疗制度的发展目标不同,新农合制度仅仅是弥补参合农民的医疗费用支出部分,至于公共卫生部分的费用则由财政另外出资进行管理。但是,即便如此,新农合制度的目标也呈现出多元化的格局。《关于进一步加强农村卫生工作的决定》指出:"到 2010 年,新型农村合作医疗制度要基本覆盖农村居民",目的是要"重点解决农民因患传染病、地方病等大病而出现的因病致贫、返贫问题"。虽然诸多研究成果表明新农合制度能够在一定程度上缓解农村居民的贫困程度[1],但是,这一制度目标与配套改革农村医疗服务机构、医疗救助制度及扶贫救助制度等捆绑在一起。对于新农合制度而言,其制度建立的最终目的究竟是对治疗疾病发生的医疗费用进行补偿以减轻农民疾病经济负担的"治贫"还是改善农民健康的"治病"? 对此,学术界和实务界的争论颇大。

---

① 陈华,等."新农合"缓解了农村居民的贫困程度吗? [J].科学决策,2017(10):1-21;周坚,等.基本医疗保险减轻了农村老年人口贫困吗? ——从新农合到城乡居民医保[J].社会保障研究,2019(3):33-45.

伴随着新农合制度的逐步发展，其所承担的保障任务和制度目标又得到进一步丰富和拓展。就住院分娩费用而言，最初由新农合大病统筹进行补偿，尔后又将其作为住院单病种进行补偿，这一转变将农民的生育保险囊括在新农合的保障范围之内；因对农业生产劳动造成的无责任人的外伤费用进行补偿，新农合制度在某种程度上也成为农民的工伤保险；部分统筹地区对当年未发生医疗费用的农民提供一次健康体检，由此，新农合制度还承担一部分预防保健功能。同时，在发生重大公共卫生事件时，疫情防治药物和诊疗服务也会被纳入新农合制度的报销范围；在深化医药卫生体制改革过程中，从新农合基金中支出一般诊疗费作为基本药物制度实施后供方收入的弥补机制，等等。这些举措在更大程度上拓展了新农合制度的目标。2010 年中央提出提高儿童两病的补偿水平，2012 年又建立了包括 20 种重大疾病的补偿制度，新农合制度又发挥起农民重大疾病保险的作用。总而言之，该制度不仅"重点解决农民因患传染病、地方病等大病而出现的因病致贫、返贫问题"，而且担负起农民医疗险、生育险、重疾险、工伤险、部分公共卫生和康复护理等职能，还承担着实施基本药物制度后弥补供方收入的作用。[1]而新农合制度所发挥的功能作用，都是在政策试验过程中展现出来的。

最后，关键环节不定型。与其他社会保障制度一样，新农合制度基本框架的关键环节一般包括参保识别、资金筹集、管理经办、监督机制和待遇给付等。[2]一是从参保识别机制来看。新农合制度是

---

① 陈竺，等.中国新型农村合作医疗发展报告（2002—2012 年）[M].北京：人民卫生出版社，2013：119.

② 覃有土，等.社会保障法[M].北京：法律出版社，1997：109.

"为农民提供基本医疗保健服务的集体互助医疗保障制度"①,从产生之初,就以"农村户籍"作为识别参保主体及其范围的重要标准。但是,随着经济社会体制从城乡二元向一体化转型和变革,"农民"的身份内涵、就业方式、内部结构和居住地点不断变化,由此,新农合制度的参保机制难以定型。二是从筹资机制来看。虽然新农合制度的筹资机制突破了传统合作医疗筹资的局限,建立了以县为统筹单位的农民个人缴费、四级财政资助和集体扶持相结合的社会化医保筹资机制。②但是,这一规定对于集体扶持的标准、个人缴费和政府财政资助的增长机制,以及新农合制度的筹资手段没有做出明确说明,导致新农合制度的筹资机制也未定型,仍需要在政策试验的过程中进一步探索。三是从包含管理、经办和监督在内的治理机制来看。新农合制度属于农村再分配领域,公权力干预和政治塑造性是其基本属性,基于对新农合政策概念的模糊认识、制度性质的含糊规定以及卫生部门管理农村医疗卫生事业的先发优势,卫生部门被赋予暂时应急性管理新农合制度的重大责任。虽然新农合制度建立了以政府为主体的医保治理机制,但是,至于采用何种治理方式,治理机制具体如何运转,以及如何确保医保治理机制精准高效等问题尚未有效解决,也需要在发展的过程中渐进探索。四是从待遇支付机制来看。待遇支付机制是最能反映农民医疗保障水平的关键性机制,制度初建时确定新农合资金主要用来补偿大额或住院医疗费用,有条件的地方可以实行大额补助与小额补助相结合的

---

① 孙淑云,等.新型农村合作医疗制度的规范化与立法研究[M].北京:法律出版社,2009:38.

② 任雪娇.农村合作医疗制度的变迁逻辑与发展趋势——基于历史制度主义的分析框架[J].宏观经济管理,2019(6):43-49.

办法。受社会经济发展水平、医疗服务供给水平、参保筹资水平、保障类型和范围、支付方式等因素影响，新农合制度的待遇支付机制一直处于变动之中。

作为创制性的公共政策，新农合制度不是在传统农村合作医疗制度的基础上简单地加以修改和完善，而是重新建构一个政府承担积极责任的全新的医疗保障政策体系。虽然中央顶层设计新农合制度的基本框架，但对新农合制度各关键性微观要素机制的具体运行则无明确说明。除此之外，新农合制度概念含糊、定性摇摆、目标多元以及关键制度环节尚未定型，筹资和保障水平也处于动态调整之中，管理体制和经办机制还有待于继续完善，这些问题都导致新农合制度自酝酿开始就需要借助政策试验这一技术路径进行探索和完善。

2.2　新农合建制进程中的政策试验机制重构

制定并实施积极的新农合制度是历届政府义不容辞的责任，也是医保治理的国家行动。中央政府通过共识性决策提出建立新农合制度的同时，也对新农合制度的建制方式提出了"先行试点，总结经验，逐步推广"的要求，在这一要求的指导下，新农合建制的政策试验机制逐渐建立。

2.2.1　政策试验的总体思路与部署

新农合制度正式进入政策试验过程之前，经精心调研和科学设计，结合当时经济、社会、政治发展状况，中共中央、国务院对如何开展新农合建制的政策试验进行了整体设计、科学规划和总体部署，明确了新农合建制过程中政策试验的总体思路和基本路线。2002年10月，《关于进一步加强农村卫生工作的决定》（以下简称《决定》）的出台标志着新农合制度正式登上历史舞台，该文件对新农合制度建设的目的、推进原则及发展目标等进行了初步规定。同年10月29日，全国农村卫生工作会议顺利召开，时任国务院副总理李岚清和温家宝分别就新农合制度建立的重大历史意义、制度发展目标、制度建立方式、具体发展模式等发表了重要讲话，最后由时任国务院副秘书长高强做出具体试验的工作部署。

2003年1月，中共中央、国务院通过《关于建立新型农村合作医疗制度的意见》（以下简称《意见》），对新农合建制采取"先行先试，总结经验，逐步推广"的路线进行了说明。这一文件不仅要求新农合建制要从实际出发，通过试点总结经验、不断完善、稳步发展，而且要随着农村社会经济的发展和农民收入水平的增加，逐步提高新农合制度的社会化程度和抗风险能力。上述《决定》和《意见》还规定，从2003年起，各省、自治区、直辖市至少选择2～3个县（市）开展试点工作，重点探索"新农合制度的管理体制、筹资机制和运行机制"。同年3月，卫生部就试点工作的重要意义、目标任务、重点难点、实施原则、流程步骤和组织管理等做出了更为具体、细致的部署和安排，就涉及新农合政策具体试验过程中的试点选择、参保范围、基金筹集、基金管理、补偿方案、医疗服务供给等方面也提出了明确要求，为新农合政策试验工作的有序推进奠定了良好的基础。但是，2003年年初爆发的"非典"疫情延缓了新农合政策试验工作的整体步调，多项试验工作被迫推迟，直至同年5月，各地才再次启动政策试验的准备工作。

2.2.2　政策试验的基本理念与原则

所谓理念,是追求和发展的依据;所谓原则,是行事所依据的准则。新农合政策试验的基本理念和原则,是新农合建制过程中开展政策试验时应当遵循的依据和准则。是为了追求和达到新农合制度绩效,由央地政府、参合农民、定点医疗机构、专家学者等新农合政策试验参与主体在开展系列试验工作之前,先通过价值检视与确认,然后在此基础上形成的新农合政策试验的基本设想、发展方向、共同信念、制度目标以及开展新农合政策试验应当遵循的行为准则。新农合政策试验对于建立新农合制度固然重要,但其中最核心和关键的问题就是用什么样的理念和原则去开展政策试验,这是一个价值认同和理念选择问题,目的是提高政策试验过程本身的科学性和有效性。

具体来看,新农合政策试验的基本理念是:第一,坚持以人为本。强调以人为本,坚持人民主体地位是中国共产党的根本价值遵循,以农民为本是新农合制度追求价值遵循的直接体现。市场经济体制下的利益藩篱导致社会阶层分化、贫富差距悬殊、社会不公等系列民生问题凸显,农民对生存现状的不满和对社会公平、公正的诉求都加剧了社会风险的侵袭。作为化解社会不公的"平衡器"和维护社会安定的"稳定器",新农合制度必然强化农民对国家的政治认同,也会彰显维护农村社会和谐稳定、增进农民福祉的国家意志。在此过程中,农民的小需求连接着国家的大目标。20世纪末,过度市场化引致医疗卫生服务价格攀升,农村疾病谱的变化导致"大病冲击对农民的影响是长期的和严重的""因病致贫的罪魁祸首就是大病风险"①。而新农合制度的建制目的是要"重点解决农民因患传染病、地方病等大病而出现的因病致贫、返贫问题"②,是让接受大病医疗服务后的农民得到合理的经济补偿,进而降低疾病经济负担、提高农民健康水平。这一过程中,新农合的制度优势与农民的有效需求不谋而合。同时,农民不仅仅是新农合制度的受益者,也是开展新农合政策试验的直接参与者,更是开展好新农合政策试验的重要推动力量和依靠力量。因此,在新农合政策试验过程中,能否坚持以农民为本,将农民的切身利益放在首位,充分尊重农民的意愿并因势利导地鼓励和支持农民参与新农合建制,直接决定着新农合政策试验的成败。

第二,坚持系统谋划。开展新农合政策试验需要遵循系统理念的原因主要有以下两点:一方面,新农合制度并非是孤立存在的个体,它与国家公共卫生服务体系、药品供应保障体系、医疗供应服务体系等存在千丝万缕的联系,这也是新农合制度区别于其他社会保障制度的显著差异,是"三医联动"推进医疗卫生体制改革的支柱性制度之一;另一方面,新农合制度本身就是一个有机整体,由参保对象、资金筹集、管理体制、经办机制、监督机制、待遇支付等关键要素环节构成。因此,开展新农合政策试验实质上是对新农合制度各关键要素环节进行的政策试验,而各关键要素环节"牵一发而动全身",对任何一项要素环节进行调整,均有可能产生"多米诺骨牌效应",引发其他要素环节的"连锁反应"。

---

① 姚洋,等."大病风险"对于农户的影响分析.北京大学卫生政策与管理研究中心,http://www.snzg.cn/article/2006/1108/article_1342.html.

② 孙淑云.中国基本医疗保险立法研究[M].北京:法律出版社,2014:38-39.

第三,坚持循序渐进。新农合制度是事关农民医疗保障发展的长远性事业,对其进行建设并非一朝一夕之事。伴随着急剧变化的经济社会环境,新农合制度建设的基本框架和各项运行机制也需要在实践中进一步检验和完善。传统合作医疗制度重建失败后,对于新农合制度的建立尚无可资借鉴的经验,加之,其政策试验过程充满复杂性,这些都要求开展新农合政策试验不可急功近利,要采取积极稳妥的方式,减少不可预知的风险,助力新农合政策试验朝着健康、平稳的方向有序推进。

第四,坚持专业性和技术性相结合。与其他社会保障制度不同,新农合制度需要从医疗卫生服务体系中购买质优价廉的医疗服务,以满足参合农民的医疗服务需求。但是,鉴于医疗服务的技术性和专业性及医患双方信息不对等性,使得新农合政策试验成为一项技术性较强的系统性工程。可以说,从新农合政策酝酿到制度设计,从制度出台到制度执行,从结果反馈到评估总结,从经验扩散到建章立制都需要秉持专业性和技术性理念,由专业化队伍参与其中,实现政策支持与技术支持相结合,进而提升新农合政策试验的质量和水平。

新农合政策试验的基本原则:第一,坚持政府主导原则。改革开放以来,中国在经济建设领域取得巨大成就,使得政府有能力成为新农合政策试验的责任主体。在新农合政策酝酿之初,中央顶层设计新农合制度框架之前,党和政府的政策文件就明确了新农合制度"由政府组织、引导、支持"。其主导性体现在以下几个方面:其一,政府主导制度建设。作为权威性的社会公共权利主体,政府对国家和社会公共事务进行管理的主要手段和方式就是公共政策。①

---

① 金太军.重视对公共政策执行的研究[J].江苏社会科学,2001(6):58-59.

通常情况下,政府通过行政力量以政策法令的方式颁布文件,并迅速推行各项公共政策,从而以较低的成本实现有效治理的目标。在新农合政策试验过程中,中央政府通过顶层设计制度框架并颁布系列新农合相关政策文件,为新农合政策试验设定路线图和任务表。其二,政府财政支持。为农民提供基本的医疗卫生保障是社会主义中国历届各级政府不可推卸的责任,不仅要在组织上和政策上给予支持,而且要在财政投入上给予适当倾斜,同时财政投入的资金和比例应随着经济发展水平、财政收入增长幅度和物价上涨指数而相应提高。其三,政府建立组织保障。在新农合政策试验过程中,完备的组织建设是开展新农合政策试验的重要保障。新农合政策试验的中央层级组织既包括新农合的行政管理组织,也包括决策咨询智库组织。行政管理组织建设主要包含成立农村卫生管理司和建立新农合部际联席会议制度。决策咨询智库组织建设包括成立卫生部新农合技术指导组、卫生部新农合研究中心和卫生部卫生经济研究所等。除此之外,政府还承担着建设农村基本医疗卫生服务体系、新农合政策宣传等职责。

第二,坚持多方参与原则。在新农合政策试验的过程中,除各级党委和央地政府外,还存在其他诸多参与主体,包括参保农民、医保经办机构、医疗服务供给机构、技术指导组成员、地方知识精英等。即便在政府内部,开展新农合政策试验的职能部门也不仅仅只有卫生部门和人社部门,还需诸如财政部门、民政部门、农业部门、发改委等多部门的广泛参与。只有各参与主体认识统一、目标一致、密切配合、通力合作,形成多元主体共建共治格局,才能更好地推进新农合政策试验顺利开展。

　　第三,坚持实事求是原则。新农合制度是在农村卫生改革与发展的过程中,根据农村经济社会情况的变化而对传统农村合作医疗制度进行的改革与创新,其制度建设和发展受诸如宏观环境变化等多种条件的制约,如若采取非理性态度或者脱离客观实际,则势必引致政策试验路径异化。因此,新农合制度建设从一开始就需秉持实事求是的原则,注重从实际出发,其制度设计是基于城乡差异和农村人口占绝大多数的基本国情下的现实选择。以政策试验的方式探索新农合建制更应坚持实事求是原则,结合当地实际情况,根据当地农民就医活动范围、农民实际收入水平和不同阶段农民需求的转变等因素,因地制宜地制定具体试验方案。同时,鉴于东中西部差异较大的实际,在新农合政策试验初期,中央就确定了不同地区分类指导的策略,允许东、中、西部地区在新农合政策试验进度、补助水平、统筹模式等方面因地制宜、有所差别,从而有效避免政策"一刀切"可能带来的不良后果。

　　第四,坚持与时俱进原则。中共中央、国务院通过《关于建立新型农村合作医疗制度的意见》,对新农合建制路径进行了说明。[①]这一说明正是对新农合政策试验与时俱进原则的进一步解释,即新农合政策试验应当根据不同时期经济社会发展水平、政府治理水平、医疗卫生服务水平及农民的需求而设立同时期相应的制度发展目标,并对制度内容进行适应性调整,采取边试验、边修正、边调整、边完善的发展策略。

---

　　①　要求建立新型农村合作医疗制度必须从实际出发,通过试点总结经验,不断完善,稳步发展。要随着农村社会经济的发展和农民收入水平的增加,逐步提高新型农村合作医疗制度的社会化程度和抗风险能力。参见《关于建立新型农村合作医疗制度意见的通知》(国办发〔2003〕3 号)。

第五,坚持可持续发展原则。这一原则是不同国家和地区社会保障制度改革发展都应当遵循的重要原则①,也是中国自 2002 年党的十六大以来关于基本医疗保险制度建设反复强调的基本方针。作为一种医疗卫生制度安排,创制新农合的首要目的是为减缓农民就诊看病的疾病经济风险。除此之外,新农合制度在提升农民健康水平、促进农村地区经济社会发展等方面也具有积极的正外部效应。同时,新农合政策试验的过程是动态的,在政策试验的过程中,顶层政策设计不完善也会凸显新农合制度自身结构的缺陷和不足,制度结构的内在脆弱性必然不利于、甚至阻碍新农合制度的可持续发展。因此,在新农合政策试验过程中,应当遵循可持续发展原则,不断调适和优化制度自身结构,增强制度的环境适应能力,改变不合时宜的分配格局,实现新农合制度的可持续发展。

2.2.3 政策试验过程中的组织与资金保障

在现代公共管理理论中,组织是人们围绕一定的目标联合起来进行有序活动的载体,受目标和使命驱使,组织往往由特定的人、职位和任务构成,且彼此间维持稳定的关系状态,包括分工及相互协调配合关系,任务、职责和权限分解关系,等等。②资金即"本钱",在新农合政策试验过程中,资金是政府用于发展农村医疗保障事业的物资或者货币。从制度发展的动态角度来看,任何一项制度建设都需要耗费大量的人力、物力和财力,都需要有维系和变革制度结构及其良性机制的组织保障和资金保障,没有基本的组织保障,新农

① 郑功成.社会保障学——理念、制度、实践与思辨[M].北京:商务印书馆,2015:24.
② 张永桃.行政学[M].北京:高等教育出版社,2009:50-51.

合制度建设和制度目标便只能停留在纸质层面上；没有基本的资金保障，新农合制度建设也将成为"无源之水、无本之木"。

一是建立新农合政策试验的行政管理组织。《关于建立新型农村合作医疗制度的意见》规定新农合制度由政府组织、引导和支持建设，其组织管理体系由中央、省级、地市级和县级四个层级构成。只有通过不同政府部门的协调配合和上下级相关行政管理部门的业务管理及指导、各层级新农合管理机构密切配合，新农合政策试验才能顺利开展。在此需要特别说明的是，上述文件也明确规定"各级卫生行政部门内部应设立专门的农村合作医疗管理机构，原则上不增加编制"，这一规定间接性地赋予了卫生部门运作新农合之责。在卫生部门接手新农合工作之前，农村合作医疗相关事务一律由农业部门暂为代管。自城镇居民基本医保制度建立之日起，人社部门也卷入城乡基本医保制度的管理权之争中，这一争论直至2018年国家医保局成立才落下帷幕，医保局成为城乡基本医保制度的行政主管部门。除行政主管部门之外，为推动新农合政策试验发展，还建立了以下组织：①农村卫生管理司（以下简称"农卫司"）。为了更好地履行对全国新农合的管理职责，2004年3月，卫生部将基层卫生与妇幼保健司中的农村卫生管理的职能独立出来，单独成立农村卫生管理司。①并专门设置行政编制16人和农村基本卫生保健处、合作医疗处、卫生服务规划管理处、综合处四个处室。其中，合作医疗处承担国务院新型农村合作医疗部际联席会议办公室的日常工作，并负责组织拟订新农合相关法律、法规、规章和政策，协调、组织和指导各项政策实施。农卫司的成立，进一步夯实了新

---

① 卫生部农村卫生管理司.农村卫生管理司成立[J].农村卫生工作简讯,2004年1月.

农合政策试验的决策和执行的组织制度;②新农合部际联席会议(以下简称"联席会议")。联席会议负责传达和贯彻党中央、国务院关于新农合建制相关工作的指示精神,并根据新农合发展中出现的新情况、新问题协调有关部门及时研究制定相应政策,督促、监察、指导并通报各地区新农合工作的进展情况。①其成员单位包括卫生部、财政部、农业部、民政部、国家发改委等11个部门,2005年9月,国务院办公厅再次发文增补保监会、中国残联和红十字总会为成员单位。②联席会议是新农合政策试验过程中的跨部门议事决策机构,由时任国务院副总理的吴仪担任部际联席会议组长。联席会议各成员单位具体职责如表2.1所示。③

表2.1 新农合部级联席会议成员单位职责

主管部门	部门职责
卫生部	新农合的主管部门,负责新农合试点工作方案的制定,对试点及推广工作进行宏观指导和协调,负责联席会议的日常工作
财政部	负责安排中央财政对中西部地区参合农民的补助资金,研究制定相关政策,加强资金管理和监督
农业部	负责配合做好新农合的宣传推广工作,反映情况,协助筹资管理,监督资金使用
民政部	负责农村医疗救助制度有关工作,支持新农合制度建立和完善
国家发改委	负责将新农合纳入国民经济和社会发展规划有关工作,促进新农合与经济社会的协调发展,加强农村卫生基础设施建设,完善农村医药价格监管政策

---

① 陈竺等.中国新型农村合作医疗发展报告(2002—2012年)[R].北京:人民卫生出版社,2013:17.

② 参见2005年9月8日《国务院办公厅关于增补和调整国务院新型农村合作医疗部际联席会议成员的复函》(国办函〔2005〕81号)。

③ 参见2003年9月3日《国务院关于同意建立新型农村合作医疗部际联席会议制度的批复》(国函〔2003〕95号)。

续表

主管部门	部 门 职 责
教育部	负责农村卫生机构的人才培养与相应改革有关工作
人事部	负责农村卫生人才情况调研及农村卫生人才政策的制定,推进农村卫生机构人事制度改革有关工作
人口计生委	负责配合做好新农合的宣传动员工作
食品药品监管局	负责新农合药品的流通供应,加强农村药品监管
中医药局	负责在新农合中发挥中医药的特色与优势,培养农村卫生机构的中医药技术人员
扶贫办	负责扶贫开发与新农合的协调,支持贫困地区农民积极参加新农合
保监会(增补)	负责协调保险业参与新农合的有关工作,制定保险业参与新农合的有关制度和规范,引导和监督保险公司依法合规参与新农合工作
中国残联(增补)	配合做好新农合的宣传推广以及残疾人参加新农合的相关工作
红十字会总会(增补)	参与对农村贫困人口的医疗救助工作,支持新农合制度的建立与完善

二是建立新农合决策咨询智库组织。具体由以下机构组成:

① 新农合技术指导组(以下简称"技术指导组")。2004 年 4 月,为加强对全国新农合工作的技术指导,由分管该工作的时任国务院副总理吴仪提议,组建了由卫生政策、卫生经济、卫生事业管理、社会保障、农村公共政策、临床医学、医院管理、信息管理等方面的卫生行政人员和相关院校、科研机构的专家共同组成的新农合技术指导组,接受部际联席会议办公室和农卫司的领导和管理。其中,部分指导组专家的身份在行政官员和学者之间进行转换,成为具有双重身份的官方智囊团成员,打通了农合政策制定的智力通道。技术指导组集中了一批有经验的专家和行政管理人员,他们通过下沉试点基层、分组试点蹲点、持续督查、定期深入试点地区指导工作,动

态跟踪、定期督导、定期专家委员会联合攻关等方式,同基层工作者一起研究解决新农合政策试验过程中的难点问题,并将政策试验的基本情况、经验教训和面临的问题等及时反馈给相关政府部门,使宏观管理部门能够及时掌握政策试验工作进展,针对现实问题快速反应,及时修正和完善政策。①

总体来看,新农合技术指导组坚持政策支持与技术支撑相结合,使这一时期的新农合政策试验具有显著的互动性,有效提升了政策试验的机制效能。技术指导组在新农合政策试验过程中的作用主要体现在以下几方面:一是参与新农合政策创制。在技术指导组成立之前,主要的几位专家组成员就曾直接参与过传统农村合作医疗制度的恢复重建和新农合制度的政策酝酿工作。二是直接参与决策咨询。新农合政策试验开始后,技术指导组成员与各级行政官员一起调研,共同讨论新农合政策建制的重点、难点、痛点及其解决方案,并与各级卫生部门之间进行多次连续性知识互动和决策互动,成为直接参与决策咨询的典范。三是督查和指导新农合政策执行。技术指导组专家与基层工作人员一起对试验地区制定的新农合政策进行实地调查,并对基层工作人员进行各类业务培训,成为理论指导与实务指导相结合的典范。此外,在新农合政策试验的前期阶段,随着地方新农合政策试验范围的进一步扩大,技术指导组还将国务院确定的湖北、浙江、云南和吉林四个试点省份的部分专家和实务工作者纳入其中,实现了新农合政策试验过程中智库组织的自我调适与革新。

---

① 参见 2004 年 4 月 1 日卫生部办公厅《关于成立卫生部新型农村合作医疗技术指导组的通知》(卫办农卫发〔2004〕46 号)。

② 卫生部新农合研究中心。2004 年 12 月 19 日,技术指导组副组长张振忠接受时任卫生部副部长朱庆生的安排,筹备组建新农合研究中心。2005 年 6 月 22 日,依托原卫生部卫生经济研究所成立了卫生部新农合研究中心,由原所长张振忠担任第一届研究中心主任,原湖北省卫生厅农村卫生管理处汪早立担任专职副主任。研究中心由卫生部农卫司和规划司负责相关业务指导。该研究中心在卫生部的统一领导和组织下,负责和承担与新农合制度建设相关的技术指导、检查评估、人员培训、信息收集分析、信息系统建设、实践调查和理论研究等工作。由此,强化了卫生部对新农合的事务性管理和业务指导的力度。

③ 卫生部卫生经济研究所。1991 年,经中央机构编制委员会办公室批准,成立了卫生部卫生经济研究所。该研究所隶属于卫生部,其主要职责如表 2.2 所示。卫生部卫生经济研究所的成立时间与新农合政策试验的起步时间基本一致,在 2003 年《关于建立新型农村合作医疗制度的意见》正式出台前,卫生部卫生经济研究所与哈佛大学、世界卫生组织及全国十所医科院校等科研机构对于新农

表 2.2 卫生部卫生经济研究所主要职责

一	为国家卫生发展战略和卫生体制改革研究提供决策咨询和建议
二	为制定卫生领域宏观经济政策和微观经济管理提供理论依据
三	开展多部门相关领域综合研究以促进国际学术交流合作
四	协调管理中国卫生经济网络开展政策研究
五	全国大学卫生经济和卫生管理专业教师培训
六	省级卫生管理干部培训
七	开展卫生发展与卫生政策咨询服务
八	负责全国新型农村合作医疗的研究和技术指导与管理工作

合政策的合作研究就已经进行了十余年。在此期间,深度调研全国140余县市,获得大量一手资料,在深入分析的基础上形成相对完善的政策报告,在新农合政策试验及新农合建制过程中发挥了重要作用。

三是强化新农合政策试验的财政资金保障。推进社会保障制度建设和促进各项民生事业发展是政府的重要职责之一,而承担积极的财政责任是政府履行社会保障职责的核心。政府承担社会保障的财政责任绝不仅仅是简单的经济问题,正日益显示出它的政治属性。①政府负有明确的经济责任,也是新农合制度超越传统农村合作医疗制度的"创新之处"。②如果各级财政不能及时足额给予财政资金保障,不仅会降低新农合制度的筹资水平,影响参合农民受益面,而且势必造成管理经办工作人员大量流失,甚至导致新农合各项工作陷入混乱,最终损害政府公信力。

"合作"是新农合制度的特色之一,不仅体现在组织管理上的多方合作参与,更体现在资金筹集上的多元合作筹资。新农合制度实行农民个人缴费、集体扶持和政府资助相结合的筹资机制。其中,参合农民以家庭为单位自愿参保缴费,在参合农民之间实现了互助共济和风险共担。随着家庭联产承包责任制等农村生产经营体制改革的深入开展,集体经济组织原有的生产资料已分包到户,逐渐退出生产、经营、管理和分配环节,绝大多数乡村集体经济衰落,集体扶持落空。③从这个角度上讲,政府对新农合制度建设应该承担积极的财政支持责任,尤其是在新农合政策试验艰难前行的初期,

① 郑功成.中国社会保障改革与发展战略(总论卷)[M].北京:人民出版社,2011:251.
② 卫生部农村卫生管理司.新型农村合作医疗培训讲义(试行).2005,3.
③ 任雪娇,等.中国农村合作医疗微观要素机制的演进和变迁[J].医学与哲学,2020(9):67-73.

中央和地方政府对参合农民更应该承担补助责任,具体补助额度则根据同时期经济发展水平而论。相关统计显示,在新农合政策试验过程中,各级财政不断加大对参合农民的补助力度,约85%的新农合资金来源于各级政府的财政补助,较好地解决了集体经济组织解体后农村医疗保障制度面临的筹资困境。[①]2006年,通过财政专项转移支付的方式,中央财政对中西部地区(除市区外)、东部地区(主要为经济困难县、市)参加新农合的农民按照20元/人/年的标准给予资金补助,相较于2003年10元/人/年的标准,增幅近50%。2008年,中央财政再次提升新农合补助标准至40元/人/年。

2.2.4　政策试验的场域选择与操作步骤

"选点"是经系列准备工作安排妥善后,整个新农合政策试验具体运作流程中的第一个步骤。这一步骤主要是考虑地方实际情况后,将中央顶层设计"下沉"地方形成"试点"。"试点"是政策实践与创新的封闭性场域,也是央地政策交叉耦合的重要场域。"选点"是中央顶层设计与地方创新经验相结合的关键环节,事关新农合政策试验成败全局。在试验"选点"阶段,尽可能多地收集各地区有关新农合建制的各类辅助信息,根据中央的总体思路部署及新农合政策试验的特殊情况,制定一套操作性强、精准度高的选点方案。[②]通常情况下,试点的选择要综合考虑三方面因素:一是选点是否具有代表性。[③]首批试点地区的选择不能采取随机选取的原则,必须考虑

---

①　陈竺等.中国新型农村合作医疗发展报告(2002—2012年)[M].北京:人民卫生出版社,2013:105.

②　王晓晖,等.论样本代表性的评估[J].山东社会科学,2015(3):88-92.

③　徐湘林."摸着石头过河"与中国渐进政治改革的政策选择[J].天津社会科学,2002(3):43-46.

试点地区是否具备经验生成与扩散的条件。二是试点地区的承担能力。任何制度的改革创新都需要承担一定的成本。政策试验并非一帆风顺,当实际收益等于或者小于实际成本时,试点地区能否承担试验成本是试点遴选时必须考虑的重要因素。试点地区所能承担的成本一般包括经济成本、政治成本和社会成本。[①]具体而言,经济成本是新农合政策试验所需支出的经济费用[②],涉及的内容越多、越复杂,经济成本相应地也会越高;政治成本主要指新农合政策试验过程中试点地区所需面临的政治风险,主要考虑试点地区的各级政府及各类组织机构、利益集团、社会公众对政策试验和新农合具体政策的认知态度。[③]社会成本主要考虑由政策试点所带来的社会关系改变及社会整体"紧张不安",从而引发社会冲突和引致社会失序。在实际"选点"的过程中,为保证新农合政策试验稳健、顺利推行,往往将经济成本、政治成本和社会成本加以综合考虑。三是试点地区的特殊性。为了加快政策试验运转的速度和尽快获取试验结果,中央政府往往会在一定范围内赋予试点地区相应的优惠条件,以及对试点地区各相关部门赋予更高级别的权力或者"空降"高级别行政人员赴试点地区挂职一把手。

新农合政策试验首批试点县(市、区)的遴选工作于 2003 年 7 月相继启动。第一批试点确定了浙江、湖北、云南和吉林四省为重点

---

① 彭华.制度转型的成本分析——以湖北乡镇事业单位改革为分析对象[D].武汉:华中师范大学博士学位论文,2010.

② 郑文换.地方试点与国家政策:以新农保为例[J].中国行政管理,2013(2):16-20.

③ 韩博天.中国异乎常规的政策制定过程:不确定情况下的反复试验[J].开放时代,2009(7):41-48.

联系省份,并从中各选取一个县作为政策试验重点县①,同时要求
其他省份也安排 2～3 个县(市、区)同步开展试点工作。从"试点"
位置和经济社会发展情况来看,东中西部地区各选择一个,浙江省
经济基础好且争取新农合政策试验态度积极;湖北省具有发展合作
医疗制度的优良历史传统,毛泽东曾对湖北省长阳县发展合作医疗
的经验做出过重要批示;云南省则是西部地区的代表性省份;2004
年中央启动"振兴东北"战略,吉林省借势成为中央选择的第四个试
点省份。值得注意的是,在具体试点过程中,鉴于浙江省自身经济
实力雄厚且医保管理经验丰富,中央将更多的时间、精力、政策和资
源倾斜于中西部地区。

为了全面准确了解试点地区政策试验相关情况,确保试点顺利
进行,2003 年 10 月,时任国务院副总理吴仪听取了吉林、浙江、云
南和湖北关于新农合试点工作情况的汇报。随后,还组织召开了专
家座谈会,对试点过程中的突出问题进行及时疏导。国务院于当年
12 月 4 日在湖北省宜昌市召开了第一次全国新农合试点工作会
议,会议要求各试点地区要明确新农合制度目标和任务,因地制宜
地制定实施方案,完善管理体制和运行机制,调整和优化配套政策,
积极稳妥开展试点工作。据统计,截至 2003 年底,全国首批共 304
个县(市、区)开展了新农合试点工作。②

2004 年 1 月,国务院办公厅转发卫生部等 11 个部门联合下发

---

① 吴仪.扎扎实实做好新型农村合作医疗试点工作.2003 年 12 月 4 日在全国新型
农村合作医疗试点工作会议上的讲话,https://news. xinhuanet. com/newscenter/2004-
02/29/content_1337061. htm.

② 新型农村合作医疗试点工作评估组.发展中的中国新型农村合作医疗:新型农
村合作医疗试点工作评估报告[R].北京:人民卫生出版社,2006:20.

的《关于进一步做好新型农村合作医疗试点工作指导意见的通知》，强调了试点工作的重要性、复杂性和艰巨性，对试点工作的目标任务再次进行了科学系统地阐述，就试点地区选择、参保对象、资金筹集、管理经办和补偿方案制定等进行了再次细化。与此同时，联席会议提出2004年原则上不再扩大试点数量。2004年10月，国务院在北京召开了第二次全国新农合试点工作会议，提出2005年要"积极稳妥地扩大试点"，新增试点县（市）于2004年内完成农民缴费工作，并将补助资金纳入2005年地方各级政府预算。同时，将试点县（市）新农合相关人员培训、风险基金管理、经办机构能力建设等提上重要议事日程。2005年9月，全国新农合试点工作第三次会议召开，会议强调加快建立新农合制度，并提出了2006年和2007年试点县的发展目标，优先安排符合条件的贫困县试点，提高中央和地方财政支持力度。[①]经过两年的具体试验，中央对新农合的政策试验效果持肯定态度，新农合政策试验从测试性试验阶段逐步发展到示范性试验阶段。据统计，截至2005年底，全国新农合试点县（市、区）达678个，参合农民1.79亿，参合率为75.66%。[②]

2006年1月，《关于加快推进新型农村合作医疗试点工作的通知》再次对扩大试点工作进行了具体安排和部署，提出力争到2008年将新农合制度在全国推行，2010年实现制度基本覆盖所有农民的目标。同时，2006年中央财政补助范围进一步扩大，央地政府对参合农民的补助从10元/人/年提高至20元/人/年。2006年3月

---

①　朱玉，等.吴仪在全国新型农村合作医疗试点工作会议上强调加快建立新型农村合作医疗制度[N].人民日报，2005-9-15.

②　新型农村合作医疗试点工作评估组.发展中的中国新型农村合作医疗：新型农村合作医疗试点工作评估报告[R].北京：人民卫生出版社，2006:21.

《国民经济和社会发展第十一个五年规划纲要》出台,再次强化了政府在提供基本医疗服务中的责任,将完成城乡基本医疗保障制度建设作为政府的政治承诺。2007年1月,第四次全国新农合工作会议召开,会议指出要全面推进新农合政策试验经验扩散,标志着新农合制度由试点阶段转入政策扩散与全面推广阶段。

2.2.5 政策试验检查督导与评估总结

在鼓励地方积极探索创新的同时,中央紧密跟踪地方试点进程,及时检查督导地方试点工作,提炼地方试点经验,强化试点经验的系统集成与推广。在试点不断提速、试点范围逐步扩大的同时,全面系统开展试点评估工作,是新农合政策试验的必要步骤。2006年3月至7月,受部际联席会议委托,由北京大学、中国社会科学院、农业部农村经济研究中心及卫生部统计信息中心组成的新农合评估工作组,收集了全国29个省、自治区、直辖市257个第一批试点县的新农合管理机构、县医院和238个乡镇卫生院的试点资料,以及17个省32个县19 195户的入户调查资料和1 471人的补充调查资料,并在18个县开展了实地调查,与各级政府和卫生部门的行政管理人员、合作医疗监督委员会主要成员、县乡医疗机构管理人员和骨干医生、县乡合作医疗管理办公室工作人员、村干部、村医、就医的患者等近500人进行了深入访谈或专题小组讨论,对2003年启动的新农合试点县的具体运行状况进行了全面评估。①据评估结果显示,试点工作为新农合制度的全面推广打下了坚实基

---

① 新型农村合作医疗试点工作评估组.发展中的中国新型农村合作医疗:新型农村合作医疗试点工作评估报告[R].北京:人民卫生出版社,2006:1.

础。同时,评估认为各项试点工作进展顺利,制度运行比较平稳。虽然在试点运行过程中存在各种困难,在组织体系、参保机制、筹资机制、资金使用、管理监督及待遇补偿等环节暴露出不少亟待解决的问题,但从整体上看,新农合制度是适合农村实际、符合农民意愿、使农民受益、制度绩效良好的农村医疗保障制度,应当继续积极稳妥推进。除2006年全国范围内的大型专项评估以外,广东省、湖南省等地的局部性评估工作也在零星地展开。

2.3 政策试验路径规制下的新农合建制历程

新农合制度自20世纪90年代开始政策酝酿,并在部分地区进行试点探索,此后十余年间历经政策测试、政策示范和政策扩散,最终实现新农合制度覆盖全国农村地区的制度目标。鉴于新农合建制过程异乎繁杂,原卫生部基层卫生与妇幼保健司司长李长明将这一过程概括为"艰难的探索、伟大的创举"[①]。

2.3.1 探索阶段:汲取教训与政策酝酿

1990年6月,卫生部等五部委向国务院呈报《关于改革和加强农村医疗卫生工作的请示》,次年1月国务院批转了这份请示报告,标志着新农合正式进入政策探索阶段。这一阶段的主要任务是总结传统农村合作医疗建制失败经验教训,并在此基础上探索出切实可行的新型农村医保政策方案,谋划建立新农合制度。

---

① 访谈记录:BJ20170904-1.

　　具体来看，一是总结传统合作医疗建制失败教训。尽管恢复重建传统合作医疗时遭遇了极大的挫折，但是，这一过程中的诸多探索性工作为后期新农合制度的建立提供了经验和教训。同时，经过艰难探索，理论界和实务界不仅统一了思想认识，更为制度重建指明了方向，特别是明确了市场经济体制下政府对重建农村医疗保险制度承担积极责任的政治共识。①同时，这一艰难探索的过程也积累了大量的实践经验，诸如如何解决农村医疗保险社会化筹资和统筹层级等问题。二是新型农村合作医疗政策酝酿。"卫生改革是否成功，关键在于农村。但是，以目前情况来看，20%的城市人口占据了80%的卫生资源，城乡卫生资源分布不合理显而易见，农村卫生改革任重而道远。如果我们国家的卫生改革与发展只有城市搞得好，农村的医疗卫生问题没有得到有效解决，那么我们的卫生改革和建设就不能算做成功。"②2002年10月，中共中央、国务院结合当时经济、社会、政治发展状况和专家学者的调查研究，出台了《关于进一步加强农村卫生工作的决定》，指出各级政府要积极组织引导农民建立以大病统筹为主的新农合制度。值得注意的是，在上述文件第一稿出台前，新农合制度的名称并不是"新农合"，而是"农村合作医疗保险"。直到该文件出台前夕，时任国务院副总理李岚清将"保险"一词去掉，并冠以"新型"，为这一制度正名为"新型农村合作医疗制度"③。这一名称的用意是既与传统合作医疗制度相衔接，

---

　　①　孙淑云.改革开放40年:中国医疗保障体系的创新与发展[J].甘肃社会科学, 2018(5):21-28.

　　②　卫生部基层卫生与妇幼保健司司长李长明在"基本卫生服务项目实施策略研讨会"上的讲话[J].中国初级卫生保健,2002(7):3.

　　③　访谈记录:BJ20170904-1.

又与传统合作医疗制度相区别,而其中最大的区别在于政府主导并参与筹资。尔后,在第一次全国农村卫生工作会议上,李岚清不仅再次强调了新农合制度建立的重大意义、保障对象和制度发展目标,而且提出了政府领导、卫生部门主管、相关部门配合、经办机构具体运作、医疗机构提供服务和农民参与监管的组织管理和工作思路。从调查研究到高层认可,从文件起草到意见整合,新农合政策探索阶段可谓一波三折、历经艰难。诸如,在新农合政策酝酿过程中,围绕以下几个关键问题展开了激烈争论。

一是新农合技术指导专家组与国务院经济体制改革办公室①就新农合"保大还是保小"的待遇支付机制存在不同意见。体改办认为初建阶段的新农合筹资较少,只能"弃小保大"。但是,新农合技术指导专家组认为农村大病发生的概率较低,如果只保大不保小,农民受益面窄且获得感较低时,新农合制度的参保率无法得到保障。最后,经过双方长时间探讨协商,提出了新农合制度"以住院为主,兼顾门诊"的待遇保障机制。二是对新农合制度以乡为统筹单位还是以县为统筹单位存在较大争议。这一争议不仅存在于中央高层决策者之间,而且在技术指导专家组内部也形成了不同的意见。一种观点认为,新农合制度应该和传统农村合作医疗制度一样,都以乡镇为统筹单位,但持反对意见的观点认为,如果继续以乡镇为单位进行统筹,则无法根据大数法则降低农民的抗风险能力,

---

① 1980 年国务院成立"国务院体制改革办公室";1998 年国务院机构改革中,"国家体改委"撤销,改设为"国务院经济体制改革办公室"(简称"体改办");2003 年 3 月,国务院机构改革将体改办与国家发展计划委员会合并,成立国家发展和改革委员会,其业务由新组建的经济体制综合改革司承担,由此存在了 23 年的国家体改委(办)结束了它的历史使命。

解决不了农民的因病致贫问题,无法有效满足农民的医疗保障需求。最终,经过商讨初步确定新农合的统筹层次为县一级,并逐步提高统筹层级。三是关于新农合制度的性质究竟是民办公助还是政府负责这一问题存在争议。政策酝酿过程中,中央政府认为新农合制度应该坚持原来传统农村合作医疗民办公助的提法,由农民自愿参保、自发组织并实行自我管理,政府适当给予资金支持。但新农合技术指导专家组认为这一新制度的建立应该由政府组织、引导和支持,如果不加大政府责任并提高政府出资额度,则与传统农村合作医疗制度区别不大。四是对于新农合制度的筹资额度存在争议。技术指导专家组认为,新农合制度应该坚持"政府出资为主、农民出资为辅"的原则,其中,中央政府承担三分之一,地方政府承担三分之一,农民承担剩余三分之一。但是,财政部门对这一筹资比例持不同意见,认为新农合制度应该坚持"农民出资为主,政府适当支持"的原则。后来,这一争议一直持续至召开国务院会议时中央政府的拍板定案才得以结束。五是对于新农合制度的待遇支付仅用于支付初级医疗保障费用还是包括预防保健等公共卫生领域的其他费用存在争议。一种观点认为,新农合制度的待遇支付仅能用于医保报销,不能与公共卫生混合发展,其原因在于新农合制度属于初级医疗保险制度,政府理应承担部分筹资责任,如果过早实现医疗保障和公共卫生融合发展,则不利于政府财政分别对医疗保障和公共卫生两项事业的单独投入,所以应该用有限的资金投入优先解决最为紧迫的问题。另一种观点认为,新农合制度可以沿袭传统农村合作医疗制度"合医合防"的保障机制,不仅可用于支付医疗费用支出,而且可用于预防保健、妇幼保健等公共卫生领域,实现农村医疗保障和公共卫生均衡发展。

从上述争论可以看出,新农合政策酝酿伊始,就在诸多关键要素环节设计上存在不同声音、不同意见。但是,庆幸的是,基于理论界和实务界的协同努力,新农合制度的基本框架和运行机制的雏形已经初步显现,为下一步迈入政策测试阶段提供了坚实基础和支撑。

2.3.2 测试阶段:试错纠错与配套政策出台

2003 年 1 月,国务院办公厅转发卫生部、财政部、农业部《关于建立新型农村合作医疗制度的意见》并要求各地贯彻执行,标志着新农合建制正式进入政策测试阶段。这一阶段,中央顶层设计新农合制度基本框架、制度目标和基本原则,各相关部委出台系列配套政策,并围绕中央的顶层设计合理安排部署各地试点工作,因地制宜进行新农合政策测试和创新。新农合政策测试阶段处于新农合制度全面推行之前,具体策略是选择局部地区先行实施政策方案,观察新农合制度试运行情况,并根据实际运行情况和信息反馈,对新农合制度进行及时调整和完善。这一阶段是新农合政策试验的关键阶段,直接决定新农合建制的成败。

第一,制度设计与配套政策出台。《关于建立新型农村合作医疗制度的意见》对新农合制度的参保筹资、管理经办、待遇给付等基本框架进行了粗略设计。当然,试点初期的待遇给付机制较易受基础数据、相关理论、实际经验及各地管理经办能力等[①]诸多因素影响而处于初级和经常调整的动态过程中。同时,这一时期国务院相关部委密集出台了大量新农合配套政策(见表 2.3),包括新农合制

---

① 陈竺等.中国新型农村合作医疗发展报告[R].北京:人民卫生出版社,2013:26.

度综合性文件、基金管理相关文件、信息统计相关文件、组织管理相关文件、医疗救助相关文件、表彰通报相关文件以及农村医疗卫生体制改革文件等。这些配套政策的出台,不仅明晰和创新了新农合的制度内容和基本框架,而且对新农合政策测试起到了一定的指导作用。

表 2.3 政策测试阶段新型农村合作医疗制度相关政策汇总①

发布日期	发文字号	文件名称	文件类别
2001.5.24	国办发〔2001〕39 号	关于农村卫生改革与发展指导意见的通知	综合性文件
2002.10.19	中发〔2002〕13 号	关于进一步加强农村卫生工作的决定	综合性文件
2002.12.4	卫人发〔2002〕321 号	关于加强农村卫生人才培养和队伍建设的意见	农村医疗卫生体制改革文件
2002.12.18	卫基妇发〔2002〕315 号	关于农村卫生机构改革与管理的意见	农村医疗卫生体制改革文件
2002.12.22	卫医发〔2002〕316 号	关于城市卫生支援农村卫生工作的意见	农村医疗卫生体制改革文件
2003.1.16	国办发〔2003〕3 号	关于建立新型农村合作医疗制度的意见	综合性文件
2003.2.14	财社〔2003〕14 号	关于农村卫生事业补助政策的若干意见	农村医疗卫生体制改革文件
2003.3.24	卫办基妇发〔2003〕47 号	关于做好新型农村合作医疗试点工作的通知	综合性文件
2003.8.25	财社〔2003〕112 号	关于中央财政资助中西部地区农民参加新型农村合作医疗制度补助资金拨付有关问题的通知	基金管理相关文件

————————

① 根据"中国城乡居民基本医疗保险(新农合)信息平台"网站(https://www.xnh.org.cn/)的相关政策法规资料整理,对新农合制度进行宏观部署和微观指导。

发布日期	发文字号	文件名称	文件类别
2003.9.3	国函〔2003〕95号	国务院关于同意建立新型农村合作医疗制度部际联席会议的批复	组织管理相关文件
2003.11.14	卫基妇发〔2003〕317号	卫生部转发《湖南省人民政府办公厅关于桂阳县新型农村合作医疗试点工作有关问题通报》的通知	表彰通报相关文件
2003.11.18	民发〔2003〕158号	关于实施农村医疗救助的意见	医疗救助相关文件
2003.11.25	卫办基妇发〔2003〕147号	卫生部办公厅转发《云南省卫生厅关于文山州广南县阿科乡新型农村合作医疗试点中不当做法的情况通报》的通知	表彰通报相关文件
2004.1.5	财社〔2004〕1号	农村医疗救助基金管理试行办法	医疗救助相关文件
2004.1.13	国办发〔2004〕3号	关于进一步做好新型农村合作医疗试点工作指导意见的通知	综合性文件
2004.3.22	国食药监市〔2004〕75号	关于加强农村药品监督和管理工作的意见	综合性文件
2004.4.1	卫办农卫发〔2004〕46号	关于成立卫生部新型农村合作医疗技术指导组的通知	组织管理相关文件
2004.5.24	卫发电〔2004〕37号	关于开展新型农村合作医疗试点有关工作检查的紧急通知	综合性文件
2004.6.20	财社〔2004〕37号	关于完善中央财政新型农村合作补助资金拨付办法有关问题的通知	基金管理相关文件
2004.7.27	卫农卫发〔2004〕256号	卫生部转发《河南省人民政府关于太康县在新型农村合作医疗试点工作中违规筹资等问题通报》的通知	表彰通报相关文件

续表

发布日期	发文字号	文件名称	文件类别
2004.8.9	国办函〔2004〕56 号	关于做好 2004 年下半年新型农村合作医疗试点工作的通知	综合性文件
2004.10.22	财社〔2004〕96 号	关于建立新型农村合作医疗风险基金的意见	基金管理相关文件
2004.12.6	财监〔2004〕91 号	关于财政监察专员办事处对中央财政农村合作医疗补助资金审核监督操作规程	基金管理相关文件
2004.12.31	卫办农卫发〔2004〕222 号	关于填报新型农村合作医疗基本信息报表(试行)的通知	信息统计相关文件
2005.1.14	财社〔2005〕2 号	关于将中西部地区部分市辖区纳入新型农村合作医疗中央财政补助范围的通知	基金管理相关文件
2005.4.13	卫办农卫发〔2005〕79 号	关于调整充实新型农村合作医疗技术指导组专家的通知	组织管理相关文件
2005.5.31	卫办农卫发〔2005〕108 号	关于印发新型农村合作医疗信息系统基本规范(试行)的通知	信息统计相关文件
2005.6.22	卫办人发〔2005〕124 号	关于成立卫生部新型农村合作医疗研究中心的通知	组织管理相关文件
2005.8.10	卫农卫发〔2005〕319 号	关于做好新型农村合作医疗试点有关工作的通知	综合性文件
2005.8.15	民发〔2005〕121 号	关于加快推进农村医疗救助工作的通知	医疗救助相关文件
2005.9.8	国办函〔2005〕81 号	关于增补和调整国务院新型农村合作医疗部际联席会议成员的复函	组织管理相关文件

　　第二,试错纠错与机制创新。面对制度内容的不确定性,新农合测试性政策试验过程本身就是对新农合制度的具体内容进行试

错和纠错的过程,是对新农合制度进行筛选、淘汰、完善和探索的过程。在此过程中,要对新农合制度的具体运行机制进行反复调适、修正,对制度内容进行扬弃和完善。只有通过不断地试错纠错,才能使新农合制度和机制得到逐步完善。因此,在新农合制度总体框架和基本原则指导下,各试点地区以建立科学、高效的新农合管理体制和运行机制为主要任务,在两年多的时间内不断试错纠错,积极探索、开拓创新,探索和积累了大量经验,对完善新农合制度内容和具体运行机制发挥了重要作用,为加速推进新农合建制注入了源源不断的动力。从具体实践来看,新农合的管理体制、经办机制、参合缴费机制、基金管理模式、待遇补偿机制等在政策测试阶段都得到了逐步优化和提升:①管理经办模式创新。在新农合政策测试过程中,各级政府均逐步建立起了由卫生部门主管,由合作医疗管理委员会、医保经办机构和合作医疗监督委员会构成的决策、执行和监督机制。同时,江苏、河南、广东等部分试点地区还通过不断尝试和纠错,探索引入了商业保险机构参与新农合业务经办服务的政府购买服务模式。②参合缴费模式创新。按照中央规定,新农合实行个人缴费、集体扶持和政府资助相结合的筹资机制,但对于缴费模式没有统一要求,允许各地积极探索符合本地实际的缴费模式。经过多次探索测试,形成了以江苏、浙江和湖北为代表的"定期定点缴费模式""代扣代缴模式"和"滚动筹资"三种主流缴费模式。③基金管理模式创新。中央顶层设计新农合制度之时,仅提出基金管理要"以收定支、收支平衡、专款专用、专户储存",但是对于涉及新农合基金筹集、存储和支付安全问题的监管机制尚未建立。这一时期,以湖北省长阳县为代表的试点地区提出了"银行统一代理、基金专户管理;实行直接支付、基金封闭运行;健全监督机制、加强基金监管"的基金监管模式。①此外,湖北省卫生厅、财政厅还专门制定了《新农合基金财务制度》《新农合基金会计核算办法》等系列基金监管制度。④待遇补偿模式创新。新农合的待遇支付必须符合中央有关文件精神对新农合制度的总体定位。试点初期,中央明确提出要采用既提高抗风险能力又兼顾农民受益面的待遇给付方式。因此各地试点均以补助大病或住院费用为主,统筹基金占全部基金的主要部分。2004 年,新农合技术指导组专家就待遇补偿方案在第一批试点县开展了专项研究,经过综合考虑疾病风险状况、医疗服务水平、基金筹集水平、基金补助重点及保障范围、保障水平等多方面因素,科学地制定了合理的新农合补偿方案,并在新农合建制过程中逐步扩大补偿范围、提高补偿水平。

总体来看,2003—2005 年,随着各试点地区测试性试验工作成效的不断显现,新农合相关配套政策逐步出台,新农合制度各关键要素环节不断完善,制度框架趋向精细化,新农合制度的科学性、规范性和可操作性明显增强,为接下来的政策示范奠定了基础。

2.3.3 示范阶段:示范带动与政策完善

通过对新农合相关政策不断进行测试,新农合制度的管理体制和运行机制进一步得到完善,政策试验相关经验被迅速总结提升,部分经验被直接或间接地上升并纳入中央层级的政策文本中。此

---

① 杨小兵,等.湖北省长阳县新型农村合作医疗的管理运行机制[J].中国初级卫生保健,2004(11):11-13.

时,推动新农合政策试验进一步开展的条件逐步趋于成熟。因时制宜进行政策示范带动,对进一步加速新农合制度落地至关重要。2005年9月,第三次全国新农合试点工作会议的召开,标志着新农合建制步入政策示范阶段。这一阶段的新农合政策试验坚持精准用力与示范带动相结合,主要围绕突破难点、试点提速、试点评估、示范带动等工作展开,不仅是新农合建制的攻坚阶段,更是示范引领带动新农合制度纵深发展的关键时期。通过示范引领带动,打消非试验地的困惑和疑虑,为新农合制度全面推广提供可供参考和学习借鉴的范本。

按照第三次全国新农合试点工作会议要求,各试点地在资金筹集、资金管理、待遇给付、控制医疗费用增长等方面进行了难点突破。通过试点地区积极有效的探索,新农合建制过程中的难点、痛点均有效得到化解,以更大力度、更快进度推进新农合政策试验的条件逐步趋于成熟。自2006年起,新农合政策试验全面加速,在试点提速、范围扩大的同时,对新农合政策试验情况进行全面、系统的评估是政策试验的必要步骤。通过开展评估工作获得试点情况反馈,总结试点成效及经验,为新农合制度全面推广提供范本。但是,由于新农合政策试验在试点场域上存在差异性、时间上存在滞后性,新农合政策试验探索出的成功经验即便能够上升为正式的国家政策,在新政策落地时也不可避免地要面对新情况、新问题。因此,新农合制度在获得中央认可并进行示范性推广的过程中,也应根据形势发展需要,农民参保意愿和制度具体运行情况等不断进行适应性调整。这一阶段的新农合制度建设,不仅在覆盖面上不断扩张,而且在制度内涵建设方面精进不休。基金筹集、基金管理、补偿报销、信息统计、费用控制、农村卫生服务体系建设等方面的政策文件不断出台,进一步完善了新农合制度的运行体系。截至 2006 年年底,新农合制度运行机制和制度框架已初步形成,朝着向全面覆盖农村地区的制度目标加速前进。[①]

2.3.4　扩散阶段:全面推广与制度全覆盖

新农合政策试验遵循总体设计、分步实施、扎实开展、稳步推进、逐步完善的发展轨迹。新农合制度框架和运行机制基本形成后,2006 年 10 月,党的十六届六中全会明确要求要加快推进新农合制度建设。2006 年 12 月,中央经济工作会议也重点提出新农合制度建设要全面提速。为此,2007 年 1 月,在陕西省西安市召开了第四次全国新农合工作会议,会议对全面推进新农合政策扩散做出了具体部署和详细安排,标志着新农合制度建设由试点阶段转入全面推广阶段。2007—2008 年,围绕完善财政拨付机制、规范统筹补偿方案、强化定点医疗机构监管、健全基金管理体制机制等议题,新农合制度体系进行了与时俱进的调整和完善,以扫清新农合政策试验经验扩散障碍,增强新农合制度绩效。

一是完善财政拨付机制。2007 年 1 月,财政部、卫生部印发《关于调整中央财政新农合制度补助资金拨付办法有关问题的通知》,明确提出中央将逐步简化新农合财政资金拨付办法,将预拨比例由 75% 调整为 100%,实行“当年全额拨付、次年据实结算、差额多退少补”的资金拨付办法。同时,为解决全国范围内尚未实行新农合制度地区的资金筹集困难,加快新农合制度全面推进步伐,中央财政不仅扩大了对新农合的补助范围,而且提高了财政补助标

---

① 新华社.总结经验、扎实工作、确保新农合深入持续发展[N].健康报,2007-1-24.

准,形成中央补助 40 元/人/年(中西部地区)、省级承担 40 元/人/年和个人缴费 20 元/人/年的筹资格局。

二是规范统筹补偿方案。为规范新农合资金管理,提高资金使用效率和农民受益水平,卫生部联合相关部委于 2007 年 9 月出台《关于完善新农合统筹补偿方案的指导意见》,要求按照以收定支、收支平衡、略有结余的原则合理制定补偿方案,且当年统筹结余资金不得超过 15%。同时,针对一些特殊情况,可酌情开展二次补偿等。随后,卫生部及有关部门又连续出台涉及新农合统筹补偿范围、标准及方式的系列文件,如《关于规范新型农村合作医疗二次补偿的指导意见》《关于在省级和设区市级新型农村合作医疗定点医疗机构开展及时结报工作的指导意见》《关于调整和制订新型农村合作医疗报销药物目录的意见》等,从总体上扩展了新农合的补偿范围和补偿标准,极大地提高了农民的受益水平。

三是强化定点医疗机构监管。在各地新农合政策试验的过程中,基层医疗机构违规套取新农合资金的数起恶性事件,敲响了强化定点医疗机构监管的警钟。控制不合理医疗费用增长,规范医药管理和诊疗行为,避免利用制度漏洞套取新农合基金,为参合农民提供质优价廉的医疗服务是新农合制度建设的内在要求。此后,通过不断强化行政监管、支付方式改革、服务和费用审核、控制医药费用增长等一系列组合拳,使得试点地区县级医疗机构和乡镇卫生院的门诊次均费用年平均增长率大幅低于全国平均水平。此外,各地还积极探索定点医疗机构的准入、退出机制以及医疗服务质量考评标准和违规处罚标准等,为各级新农合经办机构开展监管工作提供了强有力的工具。

四是健全基金管理体制机制。"合作医疗资金是农民的保命钱"[1],保障基金安全始终是医保制度建设过程中各项工作的重中之重。为进一步规范新农合基金财务管理工作,《新农合基金财务制度》《新农合基金会计制度》《新农合补助资金国库集中支付管理暂行办法》相继出台。各地也不断探索完善新农合基金的监管措施,如湖北省积极研发网上银行管理系统,利用信息化技术检测新农合资金流向;海南、吉林等省联合专业审计部门,对新农合资金进行专项审计,逐步建立了新农合基金审计制度;青海省则在新农合管理委员会和监督委员会的基础上成立了新的农牧民监督员制度,给予监督员调查、检查和监督合作医疗管理办公室及经办机构的权利,充分保障农民的知情权、参与权和监督权。除此之外,各省也相继加强了新农合基金的监管力度,在全国范围内及时通报典型案例,对违规行为进行惩处,情节严重者追究刑事责任。

伴随着新农合制度体系的日趋完善,新农合政策试验进入全面推广阶段,力争短时间内实现制度覆盖全国农村的目标。据统计,截至 2007 年年底,新农合参保范围扩展至全国 2 451 个县(区、市),参合人数达 7.26 亿,农民参合率达 86.2%,占全部农业人口总数的 83.54%,全国已有 20 个省份实现了新农合制度全覆盖,且当年资金筹集总额 427.96 亿元,基金支出 346.6 亿元,补偿受益人次 4.5 亿人。[2]但是,全国范围内仍有七分之一的县(区、市)还未实施新农合制度,这些地方主要集中在中西部地区,各项基础条件相对薄弱。

---

[1] 在 2003 年第一次全国新农合试点工作会议上,吴仪副总理首次对新农合资金进行定性,并强调各部门要以极其负责的态度将新农合资金管好、用好,之后的每年全国新农合工作会议都再次强调新农合基金管理的重要性。

[2] 卫生部统计信息中心.2007 年我国卫生健康事业发展统计公报.

究其原因,一方面,因为西部地区农业人口少于 50%而尚未被纳入中央的财政补助范围,中部地区农业人口数量庞大但地方财政补助不足;另一方面,则受地理环境、经济发展水平及医疗卫生服务能力等客观因素限制而不具备实施新农合制度的外在条件。经过新农合政策调整和优化后,到 2008 年 6 月底,全国初步建立了新型农村合作医疗制度的县(市、区)达到 2 729 个,占全国总县(市、区)数的95.32%,参合农民 8.15 亿,参合率为 91.5%,提前两年实现了制度覆盖全国农村的目标。[①]标志着新农合制度的框架和运行机制已基本形成。[②]2008 年 9 月,时任国务院总理温家宝在联合国千年发展目标高级别会议上,向全世界庄严宣布:中国在八亿农民中建立了以政府投入为主的新型农村合作医疗制度。[③]

2.4 互动性政策试验的实践逻辑与内在机理

新农合制度为何能够在较短时间内迅速完善运行机制并实现制度全覆盖的目标? 其重要原因在于中央顶层设计和地方创新相结合的互动性政策试验机制的建立。中央连续性的政策供给与地方政策执行的有效互动,共同形塑和重构了新农合的政策试验机制。在这一过程中,中央顶层设计新农合制度的基本原则、基本目

---

① 孙淑云.新型农村合作医疗制度的规范化与立法研究[M].北京:法律出版社,2009:序.

② 陆铁琳,等.新农合试点工作成效明显[J].健康报,2006 年 7 月 11 日.

③ 陈竺,等.中国新型农村合作医疗发展报告(2002—2012)[R].北京:人民卫生出版社,2013:37.

标和粗略框架,地方政府自主探索创新新农合具体运行机制,再经央地良性有效互动,将地方探索的政策试验经验上升为中央政策。在互动性政策试验的过程中,新农合各项微观要素机制历经螺旋式上升的动态循环闭环,最终使得新农合制度逐步得到完善。

2.4.1　高位推动:顶层设计新农合制度

"高位推动"是中国公共政策研究中特有的政治概念,是指运用中国共产党的权威来实现公共政策有效执行的重要手段。而"政治势能"则是对中国公共政策官语"高位推动"的学术表达,是一个极富政治学学科特色的分析性概念。贺东航将"政治势能"定义为:公共政策发文的不同位阶所展示出不同强弱的政治信号。[①]也就是说,一般情况下出台政策文件的位阶越高,则表明该政策的政治势能越强,地方政府在政策执行时也表现出较高的积极性,能够突破惰性思维和部门壁垒,充分整合各类优质资源,提升政策执行的效能。虽然政治势能在公共政策执行中也面临诸多弊端,诸如如何化解政策执行中的层级性治理和多属性治理等[②],但不得不承认,政治势能完全可以凭借将中国的体制优势转化为国家治理效能的技术优势而成为推动各项公共政策建立的重要推动力量。

"顶层设计"是开展新农合政策试验最为重要的步骤之一,强调"整体理念的具体化",突出"整体谋划"的战略地位及实现这一战略规划的具体实施路径。具体来讲,顶层设计是站在国家的战略高度

---

① 贺东航,等.中国公共政策执行中的政治势能——基于近20年农村林改政策的分析[J].中国社会科学,2019(4):4-25.
② 贺东航,等.重大公共政策"政治势能"优劣利弊分析——兼论"政治势能"研究的拓展[J].公共管理与政策评论,2020(4):52-59.

上,对制约改革发展的全局性、关键性问题进行顶层判断,进而提出有效解决问题的整体思路,以此作为制定具体改革政策的依据。①因此,从这个意义上来讲,顶层设计决定了新农合政策试验的方向和高度。在此,需要特别说明的是,这里的顶层设计,绝不应该是新农合政策试验某一阶段的顶层设计,而是包含新农合政策试验全过程的整体性顶层设计;不是新农合单一医保制度的顶层设计,而是包括与其相关联的医疗卫生体制、药品流通体制等综合性顶层设计。对于新农合制度来说,顶层设计是从政府行政的角度对新农合制度进行的政策设计与安排部署。一方面,新农合政策试验所处宏观环境的复杂性及政策试验的外部性,使得个体缺乏推动新农合制度改革创新的积极性;另一方面,政府不仅需要通过暴力机器维护其政治统治,而且需要承担社会职能,通过对医疗卫生事业等进行有效管理和干预,才能维持其政治统治的长治久安。因此,新农合制度是在社会转型期的大背景下,由政府主导为农民建立的具有社会保险性质的农村医疗保障制度,其制度建立是政府积极承担社会职能的重要体现。而开展新农合政策试验则是政府在发挥其政治职能的前提下,为更好地履行其社会职能,形成更加高效的行政管理体制和更好的社会治理效果,推进新农合制度逐步发展完善、走向成熟定型所采取的基本策略,目的是有效地满足农民对基本医保的需求。

与西方国家相比,中国公共政策的决策、执行及监督主体构成了以中国共产党为核心层、央地政府为中间层、各级人大和司法部门等为补充层的环状结构。在新农合政策试验过程中,在中国共产党的高位推动下,央地政府迅速成立各类组织机构及各级工作小

---

① 汪玉凯.准确理解"顶层设计"[N].北京日报,2012-3-26.

组,安排部署政策试验相关事项,并密集出台相关政策文件,各级人大和司法部门在推动医保制度法制建设、完善医疗卫生领域司法体系等方面也发挥了重要作用,形成了推动新农合政策试验的合力。同时,随着经济社会不断发展,央地政府的决策、执行、监管等能力也在不断提升,完全具备开展新农合政策试验的主体条件。纵览新农合建制的决策过程和政策试验过程,可以发现,涉及新农合的重大议题先由中共中央、国务院等决策高层提出,进而总体设计新农合制度的基本框架,然后交由卫生、人社、民政、财政等各新农合政策试验相关部门对新农合制度操作层面的政策进行细化。虽然,中央政府仅提出模糊的新农合制度目标、原则和制度框架,且对制度具体内容的探索是通过对地方的选择性控制来进行的,但是,如果没有来自中央的支持和授权,地方的政策试验往往无法实行或实行之后被迫终结。[①]从新农合政策试验的进度和制度创新的过程来看,中央政府的政策偏好往往在很大程度上决定了政策试验、政策创新的方向[②],甚至中央会在地方政府参与积极性不高但非常重视的领域亲自开展政策试验。有鉴于此,从新农合政策试验过程来看,这种模式具备多重优势,不仅成功概率大,而且推进速度快。一方面,从新农合制度目标的实现程度上来看,从建立制度到提质增效,从追求覆盖面提升到最终实现健康公平,各阶段制度目标均"完美"实现。另一方面,从新农合制度目标的实现速度上来看,各阶段制度目标均在政策规定的时间范围内得以实现。按照原本计划,新农合制度目标是争取

---

① 王绍光.学习机制与适应能力:中国农村合作医疗体制变迁的启示[J].中国社会科学,2008(6):111-133.
② 梅赐琪.政策试点的特征:基于《人民日报》1992—2003年试点报道的研究[J].公共行政评论,2015(3):8-24.

到 2010 年基本实现农村地区制度全覆盖。但是，在中央高位推动和中国特色政治体制所产生的强大政治势能下，新农合制度于 2008 年就实现了基本覆盖农村地区的制度目标，比预定时间提前了两年。

2.4.2　地方自主：探索新农合具体运转机制

早在 1956 年，毛泽东同志在《论十大关系》中就明确指出："应当在巩固中央统一领导的前提下，适当扩大地方的权力，给予地方更多的独立性，让地方也能自己办理更多的事情。"[①]改革开放初期，邓小平同志对强化地方独立性进一步做出补充说明："要想充分调动地方积极性，中央进行权力下放是其最主要的内容。"江泽民同志也重申了"集中指导下赋予地方必要权力"的重要性和必要性。21 世纪以来，胡锦涛同志和习近平同志站在党和国家事业发展全局的高度，就"统筹中央和地方关系"也做出了进一步阐释和安排。特别是习近平同志还专门强调"要构建从中央到地方各级机构政令统一、运行顺畅、充满活力的工作体系"，进一步提升了新时期国家治理的精细化程度。从整体来看，改革开放前，中央政府与地方政府高度一体化，高度集权的中央政府拥有对地方政府较强的约束与控制力，地方政府更多地成为贯彻执行中央意志的执行机关，并不具有相当程度上的独立性和自主性。改革开放后，随着中央放权及地方政府财权和事权的不断扩张，地方政府在国家权力结构中的地位不断上升，逐步由"单纯的中央政府代理人性质的政策接受者和执行者转变为具有实际的相对独立性的行为主体"[②]，其自主身份

---

① 毛泽东.论十大关系[N].人民日报,1976-12-26.
② 喻锋.地方政府上行政治参与:欧洲经验及其对中国的启示[J].武汉大学学报(哲学社会科学版),2011(4):109-114.

的获得为地方自主性开展各类公共事业赢得了合法性组织保障和物质保障。而这种特殊的央地关系使得分层制的政策试验成为可能，为中央政府和地方政府协同参与新农合政策试验提供了理论依据。

鉴于地方政府直接坐拥和管理本辖区内各项政策试验相关资源的优势条件，在中国垂直的行政体制架构中，地方政府是联结中央政府与普通民众的桥梁，具备中央政府和普通民众所不具备的信息优势。地方政府既比普通民众更容易了解中央政府的政策意图，又比中央政府更加清晰和准确地知晓广大民众的现实诉求。同时，在此过程中，地方政府还兼顾实现自身诉求。具体而言，作为中央政府代理者的地方政府和作为民众利益代表者的地方政府，在获取信息优势方面具有中央政府和普通民众所不具备的特殊条件。一方面，从央地政府的信息优势对比来看，相比于中央政府，地方政府比民众更加清楚中央政策意图的同时，又比中央更加准确地把握民众需求及既有政策的执行情况，更加清楚地知晓新农合制度是否适宜在本地进行政策试验甚至可以预测本地新农合政策试验的实施效果，所以地方政府在信息优势上更胜一筹。另一方面，从地方政府与民众的信息优势对比角度来看，首先，地方政府掌握民意后能通过有效渠道迅速、准确地将民意向上传递输送，为民众争取中央开展新农合政策试验时所设计的政策支持和资金倾斜；其次，地方政府熟知本辖区各个方面的整体情况和其他公共政策在本辖区的执行情况，对于中央顶层设计的新农合政策如何在本辖区因地制宜地进行实践具有更加全面的判断力；最后，地方政府能够迅速将新农合政策试验的基本经验初步上升到国家层面和制度层面。

从新农合政策试验主体层级来看，地方政府占据着最重要的位置,是农村医保治理的核心力量。地方政府的政策试验能力不仅影响地方政府对中央决策层真实意图的深刻理解和把握,而且影响政策工具的开发运用,进而影响新农合政策试验的最终结果。囿于社会主义初级阶段基本国情和政策制定者的有限理性,新农合制度在设计之初比较粗糙,但在试点的过程中,通过各地持续的政策探索和创新,不断得以丰富和发展。在新农合政策试验过程中,作为被中央政府授权的代理机构,地方政府在接到中央授权后,会结合本地实际情况因地制宜地开展试验。比如在新农合政策试验初期,中央财政转移支付向中西部地区倾斜,给予中西部参合农民 10 元/人/年作为补助,而对于浙江、江苏等东部经济发达地区,中央则提出需自觉摒弃等、靠、要思想,独立自主解决新农合参保缴费问题。除此之外,地方政府在中央政府的授权下,还进行了"问题导向"下的全方位、多角度的探索创新,在实践中积累了较为丰富的试点经验,也涌现出了诸如浙江嘉兴、云南禄丰、湖北长阳等一批卓有成效的农村医保治理典型。

2.4.3　央地互动:顶层设计和地方创新相结合

"创新是新农合可持续发展的核心,在新农合制度发展的过程中,仍有诸多问题需地方政府通过不断摸索、完善政策、创新机制来解决"。①如同政治学首先是"本国中心主义"立场的治国理政学说②一样,新农合制度的建立也是基于中国国情的现实选择,这意味着新农合政策试验的地方性创新经验不仅可以生成新农合制度建设

① 李长明.公平与创新——谈初级卫生保健与新型农村合作医疗[J].中国初级卫生保健,2005(8):5-6.
② 杨光斌.以中国为方法的政治学[J].中国社会科学报,2019(10):77-97.

的地方性知识,而且能够产生基于地方经验的顶层设计。顶层设计与地方创新相结合才是新农合政策试验乃至其他社会保障领域政策试验运行的基本逻辑理路。在维护中央权威、由中央集中统一领导和赋予地方政府一定范围内自主权的前提下,新农合政策试验经历了共识性决策→顶层设计制度框架和基本原则→安排部署政策试验→遴选试点→地方探索创新→经验总结→组织评估→经验扩散与全面推广等过程(见图2.1)。

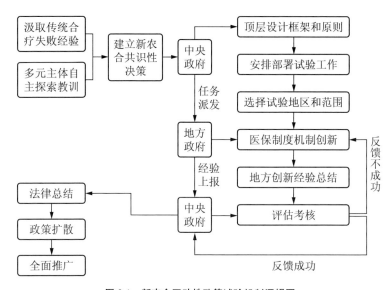

图 2.1 新农合互动性政策试验机制逻辑图

在"上"与"下"、顶层设计与地方创新的关系中,新农合政策试验打破了"自上而下"与"自下而上"的二元对立模式,既重视"自上而下"的高位推动,又重视"自下而上"的鲜活经验和实践,最后由"上"对"下"的创新经验进行总结,成为下一步继续开展新农合政策试验和顶层决策的依据。如果"上"改"下"不改,则表明中央推动新农合政策试验的阻力较大,政策试验摩擦成本较高;如果"下"改"上"不改,则表明新农合政策试验仅在局部执行,由此产生的结果是,一方面,地方创新经验难以上升至国家层面,导致"改了也白改",最终降低政策扩散的效度;另一方面,一旦缺乏中央指导和适度约束,地方创新犹如无的放矢,在长期消磨中也会逐渐丧失制度创新的积极性。通过政策试验的方式推进新农合建制,并采取自上而下确立制度与自下而上完善制度的相向路径,暗含着中央政府与地方政府在新农合政策试验过程中的互动行为通常是交叉重合进行的。但是,鉴于职责定位和目标任务不同,中央政府和地方政府在新农合政策试验过程中的行为特征又各有侧重,在政策试验的具体运行过程中表现出不同的路径选择。首先,在政策试验初始阶段,由党和政府的纲领性文件做出建立新农合制度的重要指示,并通过中央系列政策文件确定新农合制度建设的指导思想、建设方针和基本原则;其次,由中央通过层级化体制下达政策执行命令,选择部分地区开展政策试点,并由地方政府根据中央的顶层设计及本地的实际情况,因地制宜制定地方规范性文件,并在政策试验的过程中探索完善新农合参保、筹资、管理、经办、监督及待遇支付等关键要素环节;再次,由中央政府对地方政策试验的效果进行评估、考核和验收,获取进一步修正和完善新农合政策的有效性反馈;最后,通过总结试点经验,将合理有效部分上升为较为规范的国家政策文件,并以此推动新农合政策扩散和实现制度全覆盖。

　　总而言之,央地政府协同开展新农合政策试验体现了中央的选择性控制与地方的自主性互动的微妙结合。①从中央政府的角度来

---

　　①　吴昊,等.中国地方政策试验式改革的优势与局限性[J].社会科学战线,2012(10):37-45.

看,政策试验往往具有主动性、多元性、不确定性和允许试错的特点①,开展任何一项政策试验,都存在较大的风险。而在新农合建制的过程中,中央政府之所以先选择个别地方进行政策试验,就是为了将风险局部化、地方化,以减少对整个新农合建制过程所造成的影响。同时,中央掌握着判断地方政策试验成功与否的重要标准,中央有权力决定是否将地方开展新农合政策试验的成功经验向全国其他地区推广或者暂缓、"叫停",以控制地方政策试验的进度。从地方政府的角度来看,政策试验有时会随着中央偏好的变化而随时调整,而非受现实问题驱动②,即地方开展政策试验需要在中央的授意下进行。但是,中央政府不是万能的,在新农合建制的政策探索和测试阶段,都需要依赖地方政府的自主性,借由地方政府的实践探索能力和政策执行能力以摸索、筛选、确定适合新农合制度发展的最佳方案,为中央决策提供借鉴;在新农合建制的政策示范和扩散阶段,也需要依赖地方政府验证中央决策或者既有方案的正确性和适应性,以获取新农合建制合法性和规避建制风险。有学者将地方利益和地方权力的兴起看作推动中国改革的最大动力,进而判定所有标志性的制度改革都是自下而上而非自上而下的。③也有学者认为在一定时期内开展的政策试验是上级政府的主动行为,因为中央政府决定政策试验的方向和范围,而下级政府仅仅是政策执行的被动接受者,因而公共政策改革大多选择

---

① Xu. C. The Fundamental Instututions of China's Reforms and Development [J]. Journal of Economic Literature, 2011(4):1076-1151.

② 梅赐琪,等.政策试点的特征:基于《人民日报》1992—2003 年试点报道的研究[J].公共行政评论,2015(3):8-24.

③ 刘鹏.三十年来海外学者视野下的当代中国国家性及其争论述评[J].社会学研究,2009(5):189-213.

自上而下的路径。①但是,单纯地采取"自上而下的高位推动"或者
"自下而上的地方自主",都不是新农合政策试验的正确路径,"它既
不是民间自下而上发动组织的政策联动,也不单单是中央自上而下
的推动"②,只有两者有机结合,才能在中央和地方协同努力下持续
推进具有改革创新性质的新农合政策试验。

2.5　本　章　小　结

如同物种进化存在遗传、变异等多种形式一样,作为创制性的
新农合制度,不是对传统农村合作医疗制度简单地修改和完善,而
是重新建构了一个政府承担积极责任的全新的医疗保险制度体系。
虽然中央顶层设计确定了新农合制度的基本原则、基本目标和粗略
的制度框架,但对新农合制度各微观要素机制的具体运行则没有明
确界定。除此之外,建制伊始,新农合制度还面临着概念含糊、定性
摇摆、目标多元及关键制度环节不定型等问题。这些问题都需要借
助一定的技术性工具予以解决。在新农合建制过程中,通过构建互
动性政策试验机制,既有效解决了政策试验本身的效能问题,也为
新农合建制提供了技术性支撑,直接为亿万农民构筑起了健康防
线。但是,不可否认的是,互动性政策试验机制在助力新农合制度
建设取得举世瞩目成就的同时,也存在诸多问题,诸如因央地互动

---

① 刘伟.政策试点:发生机制与内在逻辑——基于我国公共部门绩效管理政策的
案例研究[J].中国行政管理,2015(5):113-119.

② 包国宪,等.我国新型农村合作医疗的运行机理与制度困境分析[J].中国卫生经
济,2011(3):39-41.

动力不足而产生政策迟滞、地方多样化创新经验催生出制度"碎片化"、新农合筹资和保障水平凸显"初级性"以及与经济社会发展的非同步性等。也就是说，通过互动性政策试验机制而建立的新农合制度在城乡一体化的宏观环境变革中仍难掩不适，仍需通过政策试验机制的优化来推动农村医保制度的进一步转型升级。

第三章　整合型政策试验与城乡居民基本医保建制

从新中国成立初期的微型社区互助型医保制度开始,农村医保的建制就一直处于政策试验的状态。及至城乡一体化加速时期,宏观环境的变革使得新农合制度的发展面临参保识别机制失准、筹资增长机制失力、医保治理失序及待遇保障机制失衡等前所未有的挑战。与此同时,互动性政策试验机制也因难以适应城乡一体化发展的需要而显现出一定的局限性。在此背景下,农村医保制度改革的新议题被提出,作为农村医保建制技术路径的政策试验机制也进行了优化升级。在新的整合型政策试验机制的助力下,农村医保制度的发展迈向了城乡基本医保制度整合新阶段。

3.1　新型农村合作医疗机制障碍与制度困境

虽然在互动性政策试验机制的引领下,农村医保建制"从易到难,逐步深入",在短时间内迅速建立起了覆盖农民群体的新农合制度,且其运行机制也得到了长足发展。但是,在城乡一体化加速发展和城居保制度已然建立的背景下,新农合制度的参保识别机制、筹资增长机制、管理经办机制及待遇给付机制等均面临来自制度系统内外部变革的双重挑战,农村医保制度再次陷入发展困境。

3.1.1　新农合参保识别机制的失准

从新农合制度诞生之日起,在精准识别参保对象基础上追求对农民群体的全面覆盖就是其制度发展的目标之一。虽然 2007 年新农合制度的参保主体已经达到 7.2 亿,占全国农业人口总数的82.83%,2008 年这一参保范围再次扩大,基本上覆盖了全国所有县(市、区),提前两年完成了新农合制度覆盖全国农村地区的制度目标。①但是,新农合制度初创之时,恰逢中国城乡二元社会结构开始解冻,城乡人口流动不断加速,大规模农村剩余劳动力、失地农民涌向城市。由此,农民内部结构不断分化演变,逐渐突破了传统“国家农民”和“集体农民”的身份桎梏,日渐成长为具有独立地位和职业特征的多元化“社会农民”。2007 年中共十七大提出要“加快城乡经济社会一体化体制机制建设”;2008 年《关于推进农村改革发展若干重大问题的决定》要求“加快形成城乡经济社会发展一体化新格局”;《关于 2010 年深化经济体制改革重点工作的意见》要求取消农业、非农业户口划分,建立城乡统一的户口登记管理制度。这一时期,中国处于从农业社会向工业社会、从乡村社会向城市社会转型升级的关键时期。人口流动、职业变换、身份转化比以往任何时期都更加频繁,以户籍为“标尺”分割覆盖的新农合

---

① 中华人民共和国国务院新闻办公室.2008 年新型农村合作医疗制度基本覆盖全国,http://www.scio.gov.cn/zxbd/nd/2007/Document/309929/309929.htm.

与城居保制度难以适应城乡居民频繁变动的现实需要。由此,在城乡三项基本医保制度分割管理、独立运行的情况下,出现了三项基本医保制度"竞相抢夺"参保主体的"夺人之战",进而导致城乡三项基本医保制度的参保机制出现了混乱参保、重复参保的局面。这一情况的出现使得三项基本医保制度在政策内容上也出现了交叉,不仅导致 2010 年全国重复参保人数达到城乡居民参保人数的 10%[1],而且财政重复补贴 120 亿元[2]。这一数据到 2014 年更为触目惊心。根据相关信息显示,截至 2014 年,我国超过 1 亿城乡居民重复参保,财政无效重复补贴超过 200 亿元。[3]因此,在消弭城乡二元"鸿沟"、推动城乡一体化加速发展的背景下,打破城乡户籍认定标准,推动农村基本医保制度参保识别机制的进一步精准化迫在眉睫。

3.1.2 新农合筹资增长机制的失力

新农合制度汲取了传统农村合作医疗筹资不可持续的教训,建立了以县为统筹单位的农民个人缴费、四级财政资助和集体扶持相结合的社会化医保筹资机制。[4]在长期的互动性政策试验过程中,筹资水平随经济社会发展水平、医疗服务水平和农民收入水平的提高而相应地出现了一定程度上的刚性增长,筹资机制逐步得以完

---

[1] 郑功成.中国医疗保障改革与发展战略——病有所医及其发展路径[J].东岳论丛,2010(10):11-17.

[2] 赵鹏.我国 1 亿城乡居民重复参保 财政重复补贴 120 亿元[J].京华时报,2010 年 9 月 17 日.

[3] 刘梦.医保重复参保人数超一亿 财政每年无效补贴 200 亿元[J].中国广播网,http://china.cnr.cn/ygxw/201408/t20140816_516232200.shtml.

[4] 任雪娇.农村合作医疗制度的变迁逻辑与发展趋势——基于历史制度主义的分析框架[J].宏观经济管理,2019(6):43-49.

善。但是,这一成就也难掩制度建立初期筹资标准确立的随意性和制度发展过程中筹资动态增长调整的随意性弊端。就筹资标准确立的随意性而言,虽然,2003 年 1 月印发的《关于建立新型农村合作医疗制度的意见》最终确立了新农合制度的筹资标准是:农民个人不低于 10 元/人/年,经济条件好的地区可相应提高缴费标准;地方财政资助不低于 10 元/人/年;中央财政也以 10 元/人/年的标准向中西部地区的参保农民进行补助。然而,在新农合政策出台前夕,中央仅做出"要建立农民的医疗保障制度"的共识性决策,且形成了"各级政府都出钱不一定能搞好,但是各级政府不出钱肯定搞不好,所以政府肯定要出钱"的统一认识,但是,对于新农合制度筹资标准的确定"一直拿不定主意"。"当时我们就说哪怕中央象征性地出一块钱,地方政府也凑一点,这件事情就可以搞下去。新农合制度得以建立还得再次感谢国家经济体制改革领导小组主要负责人李剑阁。当时他抓住了最高领导人主持召开农村改革发展问题小型座谈会的机会,提出假如中央政府为 8 亿农民每人拿出 10 元钱,合计也就 80 亿元,80 亿元对中央财政来说根本不算什么事,中央随随便便搞一个项目都得上百亿。"①正是在这样的背景下,新农合制度的筹资标准成为"拍脑袋决策的产物",最终形成了由中央财政出资 10 元、地方财政出资 10 元和参保者个人负担 10 元的筹资格局。那么,这一筹资标准是否需要增长以及如何增长,就成为新农合筹资的动态调整问题。

就筹资调整的随意性来说,初建时期的新农合制度就已经规定了其资金筹集采取个人、集体和政府共同缴费的多元组合方式,并

---

① 访谈记录:BJ20170904-1.

要求财政配套资金的额度不得低于相应比例的个人筹资。但是,这一规定仅明确了个人和四级财政的筹资标准,对于集体缴费的标准仅进行了倡导性和模糊性规定,对于个人和四级财政的筹资增长指数也没有详细说明,只是要求采取政策试验的方式探索资金筹集的动态增长机制。但是,这一探索从 21 世纪初期新农合制度建立之时到城乡基本医保制度整合之前,仍未出任何结果。也就是说,新农合制度的制度化筹资动态增长机制自始至终都未建立,其筹资调整的增长幅度也是"拍脑袋决策的产物"。这一筹资调整的非制度化形态显然已经不能适应新农合制度可持续发展的要求。据新农合技术指导组专家回忆,在新农合制度正式出台之前,关于筹资动态调整的机制尚未形成统一认识,时任国务院总理朱镕基和副总理温家宝在国务院常务会议上听取张文康部长的汇报时,也曾就即将建立的新型农村合作医疗制度能否有一个好的筹资增长机制提出过质疑。"过去我们在农村地区搞了一个合作医疗制度,现在能不能探索出新形势下的合作医疗发展办法呢? 关于新农合给每位农民出资 10 元钱的问题,我们中央政府拿得出,但是我们这个钱得花在刀刃上,一定要花出效果来,关键是要真真切切地探索出这个筹资机制到底是个什么机制? 在这个机制里面,各级政府投入的钱会不会打水漂啊? 这个制度建立起来之后,它的筹资应该是个刚性增长的东西,然后这个刚性增长机制又如何建立? 能不能用什么办法让筹资的刚性增长保持在一定的水平之上?"①2006 年,中央财政补助范围进一步扩大,中央和地方政府对参合农民的补助从 10 元/人/年提高至 20 元/人/年。"经过两年多的时间,新农合制度已经

---

① 访谈记录:BJ20170904-1.

开始显现出分散农民疾病经济风险的作用,但是我们觉得这个作用还可以进一步强化,那么就需要从提高新农合的筹资标准入手。但是究竟需要提高多少并没有进行精准测量,也不知道需要提高多少,当时开会时上面有人提议说先提高个 10 元吧,会场上没有其他人反对,这个 10 元的增长基数就这样确定下来了。到了 2008 年,中央和地方财政对新农合的资助分别增加到 40 元/人/年,个人缴费也从 10 元/人/年增加到 20 元/人/年,但是这个增长机制一直没有制度化。"①也就是说,新农合制度的筹资增长幅度是一点一点叠加上去的,社会化筹资机制的"非制度化"和"初级性"特征在相当长的一段时期内持续存在。与此同时,虽然中央财政对于分割建立的新农合制度和城镇居民基本医保制度实施平等的财政补贴标准②,但城镇与农村之间、东中西部地区之间的经济社会发展水平和城乡居民的经济收入、家庭负担及其缴费能力仍存在较大差异,这种难以弥合的差异使得分割建立的新农合制度和城镇居民基本医保制度在筹资水平上的差异愈来愈大,进而导致城乡居民享受城乡差别的待遇保障水平。

3.1.3　城乡分割与新农合治理失序

新农合制度应对农民疾病风险的社会性和保障对象的社会性决定了其本身就是一项公共服务制度,属于国家公共事务治理的范畴,需要在政府、市场、社会、参保主体及其他主体的共同参与下,通过公共行政的方式对新农合资金进行筹集、管理和待遇支付。其

①　访谈记录:BJ20170717-3.

②　仇雨林,等.城乡医疗保障制度统筹发展研究[M].北京,中国经济出版社,2012:73.

中,政府不仅主导规划、建制、筹资及监管,而且承担确立新农合行政管理体制和业务经办机制的责任。正如前文所述,新农合政策试验坚持总体设计、分步实施、扎实开展、稳步推进的原则,制度内容是在政策试验的过程中逐步探索和完善的。随着新农合制度建设进程的不断推进,逐步形成了同级政府领导、卫生行政部门指导、相关部门协调的"初级"社会化农村医保治理机制。但是,长期以来,城乡分割建立、并行不悖的三项基本医保制度分属于不同的行政管理体系,归于不同的行政部门主管。新农合制度由卫生部门进行管理,而城居保制度和城镇职工基本医保制度的主管部门则为人社部门(2008 年以前为劳动与社会保障部门)。在医保管理领域,卫生行政部门和人社部门两个机构职能相似,却分割管理城乡基本医保制度,由此就产生了卫生和人社两个职能部门对城乡基本医保制度管理权归属的长期争夺,直至"大部制"的管理体制建立之前,新农合制度的管理体制一直处于"悬而未决"的状态。管理体制分割必然导致城乡居民基本医保相关政策分裂,进而导致医保政策实施过程中出现了诸多不良症状。同时,对于经办机构而言,管理体制不统一连带医保经办也被迫"割据"与"分裂"。依托卫生部门对医院的行政管理职能,新农合制度在县级设立专职经办机构,而乡镇的具体业务均由乡镇卫生院工作人员兼理经办。城镇职工和城镇居民的基本医保业务经办则由隶属于人社部门的经办机构负责具体运行。由不同经办机构负责各自相关业务运营的经办分离局面导致城乡基本医保经办机构重复建设、经办资源严重浪费。除此之外,无论是新农合制度还是城镇两项基本医保制度,均存在经办机构独立性不足、经办人员匮乏、经办能力欠缺等问题。加之,随着城乡各生产要素流动性加剧,新农合制度参保识别机制的失准也导致部分农民在各自独立运行的新农合制度与城镇居民基本医保制度之间进行游离，城乡居民重复参保、财政重复补贴现象愈发严重。总之，这一时期，真正意义上的有效的社会保险治理机制还未成熟和定型，仅形成了政府占绝对优势、农民及其社团组织有限参与的初级社会保险治理机制。管理方式粗放与管理体制"悬而未决"、经办机构重复建设与能力脆弱并存以及参保识别机制失准，共同加剧了新农合治理的难度。

3.1.4　城乡差别与待遇保障机制失衡

解决农民医疗保障和医疗服务缺失问题在 21 世纪初重新进入国家重要决策议程，由此，才有了政府主导创制新农合制度的伟大实践。虽然，新农合制度有效解决了 21 世纪初期农民病无所医、医无所保的问题，有效减轻了农民的疾病经济负担，促进了城乡基本公共卫生服务均等化。但是，在农民医疗保险提供的初级阶段，整体保障水平偏低也是不争的事实，医疗费用的不断上涨也逐步淡化了新农合制度的实施效果。特别是与城镇居民基本医保制度相比较而言，新农合制度的待遇保障水平明显更低，也就是说，在医保待遇的享受水平上，城乡居民依然享受差别对待的待遇保障，且这一保障机制在短期内很难改观，农业和农村对工业和城市的贡献没有完全从其反哺中得到补偿。①具体来说，受低水平筹资所限，新农合医保待遇长期受困于"保大"与"保小"顾此失彼、补偿标准与农民期望大相径庭的局面。并且，虽然新农合制度和城镇居民基本医保制

---

① 洪银兴.工业和城市反哺农业、农村的路径研究——长三角地区实践的理论思考[J].经济研究,2007(8):13-20.

度都采取"住院统筹＋门诊统筹"的待遇支付模式,但鉴于新农合制度的筹资水平低于城镇居民基本医保制度,所以新农合不能简单地套用城镇居民基本医保制度的药品报销目录,其目录范围和报销比例均低于城镇居民基本医保制度。也就是说,新农合的基本药物目录、基本诊疗服务目录及服务设施目录等容量远低于城镇居民医保的目录容量。此外,全国大部分地方还对新农合的报销范围进行了多方面限制,部分诊疗服务及药品并未纳入报销目录,参合农民只能享受到基本医疗服务中的"最基本服务"①,距离真正意义上的基本医保待遇仍存在较大差距。新农合制度仅为农村居民提供初级社会医疗保险待遇,保障待遇的非基本性导致新农合制度与城镇居民基本医保制度在待遇保障上呈现失衡局面。

总之,囿于新农合制度参保主体中农民工群体的流动性导致新农合参保识别机制失准、筹资调整的非制度化导致新农合筹资增长机制失力、管理的粗放性和经办的非独立性导致新农合治理失序、保障待遇的非基本性导致新农合制度与城镇居民基本医保制度之间待遇失衡等问题,新农合制度建设仍然任重道远。从整体上来看,新农合制度长期处于探索试点状态,医保治理体制机制问题若隐若现,在一些关键领域仍存在多头管理、政出多门、职能错位缺位、服务能力脆弱、监督机制不畅等体制弊端②,仍需要进行不断探索和完善。这些问题的存在也意味着新农合制度的发展正不断遭受挑战,其可持续性甚为堪忧。因此,有必要从国家战略高度上对

---

① 孙淑云,等.新型农村合作医疗制度的评析与展望[J].山西大学学报(哲学社会科学版),2007(5):99－108.

② 孙淑云,等.社会保险经办机构法律定位析论——基于社会保险组织法之视角[J].理论探索,2016(2):110－115.

整个农村医保制度的管理体制和经办机制进行统筹考虑和顶层设计，以促进农村医保治理效能的进一步提升。

3.2　医保改革议题设置与政策试验机制优化

经济社会发展水平和城乡一体化程度对新农合制度的影响不仅仅体现在需要提高新农合制度的筹资水平和待遇保障水平上，更为重要的是在城乡一体化加速发展的时代背景下，直面新农合制度的发展困境，改革并完善新农合制度的运行机制，并在条件允许的情况下构建整合型政策试验新机制，推动新农合制度与城居保制度有效衔接和整合，统一城乡居民基本医保制度的待遇保障水平，摘除"城市"与"农村"医保制度的分割冠名，建立城乡居民一体化的基本医保制度。

3.2.1　议题一：国家目标与农民需求有效契合

自 20 世纪 90 年代末开始，国家通过一系列手段不遗余力地推进城乡一体化建设。但是，截至 2012 年，城乡一体化的发展仍面临财产权不平等和户籍制度不平等，以及附着在户籍制度上的医疗、养老、教育等城乡公共服务的不平等现象。为此，党的十八大提出"以促进人的城镇化为核心、优化城乡资源配置为手段、提高质量为导向"的"新型城镇化战略"，对城乡一体化的内涵提出了新的发展要求，即不仅要求在数量上提高城镇化比率，而且要在质量上提高城乡一体化的发展程度，在促进城乡各项资源要素合理配置的基础上，尽可能实现城乡居民权益的均等化。而"统筹推进城乡社会保障体系建设、全面建成覆盖城乡居民的社会保障体系"是充实城乡一体化发展内容、提高城乡一体化发展水平、实现城乡居民权益均等化的重要保障。新农合制度凭借覆盖八亿多参保对象的巨大优势而成为社会保障体系的主体性制度之一。如果新农合制度能够在城乡一体化过程中实现与城镇居民基本医保制度的有效整合,让农村居民能够在医疗保障水平上真正实现由"乡"到"城"的转变,让城乡居民能够同步、公平地享受到均等化的医疗保障权益,那么,对于全面建成覆盖城乡居民的社会保障体系而言无疑具有重大意义。而这也在一定程度上间接地提高了城乡一体化的发展质量,实现了城乡一体化发展的国家目标。因此,推动城乡居民基本医保制度整合成为城乡一体化进程中的重要国家议题。

对于农民来说,新农合制度是一项以"按需保障"为原则而建立的农村医疗保险制度,这里的"需"指的是"基本医疗保障需求",具体包括"保障贫困农民能够看得起病、保障其他农民摆脱因病致贫和因病返贫的可能"[1]。但是,随着城乡经济社会发展、农民疾病谱的变化以及医疗卫生服务水平的日益提升,农民扩展了"需"的内涵和外延,不仅要求在形式上建立农村医保制度以实现形式公平,而且要求获得与城镇居民同等医疗保障权益的实质公平。然而,受制于城乡二元经济社会结构,城乡居民在基本医保的制度选择、资金筹集、待遇水平、基本医疗服务可及性等方面存在悬殊差距[2],城乡居民之间经济地位的不平等逐渐演化为经济不平等与社会权利不

---

① 金晶.中国农村医疗保险制度研究——基于构建农村社会医疗保险取向[M].杭州:浙江工商大学出版社,2011:64.

② 董黎明.公共消费均等化视角下健康公平实现路径研究[J].财经问题研究,2012(7):81-84.

平等并存的局面。特别是随着社会转型,农村剩余劳动力向城市转移,"人户分离"成为农村社会的常态,从原阶层中分离出来形成的新型阶层——农民工群体进入城市后却无法同城市居民享受同等的社会保障权益,成为市场经济体制下的利益净损失人员。由社会分层和社会流动加剧而引发的社会风险进一步加大,但尚未实现城乡统筹的医保制度使得农民工群体的基本医疗需求无法满足,因病致贫风险不断升级。在城乡分割的二元医保建制下,农民的不安全感和不公正感日益强烈,加剧了城乡社会的不均衡性,甚至由此产生了一系列社会不稳定因素,长此以往极有可能抵消新农合制度前期的发展红利。因此,在获得农民医保专项建制的基础上,追求更加全面、公平的医疗保障权益,力争与城镇居民共享改革发展成果,成为这一时期农民新的医疗保障需求。在这一过程中,国家推动医保制度发展的目标与农民的需求升级不谋而合,农村医保制度改革新议题呼之欲出。

3.2.2　议题二:新农合与城居保制度整合均衡

长期以来,城乡基本医保制度建设一直围绕城乡关系而展开,而且具有鲜明的职域性和地域性特征,基本医保制度的城乡差别和不平衡问题尤为突出。但幸运的是,在已经建成的城乡三项基本医保制度中,新农合制度因与城居保制度具有诸多同质性特征而具备衔接和整合的基础。如何在分阶段、有步骤的整合过程中,实现新农合制度与城居保制度在参保、筹资、管理、经办和待遇支付等机制方面的渐进均衡,是最终建立整合型城乡居民基本医保制度的关键。

从城居保的建制路径来看,2006 年底,城镇职工基本医保制度和新农合制度的参保人数分别达到 1.57 亿和 4.1 亿[1]，这一数据对比充分表明在城镇与农村基本医保制度的覆盖率方面，农村已经远远超越城镇。究其原因，则在于城镇仅为正式从业者建立了城镇职工基本医保制度，而忽略了占城镇人口绝大多数的城镇居民。相比于城镇职工来说，城镇居民虽然数量庞大，但经济收入不稳定，甚至部分老、弱、病、残、幼和学生群体基本没有任何收入来源。与此同时，这些老、弱、病、残、幼等特殊群体的疾病健康风险却比普通群体高，一旦出现较大疾病对其个人和整个家庭来说都无法承受。如若将这些群体纳入基本医保体系，可能吞噬城镇职工基本医保制度的建制成果。因此，对于城镇居民这一"真空地带"群体的医保建制成为当下医保制度建设的突出矛盾。鉴于新农合制度的丰富建制经验和丰硕建制成果，城镇居民基本医保建制之初就有部分地方自发借鉴新农合制度的建制经验，以此解决城镇非从业人员的医保制度空白问题。有的地方甚至直接将城镇非从业人员直接纳入新农合制度的参保范围内，其基金管理、业务经办、待遇给付等均按照新农合制度的标准和模式进行。虽然这一建制方式因缺少国家财政投入而需额外增加城镇居民的缴费标准进行弥补，有悖城镇居民基本医保建制的公平性，但从后来城镇居民基本医保建制的步骤特别是城乡基本医保制度整合的角度来看，这一相似建制路径无疑为城乡一体化过程中新农合制度与城镇居民基本医保制度的有效衔接和整合提供了便利条件。

从新农合制度与城镇居民基本医保制度的性质来看，两项制度

---

[1] 新华网.解读政府工作报告：人人享有医保不再遥远，http://www.gov.cn/2007lh/content_542087.htm.

都是为化解体制转型过程中突出的矛盾和适应城乡二元经济社会发展现实而建立的初级基本医疗社会保险制度,其性质并无实质不同。从参保主体来看,新农合制度和城居保制度的参保主体均是非正式从业者或者无业者的城乡居民,这一群体的显著特征即为缺乏稳定的收入增长机制,主要表现为无固定收入来源,家庭总收入较低甚至无收入,由此形成了较为相似的筹资机制。从筹资机制上来看,既然新农合制度和城居保制度都属于初级基本医疗社会保险制度,那么,两项医保制度的参保人必然都承担缴纳相应保险费的义务。与城镇职工基本医保制度建立在劳资关系基础之上、由用人单位和职工个人分担缴费的缴费机制所不同,鉴于新农合制度和城居保制度参保主体缴费能力的脆弱性,各级政府均以财政补贴的形式对城乡居民参加基本医疗社会保险制度进行资助。由此,在遵循社会保险制度缴费原则的前提下,新农合制度与城居保制度均按照低水平起步、自愿参加及属地化管理的原则,采取家庭筹资和政府资助相结合的办法,形成了城乡居民以家庭为单位自愿缴纳保费及政府财政资助占大头的多元化、社会化筹资机制。虽然新农合制度的行政主管部门为卫生部门,城镇居民基本医保制度的行政主管部门为人社部门,但是卫生部门和人社部门均属于政府的职能部门。"中国的社会保障实行政府首脑问责下的大部制,人社部门和卫生部门都是国务院的政府组成部门,都在为政府做事情,本质上都承担着政府赋予的工作职责,这两个部门只是因为工作分工不同而导致职责存在些许差异。"①等待时机成熟时,可以通过部门整合的方式将新农合制度和城居保制度的管理权进行整合统一,所以,从管

① 访谈记录:ZJ20170731-1.

理体制上来看,新农合制度和城居保制度都实行政府主导的组织管理模式,并无实质性差异。从经办机制上来看,尽管新农合制度和城居保制度分别采取卫生部门和人社部门下属的基本医保经办机构进行具体业务经办,但是两项制度的经办机构均独立运行,医保基金的管理和使用也均坚持"以收定支、收支平衡、专户储蓄、专款专用"的统一原则。从待遇给付机制上来看,两项制度都在有限筹资的情况下重点解决参合农民和参保居民的住院和门诊大病的医疗费用支出问题,均设有医保基金的起付线、封顶线和个人自付比例,均采用多种组合方式合理控制医疗费用。综上所述,新农合制度和城居保制度基于相似的制度性质和相近的参保、筹资、管理、经办、待遇支付等要素机制,而具备衔接整合的基础,在不违背社会保险"整合原则"的条件下,随着城乡一体化的快速发展,新农合制度和城居保制度必然应该走向整合均衡。

3.2.3 技术路径:整合型试验机制的形成

早在新农合政策试验过程中,中央的连续性政策建制与地方的政策执行互动共同形塑了新农合互动性政策试验机制。然而,随着新农合制度所处宏观环境的深刻变革,互动性政策试验机制的动力明显不足,进而引致医保体系碎片化、环境适应能力弱等弊端逐渐暴露,导致通过互动性政策试验机制而建制的新农合制度也面临参保识别机制失准、筹资增长机制失力、待遇保障机制失衡和治理机制失序等障碍。与此同时,国家推动医保制度发展的目标与农民对医保的需求升级不谋而合,新农合制度与城镇居民基本医保制度基于同质性的制度发展路径而在体制机制上走向渐进均衡。加之,新时期推动医保治理的国家战略频繁落地。因此,需要因时制宜,对作为新农合主要建制技术路径的互动性政策试验机制进行优化升级，以推动解决农村医保领域出现的诸多新问题，进一步提升农村医保制度绩效。从农村医保改革的议题设置来看，推动新农合与城居保制度整合是大势所趋。而要实现新农合与城居保制度的有效整合，则仍需从作为建制技术路径的政策试验机制着手，建立适应城乡一体化加速融合发展需要的整合型政策试验新机制。

从互动性政策试验机制转向整合型政策试验机制的过程，主要体现在以下三个方面：一是重建农村医保制度的行政管理组织体系。2018年3月，《国务院机构改革方案》中明确提出组新中国成立家医疗保障局，将"分割"在人社、卫生和民政部门的城乡基本医保管理权、医疗救助管理权统一归入国家医保局，统一城乡三项基本医保制度的管理体制，统一规章制定权、执法权、监督权，为城乡基本医保制度的整合型试验确立了组织保障。与中央成立国家医疗保障局相对应，在地方，各省、自治区、直辖市及县人民政府也相继组建了地方各级医疗保障局，负责管理本辖区内部城乡居民医疗保障相关事宜。二是重建农村医保制度的决策咨询智库组织体系。2010年，应卫生改革与发展形势需要，经中央机构编制委员会办公室批准，将卫生部卫生经济研究所正式更名为卫生部卫生发展研究中心，调整后的工作职责如表3.1所示。三是强化农村医保制度的财政资金保障。由新农合制度和复制新农合建制经验而建立的城居保制度整合而成的城乡居民基本医保制度，沿袭了新农合制度的"合作"特色，即在资金筹集上实行多方合作筹资的模式，按照低水平起步、自愿参加及属地化管理的原则，采取家庭筹资和政府资助相结合的办法，形成了城乡居民以家庭为单位自愿缴纳参保费及政府财政资助相结合的多元化、社会化筹资机制。但与此同时，城乡居民基本医保制度与新农合制度又同属于公共产品,中央及地方各级政府必须充分发挥公共财政的积极作用,对城乡居民基本医保制度的筹资进行必要的支持,以确保整合型政策试验具备稳定的筹资来源。在政府财政资助的诸多举措中,转移支付凭借平衡各地财力差异、解决地区间财政地位不平等问题①而最为有效。2008年,通过财政专项转移支付的方式,中央对中西部地区(除市区外)、东部地区(主要为经济困难县、市)参加农村医保制度的农民按照40元/人/年的标准安排补助资金。2012年,这一补助资金的标准提升至250元/人/年。2014年再次提升至320元/人/年。此后,中央每年继续提升城乡居民基本医保制度人均财政补助标准,2015年、2016年、2017年、2018年和2019年这一标准分别达到380元/人/年、420元/人/年、450元/人/年、490元/人/年和520元/人/年。②自2011年起,中央政府还在地方的一般性转移支付中专门列出了"新农合等转移支付项",2016年开启了理顺中央与地方财权事权"城乡同治"责任划分的基础性、全局性改革,逐步缩小城乡居民收入差距、规范收入分配秩序。截至2020年6月,城乡居民基本医保人均财政补助标准已达到550元/人/年。与此同时,个人的缴费标准也同步提升,达至280元/人/年。但是,从总体上来看,各级财政补助的增幅远大于参保者个人缴费的增幅,央地政府仍然是城乡居民基本医保基金的主要出资者。在这一过程中,央地政府积极承担了更加积极的财政责任,对城乡基本医保制度的整合型试验提供了坚实的政治保障和物质基础。

---

① 董黎明.我国城乡基本医疗保险一体化研究[M].北京:经济科学出版社,2011:164.
② 数据来源于国家医疗保障局官方网站,http://www.nhsa.gov.cn/col/col7/index.html。

表 3.1 卫生部卫生发展研究中心主要职责①

一	开展与国民健康相关的公共政策研究,为国家制定卫生政策提供咨询意见和技术支持
二	开展卫生改革与发展的战略研究,参与卫生政策研究、制定和评估,为卫生部制定卫生战略方针政策服务
三	开展卫生政策与经济技术评估,为政府的决策提供经济学评价依据
四	开展决策支持和应用技术开发研究,为卫生管理提供技术咨询与服务
五	开展卫生经济与卫生管理基础理论研究和传播方法学研究,为卫生改革与发展提供理论依据和开展深入的沟通与传播工作
六	开展卫生与经济和社会发展的关系研究,为有关部委制定与卫生相关的政策提供咨询意见
七	参与卫生改革发展的实践,为地方卫生行政部门的卫生改革与卫生管理工作提供技术支持
八	承担卫生部交办的其他有关工作任务

对整合型政策试验机制进行分析可以发现,这一新机制是在沿袭互动性政策试验机制的基础上建立的,其最鲜明的特点是坚持问题导向和目标导向相结合。这一机制对于央地政府的互动能力提出了更高的要求。在强化顶层设计的同时,中央还将利于地方开展工作的各项经济社会管理事权进一步下放给地方,通过强化地方政府职责而增强地方医保治理能力。并在此基础上要求地方政府及时、主动地进行权限范围内的政策试验和制度创新,以推动城乡居民基本医保制度全面有效整合。这表明,整合型试验实质上是将新农合与城居保制度合并为城乡居民基本医保制度的过程,整合型政策试验机制是将新农合与城居保制度整合为城乡居民基本医保制

---

① 资料来源于中国保健协会官方网站,www. chc. org. cn/news/detail. php? id = 59009。

度的主要技术路径。对于城乡居民基本医保建制来说,这一过程实质上并不是直接的制度再生产过程,而是不同制度的重整融合过程。所以说,这一阶段的整合型政策试验,既是内容,又是形式,也是过程。与上一阶段的互动性政策试验机制相比,在整合型政策试验新机制中,央地政府的互动过程更为直接和顺畅,试验目标更为明确,试验内容更为具体,试验范围更为宽广,试验效率更为高效,试验风险更为可控。因此,这一阶段的城乡居民基本医保制度的整合过程与整合型政策试验的过程几乎是同步进行的,政策试验过程也更加接近于直接的建制过程。

3.3　整合型试验机制下的城乡居民基本医保建制

随着城乡融合发展进程的逐步加快,破除城乡二元结构、整合"碎片化"的基本医保制度在理论界和实务界已形成政治共识和社会共识,加之,融合性整合型政策试验新机制也初步建立起来,推进新农合制度与城居保制度有效衔接和整合,以实现城乡居民基本医保制度的一体化发展,成为整合型试验阶段的新目标。从整合型政策试验的实践来看,这一过程主要是从城乡居民基本医保制度的管理体制、经办机制、筹资机制与待遇支付机制的角度对新农合制度与城居保制度进行的整合。

3.3.1　城乡居民基本医保管理与经办整合试验

对于任何一项社会保障制度而言,管理体制与经办机制都是"牵一发而动全身"的关键要素机制。如果说,城乡基本医保制度整合前的最大难题在于管理体制的突破,那么城乡基本医保制度整合后,特别是理顺管理体制之后,最大的整合挑战则集中于两方面:一方面,在于城乡基本医保经办机制的改革和创新;另一方面,则是城乡居民基本医保权利的公平实现机制。前者催生了医保支付方式改革,将原先粗放式的按项目付费方式改革调整创新为更具有管理意识的总额控费、按人头付费等复合型付费方式,形成医保制衡医疗服务的经办机制;后者则聚焦城乡居民基本医保的筹资机制和待遇支付机制。在调研过程中,来自医保管理的一位行政负责人分析:"与其说在整合城乡医保管理体制方面顶层迟迟没有拍板,不如说,整合城乡医保的体制机制涉及面广、太过复杂,理论准备不足,顶层没有完全吃透,或者清晰的政策制度没有传递到顶层,所以就迟迟不敢拍板。"①正因为整合城乡基本医保的复杂性导致顶层决策举棋不定,地方突破、地方试验就是策略,而在地方试验和突破的过程中,管理体制和经办机制的突破成为重中之重。

　　长期以来,新农合制度与城居保制度分属于不同的行政主管部门,归于不同的行政管理体系,卫生部门主管新农合制度,而城居保制度的主管部门为人社部门(2008 年以前为劳动与社会保障部门),两个部门职能相似,却分别管理城、乡医保制度。因此,在各地城乡基本医保制度整合过程中,管理体制的分立成为阻碍整合进程踌躇不前的主要原因,而如何迅速建立起适应城乡基本医保制度整合的经办机制也是整合型试验的重点任务。在 2018 年国家尚未组建医疗保障局、统一城乡基本医保管理体制之前,总结各地管理体制、经办机制整合的相关试验,可归纳为四种模式:

---

① 访谈记录:NJ20140806-1.

　　一是卫生部门主管模式。在医保管理方面,卫生部门的优势在于长期从事医疗系统的管理和卫生政策的制定,掌握医疗服务相关专业知识,便于有效控制医疗费用和服务质量。[①]与此同时,人社部门在基层征收合作医疗的参保费用时"没有腿"[②],先天断送了管理新农合制度的机会。基于城乡统筹融合发展的理念,浙江嘉兴、云南开远、山西晋中、青海海东等地探索将城乡居民非正式就业人员和无就业人员统一纳入"城乡居民合作医疗保障制度"中,并将行政管理权统一归于卫生行政部门。[③]而在中央顶层设计推动城乡基本医保制度整合的过程中,陕西省独树一帜,成为首个将医保制度的管理权归于卫生部门的省份。除了基于卫生部"两制衔接"试点而整合到卫生部门主管的城市外,贵州省毕节市在城乡基本医保制度整合的过程中也自发形成了行政主管归卫生部门"一手托两家"的管理体制。毕节市的新农合制度之所以能够将城镇居民纳入其参保范围,主要原因在于:一方面,毕节市是典型的人口流出城市,本市外出打工人数约占全市总人口数的四分之一[④],外出打工者中超过 100 万人参加了以户为单位缴费的新农合制度,长期在外的打工群体扩大了新农合基金容量池的同时却未曾享受新农合制度的待遇给付,使得新农合基金出现大量结余,为弥补城镇居民基本医保

---

　　① 马瑞霞,等.国外医疗保险一体化立法对我国的启示[J].中共山西省委党校学报,2013(1):72-75.

　　② 空令敏.三保合一后的两难决断——医保管理职责整合观察[J].健康报,2013年7月30日.

　　③ 孙淑云.中国基本医疗保险立法研究[M].北京:法律出版社,2014:109.上述地区的管理体制整合探索试验并未形成卫生部门统一管理的模式,根据卫生部卫生发展研究中心的报告,最终的整合模式有基金仍然分立的部分整合型、归于卫生或人社部门主管的完全整合型和卫生及人社部门共同管理的合作管理型三种类型.

　　④ 毕节市全市户籍人口 800 多万,其中外出打工者有 200 多万.

基金缺口提供了资金支持；另一方面，毕节市的城镇居民基本医保制度的个人缴费部分远高于新农合制度的同时，待遇给付却远低于新农合①，城镇居民要求加入新农合制度的呼声较为强烈。

二是人社部门主管模式。长期主管城镇职工和城镇居民基本医保制度的人社部门，有着管理和运行城市区域内基本医保制度的娴熟经验。随着城镇化进程的进一步加快，未来城市地区参保人数和参保比例将持续增加，将城乡居民基本医保制度的管理权统一并入人社部门管理，并在条件成熟时实现"三保合一"，是适应城镇化进程中人口频繁流动的必然要求，是国家医疗保障局成立之前最为常见的一种管理体制整合模式。2012 年 6 月，人社部门在制定《社会保障"十二五"规划纲要》中也明确提出："探索整合城乡基本医疗保险管理职能和经办资源"。由此，广东、上海等地开始试点探索整合城乡基本医保制度的管理体制，将卫生部门的管理职能合并到人社部门，以建立城乡一体化的医保主管部门，统一管理城乡居民基本医保基金筹集、管理、监督和待遇给付等业务。

三是卫生部门和人社部门合作管理模式。结合社会保障领域"大部制"改革的总体思路，合并卫生部门与人社部门分属的医保管理职能，以明确城乡居民基本医保制度的责任主体。同时，卫生部门和人社部门合作管理的模式，不仅可以减少卫生部门与人社部门之间的推诿扯皮，将城乡居民基本医保管理成本内部化，而且能充分利用两部门各自的职能优势，确保城乡居民基本医保基金征缴顺利的同时实现基金结算安全。这一模式以江苏镇江最为典型。

---

① 在参保缴费方面，毕节市城镇居民基本医保个人缴费 100 元，而新农合参保缴费仅 30 元；在待遇给付方面，两项制度目录相近，但城镇居民基本医保的报销比例比新农合制度低约 10 个百分点。

四是组建专门机构的直接管理模式。选择跳出卫生部门和人社部门管理权归属之争的漩涡,转而成立直属市政府的独立部门管理城乡基本医保制度,是部分地方管理体制整合的创新之举。比如,广东省东莞市为统一城乡基本医保制度的管理体制,专门组建了社保局对城乡医保相关事务进行管理。在各地探索管理体制整合的过程中,还出现了由财政部门代管的管理体制整合模式,但该模式除主管部门为财政部门外,其本质仍是成立区别于人社部门和卫生部门的独立部门对城乡基本医保制度进行管理。该模式以福建三明最为典型,该市在实现城乡基本医保制度整合后,成立了独立的医疗保障管理中心,下设医保办,归属财政部门代管。

虽然,各方就城乡居民基本医保制度的管理权归属展开了激烈地辩论和广泛地试验,但一直尚未形成定论,理论和实践不断明晰的一点是,基本医保管理体制本质上是责任体制,只有统一管理体制才能统一赋权并集中问责,才能维护医保制度的统一性、公平性与规范性。从各地的试验探索来看,伴随着城乡基本医保制度整合进程的加快,新的医保经办经验被渐次提出:(1)引入商业保险公司参与基本医保业务经办。商业保险公司凭借有效弥补城乡基本医保制度整合所造成的诸如经办人员数量、专业素质、信息系统建设水平及行政垂直管理等弊端,而成为当前行政干预型医保经办机构的重要补充力量。(2)优化信息管理系统,强化信息化建设。通过社保信息联网的方式改变旧有的手工结算报销,加强医疗费用控制,进而消除原新农合经办机构对基层医疗机构及统筹地区外就医管理的不足。同时,引入自动筛查等信息化手段,减少部分医保业务的工作量,节约大量人力物力成本。

3.3.2　城乡居民基本医保筹资与待遇整合试验

从医保统筹层级来看,虽然部分地区的城镇居民基本医保制度在市级统筹的情况下仍存在分级管理模式,但新农合制度大多仅实行县级统筹;就筹资机制而言,新农合制度建立了以县级为统筹单位的农民个人缴费、四级财政资助和集体扶持相结合的"初级"社会化医保筹资机制①,其中各级财政补助约占筹资总额的80%,而城镇居民基本医保制度在部分地区按人群分类分别进行筹资,且财政平均补助额度远低于新农合制度;就待遇给付而言,虽然新农合和城居保制度都采取"住院统筹＋门诊统筹"的模式,但鉴于新农合制度的筹资水平低于城居保制度,所以不能直接套用城居保制度的药品报销目录,其目录范围和报销比例均低于城居保制度。因此,长期以来,新农合制度和城居保制度在统筹层次、筹资水平和待遇给付标准上均存在不同程度的差异。而开展城乡居民基本医保制度整合,即要在制度平稳过渡的基础上,尽可能做到以下三点:第一,尽量推动城乡居民基本医保报销范围一致和待遇项目统一。就如何缩小报销范围差距和待遇项目差距问题,各地基于医保待遇刚性增长的现实,普遍采取"就高不就低"地使用城镇居民基本医保的三大目录。第二,尽量保证城乡居民基本医保待遇总体水平不降低。要实现城乡居民基本医保制度整合过程中"医保待遇总体水平不降低"的基本要求,要么按照原先标准较高的制度水平执行(一般情况下,城镇居民基本医保制度的待遇标准高于新农合制度),要么在允

---

① 任雪娇.农村合作医疗制度的变迁逻辑与发展趋势——基于历史制度主义的分析框架[J].宏观经济管理,2019(6):43－49.

许待遇分档的情况下采取分别实行原城镇居民基本医保待遇与原新农合待遇标准。第三,尽量保持个人缴费不大幅增加且同时考虑政府财政负担能力。①

城乡居民基本医保制度从"分割"走向"整合"期间,各个地方基于城乡之间人口结构和经济社会发展差距、新农合和城镇居民基本医保制度现有的待遇差距、当地城乡居民的经济收入水平和央地财政负担能力以及对其他地区整合城乡基本医保筹资和待遇经验的吸收借鉴,设计出筹资和待遇整合的多种模式,以实现区域性城乡居民基本医保制度的整体整合。概括来说,主要存在以下几种模式:

一是以日照、厦门等地为代表的"统一制度统一待遇支付"的整合模式。即在统一的制度框架和管理经办体制下,城乡居民实行无差别的筹资标准和完全统一的待遇给付标准,确保城乡居民享受完全同等的医疗保障服务。按照筹资"就低不就高"和待遇支付"就高不就低、就宽不就窄"的原则,实行"统一制度统一待遇支付"整合模式的地区,均采用筹资标准比照原新农合制度、待遇支付标准比照城镇居民基本医保制度与新农合制度中较高者的办法进行筹资机制和待遇支付机制的整合,其实质在于降低原城镇居民缴费标准而提高央地政府的财政补助比例。

二是以苏州、天津等地为代表的"一制两档"的整合模式。即将新农合制度和城居保制度整合后,在统一的城乡居民基本医保制度框架和统一的管理经办体制下,将城乡居民基本医保制度的筹资和

---

① 朱恒鹏.中国城乡居民基本医疗保险制度整合研究[M].北京:中国社会科学出版社,2017:97.

待遇分为两个档次,即两种不同的统筹基金、两种不同的筹资水平和两类保障待遇。实行"一制两档"整合模式的地区,一般情况下,高档筹资和待遇标准比照原城居保制度,低档筹资和待遇标准比照原新农合制度,由此形成了两种不同且相对独立的筹资及待遇标准。为避免出现逆向选择问题,各地还探索试验出添加附加条件的新办法,如同一户口本的参保对象仅能选择同一缴费和待遇档次,两保整合前的原城镇居民必须选择较高档,较低的缴费和待遇仅供部分特殊地区自主选择。

三是以天津、延安等地为代表的"一制多档"的整合模式。即在统一的城乡居民基本医保制度框架下,基于不同考虑,采取分档缴费和分档待遇支付的办法(一般而言,分档层次多于两档,最常见的是三档),由参保者根据自身的需要和能力自主选择,如重庆市、成都市、延安市、天津市和宁夏回族自治区等地的城乡基本医保制度整合均采取这一模式,但从档次极差来看,即便采取同一模式,各地区之间也存在较大差异。对同样采取"一制三档"模式的天津市、延安市和宁夏回族自治区的筹资进行比较时发现:天津市采取高档比照原城镇居民基本医保、低档比照原新农合及新设立介于两者之间的中间档的办法;宁夏回族自治区则采取低档比照原新农合、中间档比照原城镇居民基本医保,另增设针对"重病、慢性病患者及经济条件较好家庭"的高档模式;延安市则独辟蹊径,对三个档次的城乡居民基本医保待遇支付采取统一的标准,差别仅在于最高支付限额。[①]

---

① 朱恒鹏.中国城乡居民基本医疗保险制度整合研究[M].北京:中国社会科学出版社,2017:102.

3.3.3　城乡居民基本医保建制历程与发展进路

从城乡居民基本医保建制的整体过程来看,新农合制度建设以及与之相关的各项政策试验主要在中央政府的安排部署下渐次推进。而城乡居民基本医保建制的整合型政策试验过程则从地方政府的自发性探索开始,到顶层政策推进与地方创新相结合。具体分析这一过程。2002—2007 年间,城乡三项基本医保制度在"碎片化"构建的同时,"整合"就在广东、浙江和江苏等东部沿海社会经济发达、城乡发展较为均衡、流动人口聚居之地开始试验探索。地方整合城乡基本医保的路线呈现出以下特征:从分散走向集中、从局部整合到全域整合、从两项制度整合到三项制度全部整合。医保制度的整合型政策试验过程以点带面,渐成不可阻挡之势,进而推动顶层政策渐次出台。

2007—2015 年,是城镇化背景下城乡一体化加速发展时期。这一时期顶层政策就开始谋划推进城乡基本医保制度整合。为回应地方自发探索整合城乡基本医保制度的实践,2007 年 7 月国务院印发《关于开展城镇居民基本医疗保险试点的指导意见》,明确提出:"鼓励有条件的地区结合城镇职工基本医疗保险和新型农村合作医疗管理的实际,进一步整合基本医疗保障管理资源。"2008 年 10 月,党的十七届三中全会做出《关于推进农村改革发展若干重大问题的决定》,提出要"加快形成城乡经济社会发展一体化新格局"。其中,城乡社会保障制度一体化是一项关键内容。2009 年 3 月,中共中央、国务院印发《关于深化医药卫生体制改革的意见》,重申要"探索建立城乡一体化的基本医疗保障管理制度"。至 2010 年,新农合制度框架基本成熟,覆盖城乡的社会保障制度体系基本确立。①在总结前期实践经验的基础上，卫生部组织相关专家起草了"新农合管理条例"，并提交至国务院审议通过。由此，通过立法的形式进一步规范了新农合制度，为新农合可持续发展提供了基本的制度保障。2010 年 10 月，《社会保险法》颁布实施，明确提出"国家建立和完善新型农村合作医疗制度"，新农合制度被上升到立法保障的高度。2012 年 11 月，党的十八大报告、《社会保障"十二五"规划纲要》与《"十二五"期间深化医药卫生体制改革规划暨实施方案》等文件再次重申"加快建立统筹城乡的医保管理体制，探索整合城乡医保管理职能和经办资源"，以促进城乡统筹，建设更具公平性、适应流动性和提高可持续性的医保制度。2013 年 3 月，《国务院机构改革和职能转变方案》明确提出，2013 年 6 月底前，由中央编办牵头完成城乡三项基本医保制度的行政管理职责整合。但是，直至 2015 年年底，也没有一个明确的方案出台。

为有效应对"以地域为经，以职业为纬的新形态多元式社会保障体系"②的价值挑战及城乡医保制度"碎片化"弊病，各地坚持顶层政策规范化推进与地方创新相结合，开展了一系列关涉医保管理、经办、筹资、待遇等议题的整合型试验。2016 年 1 月，国务院在总结各地自发整合城乡基本医保经验教训的基础上出台了《关于整合城乡居民基本医疗保险制度的意见》，要求各省（区、市）于 2016 年 6 月底前对整合城乡居民医保工作做出规划和部署，力争实现城乡居民基本医保"统一覆盖范围、统一筹资政策、统一保障待遇、统

①　胡晓义.安国之策:实现人人享有基本社会保障[M].北京:中国人力资源和社会保障出版集团,2011:99 - 101, 187 - 195.

②　岳经纶.社会政策学视野下的中国社会保障制度建设——从社会身份本位到人类需要本位[J].公共行政评论,2008(4):58 - 83.

一医保目录、统一定点管理、统一基金管理",这标志着整合城乡基本医保制度大步跨入全国推进阶段。同年 11 月,国务院深化医药卫生体制改革领导小组印发《关于进一步推广深化医药卫生体制改革经验的若干意见》,提出要将"三明经验"推广至全国,即"建立强有力的党政'一把手'负责的医改领导体制、三医联动工作机制、统一经办管理体制、设立医保基金管理中心"等。2018 年 3 月,第十三届全国人民代表大会第一次会议审议通过了《国务院机构改革方案》,明确组新中国成立家医疗保障局,统一城乡三项基本医保制度的管理体制,为完成整合和统一城乡基本医保制度确立了组织保障。至 2018 年年初,全国共有 23 个省份实现了城乡居民基本医保制度的统一。①2019 年 1 月,全国医疗保障工作会议在北京召开,会议研究部署 2019 年医疗保障重点任务,提出全面建立统一的城乡居民基本医保制度。至此,城乡居民基本医保制度在形式上和部分内容上基本实现了整合。

值得注意的是,虽然整合型试验过程中的新农合制度已经部分或完全变迁为城乡居民基本医保制度,但是这一变迁只是农村医保制度发展到一定时期的阶段性产物,是保持上一阶段制度结构不变的情况下对农村医保制度原有制度形式和内容进行的升级。通过整合型试验而形成的城乡居民基本医保制度的实质是新农合这一农村医保制度在城乡融合发展时期的接续,其本质并未发生实质变化。总而言之,城乡居民基本医保制度也仅仅是农村医保制度向全民医保制度发展变迁的历史长河中的一个阶段,其过渡性、初级性、未定型特征仍然凸显了新时代借助政策试验的方式探索农村医保

---

① 孙淑云,等.中国农村合作医疗制度变迁[J].农业经济问题,2018(9):24-32.

制度完善的必要性和迫切性。

3.4　本 章 小 结

作为一项关涉全体城乡居民的社会保障制度,城乡居民基本医保制度当前的制度形态是以过去的存在形式为前提的,即城乡居民基本医保制度是对新农合制度以及复制新农合建制经验而建立的城居保制度路径依赖的基础上而形成的。城乡居民基本医保的建制路径裹挟着新农合建制路径的经验烙印。新农合互动性政策试验的过程历经中央顶层设计与高位推动、地方具体试验与制度创新后,再经央地互动从地方经验上升为中央政策,经过这一螺旋式上升的循环闭环,在中央政府顶层设计与高位推动和地方政府具体试验与制度创新的相互作用下,最终形成新农合制度逐步完善的政策试验机制。而城乡居民基本医保制度的整合型政策试验机制,则是在互动性政策试验机制的基础上,汲取互动性政策试验机制的经验和教训,融合城乡一体化加速融合发展的时代背景优化升级以后而形成的新机制。与互动性政策试验机制相比,这一新机制中央地政府的互动性更强、更直接,对于开展城乡居民基本医保制度的整合型政策试验过程的决策部署和政策执行更具针对性。同时,试验目标更为明确,试验范围更为宽广,试验效率更为高效,试验风险更为可控。由此表明,随着医保制度的逐步发展,医保建制的技术也趋于成熟,医保建制的路径日益清晰。也就是说,这一时期的政策试验机制深刻地嵌入了城乡医保的建制路径中,并与之在耦合性的关系中协同发展。

第四章　农村医保建制中政策试验的机理与效能

如同其他领域的改革和建制一样,农村医保制度的建设过程也是先从"试点"开始,为了达到"过河"的目的,在没有现成"桥梁"的条件下,先派几个人到河里去寻找可以通向彼岸的"石头"。在这里,"过河"是目的,"石头"是路径或者工具,不过路径或者工具没有现成的,需要下力气去寻找。寻找的方法是选择试点,先行先试,总结经验,加以推广。①从传统农村合作医疗制度到新型农村合作医疗制度,再到城乡居民基本医保制度,虽然农村医保建制过程中的政策试验机制历经变迁,在不同时期形成了适应不同宏观环境的不同类型和特征的政策试验机制。但是,就其本质而言,不同时期农村医保建制过程中政策试验的内在机理和驱动机制如出一辙,内含着独特的运行逻辑与价值。

4.1　农村医保建制中政策试验的内在机理

农村医保建制史实际就是中国"摸着石头过河"的政策试验实

---

① 周弘,等.走向人人享有保障的社会——当代中国社会保障的制度变迁[M].北京:中国社会科学出版社,2015:101.

践史。在此过程中,农村医保的建制过程与政策试验过程交融共生。在对不同时期的农村医保政策试验运行机制进行纵向历时性梳理后,还需从中抽象提取农村医保政策试验的内在横向运行逻辑及其作用机制,并在此基础上深刻理解农村医保建制采取政策试验这一工具和方法论的实质,明晰农村医保制度是如何及怎样通过政策试验的方式和机制来进行建制。

4.1.1 农村医保建制与政策试验的内在关联

纵观农村医保七十余年的建制历程,不难发现,农村医保制度建立和发展的过程本身就是摸着石头过河、不断试错纠错和改革完善的政策试验过程。这一过程也可以看作是通过适宜的政策试验运行机制,不断逼近农村医保制度内核,进而建立适应不同时期宏观环境要求、符合农民医疗保障需求的农村医疗保险良治的过程。而从政策试验的角度来看,政策试验既是中国农村医疗保险的技术性建制路径,又是农村医疗保险制度变迁的直接推动力,还是实现传统农村合作医疗制度向新型农村合作医疗制度转型、进而向城乡居民基本医保制度升级、最后实现全民医保战略的具体实践策略。在这一过程中,农村医疗保险制度建设与政策试验机制相辅相成、相互促进,呈现出一种双向互动的共生生态。

从不同时期农村医保的政策试验实践来看,政策试验这一技术性建制路径与农村医保制度的发展显著关联。新中国成立初期,经济社会百废待兴,共产党领导的新生政权面临着艰难繁重的重建任务,以巩固和拓展执政基础。此时,历经战火摧残的亿万农民仍然处于极度贫困之境地。如何有效地解决农民的生存问题,成为农村工作的重中之重,也是新生政权面临的主要社会矛盾。而农民病无所医、医无所保则对长久地解决农民的生存问题构成了巨大挑战。由此,基于农业经济互助合作社的互助共济逻辑,部分农民领袖零散地、自发地进行了事关农民医疗保障问题的系列探索,将农业生产互助合作的经验跨领域扩散至农村医疗保障领域,通过内生型自发性政策试验机制,建立了小规模、低水平的农村微型社区互助型医保制度,并在一定程度和范围内将其建制经验进行了扩散,进而填补了农村医疗保险的制度性空白。这一政策试验机制,使得在一个缺乏医疗保障传统且"以农为本、以土为生"的乡土中国,首创了以互助共济为特点的农民自治性医保制度。同时,这一内生型自发性政策试验机制,也内嵌于农村医保建制的过程中,一旦农村微型社区互助型医保制度的绩效达不到预期目标,自发性政策试验的参与主体便会以终止共同体利益损耗为由,终结自发性政策试验过程。及至人民公社时期,政府深刻认识到医疗保障对于国家治理的重大意义,通过国家权力的强制性介入,将微型社区互助型医保制度的建制经验和人民公社体制塑造的相关经验,强制性"移植"和"嫁接"到农村医保建制过程中,由此,形塑了人民公社时期高度政治化的集体福利保健型农村医保制度,并使得传统农村合作医疗制度的发展出现了第一个小高峰。改革开放以后,传统农村合作医疗制度陷入治理真空,国家鼓励各地自主探索农村医保建制,与原先农村自发性政策试验所不同,这一时期的政策试验是在中央的授意下进行的。由于缺乏成熟的政策试验技术和清晰的政策试验路径,在特殊时期、特殊环境下,通过粗放式的政策试验机制而开展的全场域、大规模、自主性的农村医保政策试验并没有达到预期效果,反而在一定程度上造成了农村医保政策体系的碎片化,加速了传统农村合作医疗制度的衰落,最终使得人民公社体制下建立起来的农村集体福利保健型医保制度濒临解体,甚至一度将改革开放前中国医疗卫生筹资和分配公平性名列前茅的辉煌成就拉低至世界倒数第四位。随着政策试验机制的不断调整和优化,农村医疗保险转入新农合建制阶段,借助于互动性政策试验机制,在短时间内建立起中国有史以来第一个覆盖全体农民、由政府承担积极财政责任的社会医疗保险制度,"史无前例"地解决了农民的医疗保障问题。同时,新农合制度的辉煌成就也大大提升了政策试验的影响力,使得政策试验这一极具中国特色的公共政策经验被广为流传,甚至可以说,政策试验成为解读"中国道路"的有力砝码。进入新时代后,随着国家目标和农民需求的调适契合,借助整合型政策试验机制,再次成功实现了对城乡居民基本医保制度的整合。总而言之,作为技术性建制路径的政策试验,推动了中国农村医保制度的建立、发展与完善,而农村医保建制实践也反过来丰富和拓展了政策试验的相关内容。

4.1.2　政策试验的内在机理:"吸纳—扩散"

"吸纳"一词由英国当代哲学家巴什勒(J. Bashile)提出,意为吸取采纳、吸收容纳或者接受新性质的事物到一复合体中。这一概念内在地说明了"吸纳"是内外部要素共同作用的结果,正是因为内部具有吸引力,外部要素才会发挥积极的推动性作用。"扩散"一词最初是来源于物理学的专业术语,通俗地讲就是"扩大分散开来或者扩大分散出去",后来这一词语被广泛运用于社会科学各领域。对于"政策扩散"内涵的界定,国际政策科学界将其定义为"一项创新通过某种渠道随着时间流逝在一个社会系统的成员之间被沟通的过程"[1],具体指

---

[1]　Everett M. Rogers. Diffusion of Innovation[M]. New York: The Free Press, 1983:247.

"某种创新从其发源地传输到创新的最终使用者或者采纳者的过程"①。作为一对重要的公共政策学概念,"吸纳"和"扩散"与"输入"和"输出"如出一辙。而政策试验就好比一个不透明的"黑匣子",前端连接着"要素输入口",后端连接着"制度输出口"。类比到农村医保政策试验过程中,"黑匣子"前端和后端的两个环节分别为农村医保政策试验的启动环节和全面推广环节,这两个关口环节在农村医保政策试验的过程中最为关键,直接决定了农村医保政策试验的成败。具体到本书的研究中,"吸纳"是指在开展农村医保政策试验过程中,吸收开展农村医保政策试验所需的各项资源要素,并在系统内部进行有效整合的过程;扩散则是将农村医保政策试验过程中总结的成功经验向其他非试验地区进行辐射和推广,是对经过试验并修正完善后的政策在系统外予以实施的过程。但是,在此过程中,农村医保制度的"扩散"也存在全面推广、局部推广、延迟推广等程度差异。总体而言,农村医疗保险制度的扩散过程,在空间上

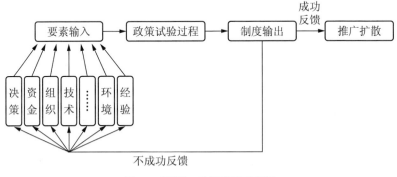

图 4.1 "吸纳—扩散"机理示意图

———————————

① Anelissa Lucas. Public Policy Diffusion Research: Integrating Analytic Paradigms[J]. Science Communication, 1983(4):379-408.

通常表现为一种"临近效应",在时间上表现为"S"式的螺旋上升。这一"吸纳"和"扩散"机制高度概括了政策试验的内在运行机理,对理解和分析农村医保政策试验具有重要的借鉴意义。

以传统农村合作医疗建制实践为例,"吸纳—扩散"作用机制主要体现在以下几点:首先,体现在农民领袖对农业生产互助合作逻辑的"吸纳—扩散"和中央及地方政府对米山经验的"吸纳—扩散",即米山的农民领袖吸收农业生产互助合作的逻辑后,将这一逻辑思路与框架移植和扩散至农民医疗保障领域,自发性探索建立了中国历史上第一个农民自己的联合保健站,最终发展为适应合作社经济的农村微型社区互助型医保制度。而后政府对"米山经验"进行认可、肯定和吸纳后,则在更大范围内对其相关政策进行扩散,从而大大提升了传统农村合作医疗的建制进程。其次,体现在对人民公社体制塑造的经验和微型社区互助型医保制度建制经验的"吸纳—扩散"。这一时期,农村医保制度被作为完善人民公社体制的重要补充加以调整,人民公社体制的建制经验和体制特征迅速被农村医保制度跨领域进行了吸纳,且迅速将这一体制经验和特征扩散至医保建制过程中。与此同时,人民公社时期公社集体福利性质的农村医保制度,也是在吸纳微型社区互助型医保制度各微观要素机制运行逻辑的基础上,将微型社区互助型医保制度的建制经验扩散至其中而形成的。

同时,这一"吸纳—扩散"作用机制还会随着政策试验机制的不断完善而进行自我优化。诸如,在新农合政策试验过程中,这一作用机制还体现在中央政府对传统农村合作医疗制度及专家学者等多方意见的"吸纳—扩散"中。在新农合制度出台之前的政策酝酿时期,中央政府不仅从传统农村合作医疗制度的改革实践中吸纳了可供借鉴的农村医保建制全新政策方案,而且从卫生部及其他政府部门、专家学者、国际组织的小范围、多元性"试验干预式"具体探索中"吸纳"了较为切实可行的新型农村合作医疗政策运行方案。通过多方吸纳,形成了中央层级的新农合制度的雏形,经过顶层设计,以任务派发的形式"扩散"至地方政府各部门,要求地方政府予以执行。

除此之外,"吸纳—扩散"作用机制还体现为一种双向互动机制。诸如,中央政府吸收借鉴传统农村合作医疗制度经验并在科学调研、多方探索、详细论证后,形成了中央层面关于新农合制度的顶层政策文本。地方政府对中央顶层设计的新农合制度框架、目标和政策试验的基本理念、原则等进行吸纳,以此作为其开展地方性新农合政策试验的依据,并在具体政策试验的过程中对吸纳的成果进行实践,不断进行体制机制的探索创新。而地方的建制经验经专项评估合格后,转而被中央认可,并二次吸纳至中央层级的新农合相关政策本文中,且迅速上升为新的更为规范的国家性政策文件,进而在上级政府的主导下逐步将新的政策方案向全国其他地区予以推广,实现更深层次、更大范围的扩散。经过央地政府之间循环往复地持续性互动,"吸纳—扩散"作用机制的效能不断提升,进而推动农村医保建制中政策试验机制的提质升级,加速农村医保建制进程。

需要特别指出的是,在农村医保建制过程中,"吸纳"与"扩散"并非是完全对立或者绝对一前一后的关系,而是不断交叉进行,直至农村医保政策试验过程全部结束。此外,这一过程中还存在一个评估反馈环节,即由中央政府对地方具体政策试验的效果进行评估、考核和验收,形成进一步修正和完善农村医保制度的有效性反馈,进而对反馈结果再次进行分类。若评估反馈结果显示该地区农村医保政策创新有效性较高,且适宜在全国其他地区推广,中央政府才会将这一创新经验上升为较为规范的国家性政策文件并予以全面推广。若评估反馈结果显示该地区创新后的农村医保政策有效性一般或者有效性较差,那么,中央政府则会立即中止地方试验,并对其政策试验内容进行修正完善,随后再次进入新一轮的试验过程。倘若修正后的政策试验结果经评估反馈后仍无效,则会完全终止试验过程,不再向政策试验系统进行二次输入。也就是说,作为政策试验系统的辅助性机制,评估反馈环节构筑了"吸纳—扩散"过程的内部控制机制,能够有效降低政策试验风险,提升政策试验效能。

4.1.3　"吸纳—扩散"的实质:确定性追求

"不确定性"是指在特定的情况下,有多个结果与我们的期望相符合。这种对不确定性的定义包括每一种在学术上用无知、风险、测量和评价等术语表达的对不确定性的常规理解。[①]鉴于各时期农村医保建制起始阶段没有清晰的制度蓝本可供借鉴,特别是在新农合建制初期制度概念不明确、性质不确定、目标多元化、关键环节不定型等初级性和模糊性特点,以及城乡居民基本医保制度整合路径和过程的纷繁复杂,导致农村医保政策试验过程充满不确定性。诸如,在新农合及城乡居民基本医保政策试验的各个阶段,中央政府对于推动医保制度建设的具体步骤和策略并无详尽的预先设定,而

---

① [美]小罗杰·皮尔克.诚实的代理人——科学在政策与政治中的意义[M].李正风,等译.上海:上海交通大学出版社,2010:62.

是通过对地方政府的医保政策试验进行选择性控制,以确保农村医保政策试验过程的可控性。而"吸纳—扩散"作用机制,正是央地政府之间对于如何确保农村医保政策试验过程的可控性而进行的机制设计,这一机制设计的目的是强化"确定性追求",降低政策试验风险,提高政策试验成功几率。

在政策试验系统中,实现"确定性追求"的过程往往就是进行选择与控制的过程,而"吸纳—扩散"作用机制本质上就是一种选择控制机制。与西方联邦制国家开展政策试验较少受诸如中央政府、超国家组织等强制性主体影响所不同,幅员辽阔且中央集权的单一制中国,在开展各类政策试验和政策创新过程中,中央政府处于具有绝对影响力的战略主导地位。①研究发现,在很多情况下,中央政府并不是根据政策试验的预期效果,而是根据自己的需求来决定试验什么、如何试验以及选择试验地区、确定推广时间和力度等。也就是说,中央政府实质上是根据自身的其他目标,而不是政策试验的目标或者地方政府的目标做出决定。只有政策试验的目标或者地方试验同中央政府的主要目标一致时,中央政府才会选择推广它。②从农村医保建制中的政策试验过程来看,中央政府既需要恰到好处地落实农村医保制度建设的国家意志和主张,又要在维系整个政策试验局面可控的前提下,直接或者间接地"深度"参与其中。这一做法的目的在于,要牢牢掌握农村医保政策试验各项工作的主

---

① Xufeng Zhu. Mandate Versus Championship: Vertical Government Intervention and Diffusion of Innovation in Public Services in Authoritarian China[J]. Public Management Review, 2014(1):117 – 139.

② Ciqi Mei. Zhilin Liu. Experiment-based Policy Making or Conscious Policy Design? The Case of Urban Housing Reform in China[J]. Policy Sciences, 2014(3): 321 – 337.

导权,规制农村医保政策试验的方向、范围和进度,防止因政策试验路径异化而影响政治社会稳定。

在中国社会保障领域立法缺位的情况下,国务院发布的行政性文件具有足够程度的规范性和约束性,国务院下属各机构和各级地方政府都必须严格贯彻执行。事实上,在没有就农村医保建制具体执行方案达成共识的情况下,为了加快推动农村医保的建制进程,中央顶层决策者也有可能采取折中的妥协模式,即在中央的选择性控制范围内,确保地方自主探索创新的活动空间。也就是说,一方面,中央政府对地方政策试验的具体内容和试验方式提出明确的要求;另一方面,中央会赋予地方政府一定程度上的政策试验自主权,鼓励地方政府充分发挥积极性和主动性,在一定程度上允许各级地方政府在中央的顶层设计下自主确定政策试验实施办法,开展农村医保制度各项微观要素机制的创新活动。虽然,在这一折中妥协的模式下,地方政府获得了一定的政策试验自主权,也占据一定的能动地位,但是,单一制下央地政府间顺畅的互动关系使得中央政府始终处于绝对的主导地位,以确保实现其对政策试验过程的确定性追求。在这一过程中,地方政府自主性和能动性作用的发挥仍然依赖于地方政府取得中央政府认可和支持的程度。[1]

虽然中央政府授予地方政府一定的自主创新权,但是,这并不意味着地方政府可以肆意妄为或者随心所欲地开展政策试验。若要想保持农村医保政策试验的平稳运行和良性发展,单纯依靠地方政府的自主性难免显得力不从心。特别是在政策试验初期,面对各

---

[1] Sebastian Heilmann. Lea Shih and Andreas Hofem. National Planning and Local Technology Zones: Experimental Governance in China's Torch Programme[J]. The China Quarterly, 2013(4):896-919.

方利益主体的强大阻力,如果任由其发展,则有可能出现导致农村医保制度夭折的情况,甚至打击地方政府进一步开展农村医保体制机制创新的积极性。因此,这一过程更需要中央政府配套建立相关容错纠错机制,以鼓励和保护地方政策试验的积极性。与此同时,地方政府"求新求异"的探索活动,也有可能使既有的政策试验偏离常规的运行轨道或者产生某种程度上的"越界"行为,若得不到及时控制,也有可能引发整个政策试验走向失败。因此,中央政府有权对农村医保政策试验过程中的各种无序行为进行及时干预、中止或者叫停政策试验过程。正是因为农村医保政策试验长期处于中央的选择性控制之下,所以,一旦出现带有风险性的信号或者苗头,中央政府才可以在短期内迅速予以矫正,防止因个别地区试验失败而造成更大范围或者全局性失败。

当然,现实中也存在未经上级政府批准而擅自将地方自主探索的创新经验"自发扩散"到其他地区的情况,但是,该情况仅仅出现在上级政府的"暂时性默许"态度之下。上级政府也可以根据整个社会总体的治理需要和地方政府的实践反馈,在必要的时候对地方政府正在开展的政策试验进行调整、矫正乃至叫停,从而调节放权的程度。就农村医保建制的政策试验过程来看,通常情况下,中央对于来自地方实践探索而形成的创新性农村医保方案,一般不会直接"照搬照抄"或者一蹴而就地全面推广,而是依托"吸纳—扩散"的作用机制,对原有的农村医保制度进行逐步替换和调整。在逐步替换和调整的渐进性过程中,中央政府可以掌握农村医保政策试验扩散的范围及进度,从而使得农村医保政策试验的整个过程处于中央政府的可控性范围之内。总之,中央政府与地方政府之间的双向互动贯穿农村医保政策试验过程的始终,但是,当前中国的社会治理正面临着政府权威体制与有效治理的组织困境①,具体到农村医保政策试验过程中,则体现为中央政府的总体性控制与地方政府的自由裁量之间的矛盾。②一直以来,中央的控制性与地方的自主性之间的博弈从未间断,但无论是中央的控制性试验还是地方的自主性试验,均有其限度。因此,在农村医保具体的政策试验过程中,如何寻找央地互动的动态平衡点,进而确保政策试验过程的可控性,最大限度地实现"确定性追求",从根本上决定了农村医保制度的发展前景。

4.2 农村医保建制中政策试验的驱动机制

从农村医保建制实践来看,政策试验的驱动机制是实现参保农民、政府内部各行政主管部门、医疗卫生服务供给机构、业务经办机构等主体,按照一定程序和要求,参与试验工作的动力输出机制。这一机制内含着利益、责任和能力等关键要素。一般情况下,政策试验过程中的各参与主体都有应获利益和应负责任,同时,其自身的参与能力也制约着利益和责任的实现程度。这一驱动机制的实质是激发政策试验参与主体的参与动机,并通过一定的参与机制,充分调动各主体的积极性、主动性和创造性,进而将参与动机转化为实现农村医保制度建设目标的推动力。但是,在具体的实践中,

---

① 周雪光.权威体制与有效治理:当代中国国家治理的制度逻辑[J].开放时代,2011(10):67 - 85.

② 郑永君,等.从地方经验到中央政策:地方政府政策试验的过程研究——基于"合规—有效"框架的分析[J].学术论坛,2016(6):40 - 43.

农村医保政策试验的目标诉求和最终结果之间仍存在一定的效度差距,体现了"实然"与"应然"在农村医保制度建设过程中的内在张力。为了最大限度地缩小"实然"与"应然"之间的效度差距,弥合制度目标与政策试验结果之间的张力,必须要在政策试验的过程中进行选择性控制。鉴于农村医保制度涉猎关系广泛且复杂,政策试验参与主体较多,而在农村医保政策试验过程中,央地政府及其行政人员始终扮演着主导者和推动者的核心角色。因此,本研究仅侧重于从央地关系的视角出发,重点论述央地各级政府及其内部各行政主管部门在政策试验驱动机制建构中的角色和作用。

4.2.1 "诱导—约束—能力"分析框架

作为公共政策制度创新和扩散的重要技术性工具,政策试验的开展需具备一定的前置条件,即央地政府具有开展政策试验的内在驱动力。农村医保建制中的政策试验过程亦是如此。政策试验的目的是实现政策创新,并推动政策向制度转化,从而提升制度效能。因此,农村医保政策试验的发生必然存在某些引发医保政策变迁,从而推动医保制度变迁的内在驱动机制。受政府层级性压力型体制影响,整个农村医保建制中的政策试验过程都是在中央的主导下,遵循顶层设计与地方创新相结合这一逻辑主线不断演进。在农村医保建制的政策试验过程中,央地政府间关系成为影响农村医保政策试验进程及其效果的关键性变量,整个农村医保政策试验过程中的诸多方面都受央地政府间关系的影响与制约。那么,影响农村医保政策试验顺利推进的因素究竟有哪些? 农村医保政策试验在央地政府间究竟是如何运作的? 央地政府开展农村医保政策试验的动力机制是什么? 约束机制又是什么? 央地政府在开展农村医保政策试验过程中产生的行为差异主要源于哪些因素? 本书将从诱导、约束和能力三个维度出发,借用公共政策领域的"诱导—约束—能力"分析框架,对央地政府开展农村医保政策试验的驱动机制进行分析。

"诱导—约束—能力"分析框架的理论基础和实践基础分别来源于央地关系理论、府际政策执行沟通模型和中国特色的央地关系实践图景。在央地关系理论看来,中国的公共政策活动往往发生于纷繁复杂的央地关系中,各级政府之间的运作过程是一种互动性、互赖性、多元性的动态过程。各级政府之间既有合作又有冲突,可以基于共同利益或其他价值的交换来诱导合作的达成。①在公共政策具体执行过程中,各级政府之间妥协、交易或联盟的合作活动体现出一种互惠性,而这种互惠性就体现在政策执行主体间诱导、约束和能力机制的相互作用关系中。具体而言,诱导机制是指在公共政策执行过程中出现的上级政府劝诱、引导下级政府,以及同级政府之间竞争与合作的手段,是促进政策执行主体积极性发生改变,并积极推动公共政策执行的诱因。它是各级政府之间公共政策执行的内在动力;约束机制是中央政府使地方政府或者上级政府使下级政府按照约定条件和政策要求完成执行活动、达至公共政策目标的手段和措施,是各级政府之间公共政策执行的外在压力;能力机制是各级政府完成一项任务或者实现政策目标时自身所体现出来的素质,是公共政策执行的前提和基础。其中,诱导机制和约束机制可被视为公共政策执行研究的自变量,受央地关系的影响和作用

① Laurence J. O'Toole Jr. Strategies for Intergovernment Management: Implementing Programs in Interorganizational Networks[J]. International Journal of Public Administration, 1988(4):422.

而自身发生变化,并最终影响作为因变量的公共政策的执行效果。而能力机制作为中介变量,通常只受自身属性和特征影响。但是,在某些特殊情况下,作为自变量的诱导机制和约束机制,也会通过作为中介变量的能力机制而影响公共政策的执行效果。央地政府公共政策执行的诱导、约束和能力机制又分别由不同的二级指标构成。诱导机制包含利益结构、权力配置和奖惩激励三个二级指标,约束机制包括制度规约、晋升考核和督查问责三个二级指标,能力机制包括组织协调能力、信息反馈能力和政策输出能力三个二级指标。[①]

4.2.2 政策试验的诱导机制

农村医保政策试验的诱导机制包含利益结构、权力配置和奖惩激励三个二级指标,这些指标在农村医保建制的政策试验过程中受央地关系影响,产生上级政府劝诱、引导下级政府以及同级政府部门之间竞争与合作的关系,进而通过激发农村医保政策试验参与主体的积极性,产生推动农村医保政策试验过程的内在驱动力。当然,若对政策试验参与主体产生积极行为的诱因处理不当,也会出现阻碍农村医保政策试验良性发展的情况。

第一,利益结构。"人们奋斗争取的一切,都同他们的利益有关"[②],"每一个社会的经济关系首先作为利益表现出来"[③],"利益是人们在一定经济关系中实现其自身需要而形成的社会关系"[④]。这些都表明利益的本质是一种社会关系,且利益依附"需要、欲望、占

---

① 英明.府际关系视域下辽宁省积极就业政策执行研究[D].沈阳:东北大学博士学位论文,2016.

② 马克思恩格斯全集(第1卷)[M].北京:人民出版社,1995:82.

③ 马克思恩格斯选集(第2卷)[M].北京:人民出版社,1995:537.

④ 张江河.论利益与政治之基本关系[J].吉林大学社会科学学报,1994(4):83-89.

有"而存在。从政治学的角度来看,央地政府的利益是"央地政府及其行政人员在履行政府职能、行使公共权力的过程中,对满足自身生存和发展的各种资源的占有与需要"。①农村医疗保险建制属于民生政治的重要领域。凡涉及政治问题,背后无不关乎各方势力、立场和不同的利益关系。因此,央地政府对于各自利益的追求,形成了他们推动农村医保政策试验发展的最大动机和约束条件。换言之,农村医保政策试验的动力,归根结底来自纵向层面上的央地政府之间和横向层面上的政府内部各行政部门之间不同行为主体对自身政治经济等利益的追求。

从纵向层面央地政府间的利益结构来看,虽然政府是国家权力的代言人,中央与地方政府都将为社会共同体谋利益作为其基本职责,但是,中央政府与地方政府本质上都是"经济人"角色,在"经济人"的理性驱使下,也会为了自身利益而开展各项活动。因此,央地关系的核心是"中央代表的国家整体利益与地方代表的地方局部利益两者之间的利益均衡问题"。②也就是说,在农村医保政策试验过程中,当中央政府的利益与地方政府的利益趋于一致时,便会产生利益联结,形成央地政府共同推动农村医保政策试验的合力;而当中央政府的利益与地方政府的利益产生摩擦甚至冲突时,就会导致央地离心现象出现,进而对农村医保政策试验的顺利开展造成一定程度上的不利影响。具体来看,包含以下两种情况:

一是利益联结形成央地合力。在农村医保政策试验过程中,利益联结程度的高低直接影响农村医保政策试验效果。一般来说,利

---

① 王颖.转型时期中国政府利益研究的必要性分析[J].中国行政管理,2007(7):75－77.

② 金太军.中央与地方政府关系构建与调谐[M].广州:广东人民出版社,2005:162.

益联结程度越高,农村医保政策试验越容易被推行,农村医保政策试验成功几率也越大。因此,在多数情况下,中央和地方各级政府之间会主动寻求构建某种利益联结关系。具体来看,对于中央政府而言,要想在短时期内迅速获取有效的政策试验效果,需要主动调整或者构建与试点场域地方政府间的利益结构,形成央地政府推动农村医保政策试验的利益共同体,以促进试点场域地方政府有效执行中央对于农村医保政策试验的相关决策部署;对于地方政府而言,地方政府是中央、民众以及自身三方利益的交汇点,三方利益联结并协调一致的最大受益方实则是地方政府。此时地方政府会在利益最大化和政绩获取的驱使下,寻求与中央利益趋于一致或者符合中央意图的利益联结。在这种情况下,地方政府才具有推动农村医保政策试验开展的驱动力,地方政府也才会致力于平衡三方利益,才会有效贯彻执行中央决策,开展农村医保政策试验。

二是利益冲突导致央地离心。基于地方保护主义,在处理各项公共事务的过程中,地方政府可能因片面地强调地方利益而产生种种短期行为。[1]由此,就会形成对中央决策的选择性执行、象征执行、虚假执行、执行阻滞等,具体表现为"上有政策、下有对策"及"政令不出中南海"等现象,从而使得中央推进农村医保政策试验时遭遇个别地方政府的漠视和排斥,进而导致农村医保政策试验无法真正落地。出现这一现象的原因主要在于:一方面,中央政府推动农村医保政策试验的政策意图未关涉或满足地方政府的利益需求;另一方面,中央政府存在过度干预甚至否决地方政府开展农村医保政

---

① 孙萍,等.治理视野下地方政府在城市蔓延管理中的角色转变[J].北京行政学院学报,2013(3):16-20.

策试验行为的先例,损害了地方政府的利益并挫伤了地方政府继续推进农村医保政策试验的积极性。这些原因都可以归结于,中央政府的政策决策与地方政府的政策执行之间存在某种程度上的利益冲突。以新农合筹资为例。新农合筹资采取个人缴费、集体扶持和央地财政资助相结合的方式,并要求地方财政配套资金的额度不得低于个人筹资。同时,新农合筹资标准会随着经济社会发展和医疗服务水平的提高,而相应地出现一定程度上的刚性增长。在筹资机制的动态调整过程中,随着个人缴费标准的不断提升,地方财政配套资金理应同步增长。但是,这一增长客观上加大了地方政府的财政负担压力,特别是对于部分财政收入本身较少的地区而言,这一要求势必让地方的财政负担加剧。这种情况下,如果得不到中央的财政转移支付,就会出现两种情况:一是挤占本辖区内部其他公共领域的财政资源,进而损害地方政府公信力;二是新农合制度可持续性将难以保障,甚至发生制度空转问题。即使地方政府能够一直获得中央的转移支付,那势必也会影响中央财政在其他公共领域的分配格局。当地方政府的利益取向与中央政府的利益结构存在不可避免的冲突时,地方政府更倾向于照顾地区利益和眼前利益,存在脱离执行中央政策决策的可能性。也就是说,地方政府的自利行为会影响中央政府对于农村医保政策试验的整体决策部署,进而为农村医保制度的有效执行带来消极影响。央地政府间的这一利益冲突,曾一度导致农村医保制度的筹资机制试验陷于困境。

从横向层面政府内部各部门之间的利益结构来看,农村医保制度建设是一项复杂的系统工程,关涉卫生、人社、财政、农业、国家发改委、民政、保监会及税务等部门的切身利益。当部门利益趋于一致时,便产生部门利益联结,形成各部门共同推动农村医保政策试验的合力；当部门各自为政，产生利益摩擦甚至冲突时，就容易导致部门离心现象出现，进而影响农村医保政策试验的有序推进。具体来看，也包含以下两种具体情况：

一是利益关联形成部门合力。农村医保制度涉及面广、政策性强，开展农村医保政策试验需要涉及多个政府部门。"单靠一个部门的努力来建设一项制度是不可能完成的，更何况这项制度还是覆盖八亿农民群体的大工程。单一的职能部门根本不可能将农村医保制度建设相关的部门和人员组织在一起进行商议，更不可能要求其他部门听从该部门的决策指令，这简直就是天方夜谭，因此破解农村医保制度建设难题的首要任务，是寻找一个高于职能部门的组织来进行领导。"①为了推动新农合政策试验的有序开展，实现本级政府利益最大化，政府内部各部门需要暂时摒弃部门利益，并主动构建新农合政策试验过程中相关部门之间的策略性利益联结。从新农合具体实践来看，为了解决这一问题，在卫生、人社、农业、财政、国家发改委等部门的共同作用下，新农合部际联席会议机制诞生。部际联席会议是新农合政策试验的跨部门议事决策机构，是各部门基于利益联结而形成利益共同体，最终形塑了推动新农合政策试验的部门合力。再如，在21世纪初期的新农合探索性试验阶段，时任国务院副总理李岚清要求国务院体改办会同卫生部、财政部、农业部共同进行农村医疗卫生联合调研，之所以要求体改办牵头，原因在于体改办的中立性。具体而言，在部门利益驱使下，涉及农村医保制度建设的任何一个牵头部门都有其自身利益诉求，卫生部门致力于突破传统合作医疗发展困境，解决农民医保缺位问题；扮

---

① 访谈记录：BJ20170714-1.

演"守财奴"角色的财政部门本着"少花一分是一分"的原则，认为城市职工是无产者而农民是有产者，农民依靠土地所获取的收益不仅可以解决日常生计，而且可以满足农民养老、医疗等保障需求，同时在城镇职工基本医保制度尚未完全解决的情况下谈及农村合作医疗问题为时尚早。一旦缺少财政部门支持，农村医保制度建设将会成为"无米之炊"。这种情况下，就必须由第三方力量介入并牵头开展联合调研，建立农村医疗卫生工作的统一战线。

二是利益冲突导致部门离心。政府职能的充分发挥以各行政机关及其行政人员为载体，他们所拥有的公共权力与部门利益直接挂钩。那么，在农村医保政策试验过程中，政府内部各部门之间的利益到底是如何分配的呢？早期专业化的医保管理部门尚未成立之前，农村医保属于医疗卫生领域的范畴，而这一领域由卫生部门负责，因此卫生部门顺理成章地成为农村医保的主管部门，掌握了农村医保政策试验的主动权。而任何一项公共政策的推行都离不开公共财政的支持，因而财政部门也成为农村医保政策试验中的关键部门。人社部门则凭借长期管理城镇居民基本医保制度的成熟经验，也成为推进农村医保建制的重要部门。其他诸如农业、民政、保监会等部门属于开展农村医保政策试验的协调配合部门或者辅助部门，则权力相对较小。通常情况下，部门因职责差异而被赋予不同的权力和利益，而权力较大的部门往往比权力较小的部门更容易实现部门利益。

在国家医疗保障局成立之前，农村医保政策试验过程中涉及农村医保的医疗服务供给机构、基层经办机构和农村医保制度均由卫生行政部门主管，各级卫生部门既承担农村医保的行政管理职能，又肩负监管责任，形成决策、执行和监管三权合一的权力垄断格局，在制定各项农村医保政策时,优先考虑本部门利益,对于政策试验过程中出现的问题也优先寻求内部化解。同时,农村医保制度的行政主管部门和基层经办机构之间的"政事不分"格局,也为卫生部门的利益扩大化创造了先天条件。然而,政府内部各部门推进农村医保政策试验的利益总和是固定不变的。若卫生部门一味扩大部门利益,那么财政、人社及其他辅助部门的部门利益必将受损,由此,便会引发政府内部各部门之间的利益冲突。当利益冲突出现时,主管医疗服务供给的卫生行政部门和主管医疗保险业务的人社部门之间便存在"卸责"行为,最终导致政策试验困难重重。特别是在城乡居民基本医保制度的整合型试验阶段,卫生和人社两部门甚至展开了"竞争性"指导,这对推进城乡居民基本医保制度的整合试验极为不利。"如果决策与他所期望的东西不相符合或者在他看来无法实现时,他将反对这种毫无活力的东西或者试图改变既定措施的内容"。[①]在农村医保政策试验过程中,个别部门基于部门利益考虑,甚至会对不符合本部门利益的公共政策不予执行,或者应付执行。农村医保政策试验参与主体往往受制于部门利益藩篱,而导致部门间职责不清、界限不明、推诿扯皮,最终难以形成推动农村医保制度发展的部门合力。总之,部门利益冲突成为影响农村医保政策试验的重要制约因素。

第二,权力配置。权力是政治学研究的核心内容,其最基本的定义是"人类对物和对人的支配能力",被进一步解释为"政治上的强制力量和职责范围内的支配力量"。[②]权力关系实质上反映了主体

① [法]夏尔·德巴什.行政科学[M].上海:上海译文出版社,2000:113.
② 现代汉语词典[M].5版.北京:商务印书馆,2005:1130.

间非平衡的相互作用关系。①作为"存在于社会的等级落差之中的一种社会支配力量"②，权力存在于任何社会形态之中。同时，作为一种支配性力量普遍存在于社会生活的各领域，具有权威性、强制性和公共性。③而"行政管理的生命力就是权力"④，权力的行使需要借助行政机构作为载体和平台，行政机构也因为被赋权而具有强大生命力和驱动力。没有相应的权力配置，任何行政机构的正常运转无从谈起。在农村医保政策试验过程中，中央和地方政府各部门均需依据权力配置从事权力运作，进而完成决策、部署、试点、推广、经验总结等一系列任务。但是，权力配置及其运作的过程也难免出现过度分权、权责不一等问题，甚至出现权力冲突、抗争乃至博弈的局面，进而影响农村医保政策试验效果，具体而言：

一是行政分权推动农村医保政策试验进程。集权与分权的关系问题是央地关系研究的核心内容。从权力配置角度来看，央地关系的实质是中央与地方的集权与分权关系⑤，即权力在国家机构体系内的纵向配置关系。《中华人民共和国宪法》明确规定，中央政府具有对地方各级政府的统一领导权、职权划分权和改变撤销权。⑥同时，中央政府对地方政府也具有最先的权力规定与最后的权力裁

---

① 曹堂哲.公共行政执行的中层理论——政府执行力研究[M].北京：光明日报出版社，2010：110.

② 张康之.公共行政学[M].北京：经济科学出版社，2010：57.

③ 谢庆奎.政治·政府·社会[M].北京：北京大学出版社，2013：108.

④ [美]R.J.斯蒂尔曼.公共行政学[M].北京：中国社会科学出版社，1988：211.

⑤ 熊文钊.大国地方：中国中央与地方关系宪政研究[M].北京：北京大学出版社，2005：1.

⑥ 根据《中华人民共和国宪法》第三章第三节第八十九条规定，中央人民政府统一领导全国地方各级国家行政机关的工作，规定中央和省、自治区、直辖市的国家行政机关的职权的具体划分，改变或者撤销各部、各委员会发布的不适当的命令、指示和规章。

决的权力。①中央政府对地方政府最先的权力规定,即中央政府对地方政府的授权,主要有两种具体方式:法律授权与行政授权。法律授权是在宪法框架下进行职权划分,主要表现为中央政府给予地方政府自主、自治、变通的权力。但是,宪法并未对各级政府间的职责划分进行明确的界定。因此,行政授权就成为地方政府获取权力空间的主要方式,即根据现行法律法规和实际需要,中央政府在分配一定的行政事务于地方政府的同时,也将一部分行政权力授予地方政府,并要求地方政府服从中央的具体指挥。在单一制的国家治理体系中,中央政府始终掌握开展各项公共政策的主导权和干预权②,各级地方政府的权力均来自中央,并由中央政府将权力一步步逐级下放,从而形成央地政府间权力逐级向上集中、向下委托代理的逐级分权体系。这一分权体系能够有效分散执政风险,进而在一定程度上有助于维持国家治理体系的长期稳定。从权力配置的角度来看,农村医保政策试验的过程也是中央权力逐级下放,对地方政府进行任务、责任及目标逐级委托的过程。在这一过程中,遵循财权事权相匹配原则,地方政府在中央政府的统一领导下,按照中央政府对农村医保政策试验的决策部署及相关要求开展农村医保政策试验。中央与地方财权事权的合理划分与配置,不仅为地方政府开展农村医保政策试验提供了充分的自主性空间,而且提供了试错纠错及示范扩散的物质保障和激励机制。由此可见,央地政府间合理的行政分权可以在一定程度上推动农村医保政策试验的良性发展。

---

① 英明.府际关系视域下辽宁省积极就业政策执行研究[D].沈阳:东北大学博士学位论文,2016.
② 穆军全.政策试验的机制障碍及对策[J].中国特色社会主义研究,2015(3):57-62.

　　二是权力博弈阻碍农村医保政策试验进程。主要表现为两点：一方面，分权不当引发执行乱象。《中华人民共和国宪法》仅对央地关系进行了原则性规定，在具体的实践中，中央与地方各级政府之间的权力划分仍处于时常变动之中。分税制改革后，缺乏中央及省级财政支持、完全依靠地方财政的农村医保制度发展较为困难。王绍光（2008）运用"解剖麻雀"方法对中国农村合作医疗体制变迁进行剖析后提出，自下而上的注入对中国式政策生成与运行过程极其重要，但如果没有来自上级的支持，地方的政策试验往往无法实行或实行之后被迫终结。①这里"来自上级的支持"不仅包含中央政府在财政、人员方面的支持，而且包括来自中央的行政赋权。但是，倘若中央政府的赋权不合理，地方政府在政策执行过程中就会发生路径异化，催生变通执行、虚假执行、替代执行等乱象。从农村医保政策试验过程来看，首先，农村医保政策试验是在央地政府之间多层级的"委托—代理"关系中进行的，在这一过程中，央地各级政府之间形成了一种双向的交互式关系。但是，这一关系下"央地政府之间的实际权力由中央政府决定，因而中央政府与地方政府之间的职能关系很难统一"②。其次，基于地方自身利益，地方各级政府在接受中央任务派发的同时会与中央政府进行"讨价还价"，而中央政府为推动农村医保政策试验快速落地，就会给予地方政府一些默许或特许的权力，以此换取地方政府快速推进农村医保政策试验的筹码。中央政府的这种诱导性行为虽然能在短期内促进农村医保政策试验有效展开，但是，从长远来看，却为农村医保政策试验的未来

---

　　①　王绍光.学习机制与适应能力：中国农村合作医疗体制变迁的启示[J].中国社会科学，2008（6）：111－133.

　　②　林尚立.国内政府间关系[M].杭州：浙江人民出版社，1998：21.

发展埋下隐患。再次,财政资源是农村医保政策试验顺利开展的基础和保障。在农村医保政策试验过程中,中央和地方的财权事权制度安排,体现着政府与市场、中央与地方的基本关系。随着 20 世纪90 年代分税制改革的深入推进,中央政府夺回财政主导权的同时,将治理事务继续留在地方,财权事权的不合理配置使得地方政府要么采取转移支付的方式"跑部钱进"①,要么到处举债抑或是暂时搁置相关议题。

另一方面,权力错配导致过度无序竞争。农村医保政策试验并非由单一的政府部门来主导,而是由多部门分工协作和互相配合来完成。但是,在具体试验过程中,政府各部门被赋予了不同的权力,权力之间的差异性意味着可供支配资源的差异性。一般情况下,部门权力越大可供部门支配的资源也就越多。于是,部门之间基于部门利益而长期深陷竞争,一些被赋予较小权力的部门则很难主动配合权力较大的主管部门开展试验工作,进而导致农村医保政策试验受阻。在探索建立新农合制度之初,鉴于传统合作医疗制度重建失败的教训和当期国有企业改制的政治经济压力,农村医保建制成为"烫手山芋",其管理权归属曾一度在中央各有关部门之间徘徊。在此情况下,卫生部门勇挑重担,成为管理农村医保各项工作的行政主管部门。而城居保和城镇职工基本医保制度则在建立之初就由人社部门进行管理。由此,导致城乡三项基本医保管理体制和管理理念均存在不同程度的差异。值得注意的是,医疗卫生服务具有不同于其他商品的特殊属性,信息不对称、契约不完善情况下极易产生诱导消费。而卫生部门"一手托两家"的管理体制将医疗服务与

① 贾康,等.转轨中的财政制度变革[M].上海:上海远东出版社,1999:36.

医保基金支付进行一体化管理，在集中决策、统一负责、统筹供需、合理控制医疗费用等方面彰显出巨大优势①，对于提升农村医保制度运行效率大有裨益。但是，从 2003 年新农合制度初建之时，到 2018 年国家医疗保障局成立，这期间农村医保的管理权归属一直深陷于卫生部门和人社部门的过度竞争中。在卫生部门看来，利用"一手托两家"的机制，可以将医保资金的安全责任和农民享有医疗卫生服务的供给责任合二为一，统筹管理医疗保险和医疗服务供给业务，利用专业技术优势来保障城乡居民的健康权益。但是，人社部门则认为，医疗保险管理归属于统一的社会保障管理体系名正言顺，城乡居民的基本医保只是一项普通社会保险业务，与医疗服务供给机构没有直接的利害关系，由人社部门主管有利于保障城乡居民基本医保制度的资金安全。卫生部门和人社部门立场针锋相对，以致城乡居民基本医保制度的管理权归属久议不决，同时，与之相匹配的服务流程、技术支持、信息系统均差异大、分散化、不协调、难兼容②，从而制约了农村医保整合型试验的推进步伐。

第三，奖惩激励。行为科学家唐纳德·怀特（Donald Wright）将激励定义为"一个人的需求和它所引起的行为以及这种行为希望所达到的目标之间的相互作用关系"③。这一概念表明，激励是运用特定的方法或工具，激发主体行为动机，催生主体内在动力，调动主体积极性，进而使其向组织和制度目标靠拢的机制。央地政府之间的奖惩激励，将地方政府及其行政人员的预期收益与政策执行的

①　单大圣."一手托两家"更符合保障健康需要[J].健康报，2010 年 6 月 11 日.
②　孙淑云.中国基本医疗保险立法研究[M].北京：法律出版社，2014：99.
③　[美]唐纳德·怀特.组织行为学[M].北京：中国财政经济出版社，1989：225.

过程、结果联系起来①,是中央政府诱导地方政府政策执行的有效方式。也就是说,无论中央政府对农村医保建制规划得多么完美,如果地方政府缺乏推动农村医保政策试验的内在动力,不能最大限度地发挥自身优势,那么农村医保政策试验就不可能达到中央政府的预设目标。因此,在央地政府合力推进农村医保政策试验的过程中,明确的奖惩激励尤为重要。中央政府对地方政府的激励既有正向激励(通过提高预期收益刺激地方政府政策执行)又有负向激励(通过责任追究惩罚地方政府的不作为),既有政治激励(通常表现为官员晋升和行政问责)又有经济激励(通常以转移支付、政策优惠等形式予以体现)②,既有物质激励又有精神激励,等等。

奖惩激励作为一种诱导机制,主要体现在两个方面:一方面,奖惩激励形塑内在驱动力。通常情况下,中央政府与地方政府之间存在多重任务的委托代理关系,而并非只有推动农村医保政策试验这一项。当没有任何激励和约束时,地方政府在多项行政任务中会优先选择低成本、低难度的任务。但是,"当自上而下的激励机制足够强时,即使政策目标和实现路径不明晰,地方政府也会积极开展试验"③,即一旦中央政府对地方政府实施强激励措施,那么,地方政府就会把更多的资源配置到强激励所对应的具体任务中。由此可见,激励所形成的预期收益的大小,是地方政府决定是否有效执行中央决策的关键,中央政府对地方政府(或者上级政府对下级政府)

① 杨宏山.政策执行的路径——激励分析框架:以住房保障政策为例[J].政治学研究,2014(2):78-92.

② 张紧跟.当代中国政府间关系导论[M].北京:社会科学文献出版社,2009:90.

③ 杨宏山.政策执行的路径——激励分析框架:以住房保障政策为例[J].政治学研究,2014(2):78-92.

激励与否及激励强弱的不同,不仅影响地方(下级)政府对农村医保政策试验执行的选择,而且影响农村医保政策试验目标的实现程度。在整个农村医保政策试验过程中,对于农村医保政策试验推行有方、较好完成中央委派任务、形成创新经验的地方政府予以肯定、表彰和通报表扬。如 2007 年中央对 64 个新农合先进试点县(市、区)进行了通报表扬。①这一做法充分调动了地方政府推动农村医保政策试验的积极性、主动性和能动性。与此同时,作为一种负强化机制,批评惩罚也具有积极的激励作用。诸如,自中央决策决定开展新农合政策试验始,卫生部接连转发了十几项通报批评文件②,批评甚至惩罚相关地方政府的不作为、乱作为。

　　另一方面,激励不当阻滞政策执行。地方政府的主要目标在于完成来自中央政府的任务指派。当中央政府和地方政府处于"非均衡的交换关系"中,掌握优势资源的中央政府,虽然可以对相对处于弱势地位的地方政府形成"单边垄断"③,并通过奖惩等方式激励地方政府,要求地方政府通过机制创新、学习借鉴、总结经验等方式推动农村医保政策试验。但是,在中央政府对地方各级政府进行激励的过程中,如果激励错位或者激励不足,则会对整个农村医保政策试验过程产生负外部性。具体来看:①激励错位导致过度执行。从目的性来看,地方政府要想获得更好的政绩,遵照中央政府的安排

---

　　① 2007 年 1 月 18 日卫生部、国家发改委等部门联合发布《关于通报表彰全国新型农村合作医疗先进试点县(市、区)的决定》(卫农卫发〔2007〕25 号)。

　　② 通报批评文件如《云南省卫生厅关于文山州广南县阿科乡新型农村合作医疗试点中不当做法的情况通报》《河南省人民政府关于太康县在新型农村合作医疗试点工作中违规筹资等问题通报》等。

　　③ 曾凡军.GDP 崇拜、压力型体制与整体性治理研究[J].广西社会科学,2013(6):100-103.

部署,完成中央下达的农村医保政策试验任务,不失为一种策略。在农村医保政策试验过程中,为迎合中央政府认可,获取荣誉表彰,部分地区甚至不考虑本地区参保群体及财政负担等实际情况,盲目冒进、急于求成,造成地方政策试验目标与公共利益相背离的局面;②激励不足导致流于形式。通常情况下,地方政府受绩效考核影响,往往趋于发展地方经济而模糊推动包括养老保障、医疗卫生、公共教育等社会事业发展,此时中央政府往往会给予地方一定的激励,以提高地方政府公共政策执行的积极性。然而,对于地方政府而言,中央政府正向激励措施中的通报表扬如同"花拳绣腿",经济奖励无异于"杯水车薪",负向激励措施中的惩罚措施"无关痛痒",以至于地方政府对农村医保政策执行流于形式。

4.2.3 政策试验的约束机制

农村医保政策试验的约束机制包含制度规约、晋升考核和督查问责三个二级指标,这些指标在农村医保政策试验过程中受央地关系影响,表现为地方政府按照法律法规及中央政府设置的约束条件和政策要求,完成农村医保政策试验任务的活动。在此过程中,约束变量也会产生提升或限制农村医保政策试验效果的两种情况。

第一,制度规约。政府作为权威性的社会公共权利主体,对国家和社会公共事务进行管理的主要手段和方式就是公共政策。①但是,各项公共政策的执行必须以一定数量的制度规约作为前提和约束条件。在诺斯(Douglass C.North)看来,制度的实质是一系列被

---

① 金太军.重视对公共政策执行的研究[J].江苏社会科学,2001(6):58-59.

制定出来的规则、守法程度和行为的伦理规范①,是为决定人们的相互关系而人为设定的一些制约,是用来制约人类日常行为的约束条件,其设立的目的就是为了减少某些不确定性。②从政治学的角度来看,制度则是"政治上的规模法度"③,是国家机关、政党及其他政治团体在某一时期为实现一定目标所采取的政治活动的行为准则,是习惯或规则的固定化、稳定化,是个体或组织对其自身行为进行选择和规范的产物。④制度不仅具有相当程度的导向功能,引导个体或组织的行为方向及各类公共资源的配置流向;而且具有一定的制约功能,规定着央地政府及其各行政部门有所为、有所不为的边界;同时制度还兼具一定程度的调节功能,能够协调个体与个体、个体与组织、组织与组织之间的相互关系,确保社会持续、快速、健康地发展。通常情况下,中央政府可以通过制度规约来引导地方各级政府的政策执行方向,约束地方各级政府的政策执行行为,从而间接性地推进农村医保政策试验发展。

"制度由人创立,亦由人改定"⑤,它是一系列法律法规、政策措施、规章办法、行为准则等的总称。农村医保建制过程中的政策试验过程,既是建立和完善农村医保制度的过程,亦是推进国家治理体系和治理能力现代化的过程。这一过程,不仅需要作为试验内容的农村医保相关政策和制度,而且需要各参与主体执行农村医保政

---

① [美]道格拉斯·C.诺斯.经济史中的结构与变迁[M].上海:上海三联出版社,1994:225.

② [美]道格拉斯·C.诺斯.刘守英译.制度、制度变迁与经济绩效[M].上海:上海三联出版社,1994:3.

③ 《辞海》[M].上海:上海辞书出版社,1999:223.

④ 郑功成.社会保障学——理念、制度、实践与思辨[M].北京:商务印书馆,2015:246.

⑤ 钱穆.中国历代政治得失[M].北京:生活·读书·新知三联书店,2001:前言.

策试验相关制度规约,从而规范和约束农村医保政策试验行为。制度规约通常以政策与法律为外在表现形式。据笔者粗略统计,自1990年6月中央提出应当继续提倡和稳步推行合作医疗保健制度起,至2020年3月《关于深化医疗保障制度改革的意见》止,30年来,中共中央办公厅及各相关部委以通知、意见、决议、指示等政策文件和法律法规的形式,共出台关涉农村医保建制相关政策文件百余项,这些制度规约引导、规范和约束着央地政府、参保农民、医疗服务供给机构、医保经办机构等行为主体的行动。诸如,为推动新农合制度持续健康发展,卫生部农村卫生管理司每年组织卫生部新农合技术指导组专家开展新农合相关课题研究,以此解决新农合制度发展过程中的重点、难点问题,为国家制定和调整合作医疗政策提供依据和建议。而在开展课题研究的过程中,课题研究的工作要求、项目委托合同模板、课题工作方案和预算模板等均对卫生部新农合技术指导组的课题研究行为予以约束,使其始终在制度规约限制的范围内,从事新农合政策课题研究工作。如果卫生部新农合技术指导组成员的行为超出上述制度规约的边界,则终将面临法制规约的惩罚。

与农村医保相关的制度规约可以划分为框架性制度、基本制度和具体制度三种类型。框架性制度是为完成某一目标或任务而制定的指导公共政策活动全局的总原则。通常情况下,框架性制度只有一个,且在相当长时期内保持稳定,它是基本制度和具体制度制定和运作的基础,处于提纲挈领和总揽全局的地位。在所有农村医保相关的制度规约中,框架性制度是《中华人民共和国社会保险法》。虽然该法是国家最高立法机关首次就社会保险制度进行的专项立法,是我国社会保障制度建设的里程碑式法律,但是该法仅仅将新农合制度纳入了基本医疗保险的调整范围,对新农合制度具体如何运作仅进行了原则性规定。这一可操作性弱的模糊性规定,在给予央地政府充分的政策创新自主权的同时,也延长了新农合政策试错纠错的时间,无形中增加了新农合政策试验的时间成本,浪费了诸多公共卫生资源,减缓了新农合政策试验的推进步伐。基本制度则是用来指导某一专门领域工作的规范和原则,是框架性制度在某一领域的具体化表现,在不同时期包含不同内容,常常跟随施政纲领的变化而发生变化。而具体制度是针对某一具体问题而制定的具体措施和准则,处于三大制度层次的最低位,是基本制度的具体化,常常伴随基本制度的调整而调整。框架性制度和基本制度的目标和任务也均需要通过具体制度的细化来贯彻落实。从新中国成立初期的自发性政策试验到城乡一体化加速发展过程中的整合型政策试验,农村医保政策相关的基本制度随着中共中央、国务院的施政纲领和农村医保制度的发展目标适时更新,此时在试验地区随基本制度调整的具体制度,则有可能因滞后于基本制度的调整而造成试验暂时中断的情况。除此之外,农村医保相关制度规约中还存在一些自相矛盾的冲突性规定,诸如,自愿参加与人人享有保障、低水平筹资与高水平补偿、大病统筹与实现参保公平等,这些都导致央地政府在推动农村医保政策试验过程中难以抉择、踌躇不前。总体来看,在农村医保政策试验过程中,通过构建框架性制度、基本制度和具体制度,对政策试验过程形成了有效的约束,有效规避了政策试验路径的异化。

第二,晋升考核。中国压力型体制下的晋升考核和人事任免权,一方面增强了中央(上级)政府的权威,另一方面也形塑了地方官员的晋升动力。地方官员获取晋升的评价指标,除了政治忠诚度、思想道德品质、廉政作风等以外,则主要表现为地方官员的政绩。政绩则主要体现在经济增长、社会稳定、财政收入、法治水平等诸多领域。[①]在政府职能转型背景下,民生发展成为干部政绩考核的重要指标之一,为了在激烈的"晋升锦标赛"中获得优势,地方政府具有开展农村医保政策试验的显著动机。中央政府在对地方政府进行赋权的过程中,仍掌握着对地方官员的晋升考核和人事任免权,以此获取对地方政府政策行为进行干预和控制的砝码。而且,随着地方政府在经济发展、社会管理、公共服务等领域自主权的日益扩张,对地方官员晋升考核和任免权的控制,日渐成为中央政府约束地方政府行为的重要手段。周黎安就将中国经济发展奇迹归功于中国特色的干部晋升激励机制,并冠之以"晋升锦标赛"之名。[②]在其他影响干部晋升因素不变的情况下,"绩"通常与党政领导干部的"升"呈现正向相关关系。地方官员必须落实上级决策部署,完成上级任务,获取政绩,才能得到上级认可,进而获取向上晋升的机会。从农村医保建制过程来看,开展政策试验的试点场域往往会获得中央政府在政策、资金、技术等方面的倾斜支持,优先成为农村医保政策试验过程中的试点地区,这本身也是地方政府的政绩之一。[③]同时,在农村医保政策试验过程中,当地方官员政策执行绩效优于上级政府的政策要求及任务安排时,获得晋升机会的可能性更大。言外之意,干部晋升考核机制对农村医保政策试验过程中的参与主体

---

① [美]白苏珊.乡村中国的权力与财富[M].郎友兴,等译.南京:江苏凤凰出版社,2009:69-77.

② 周黎安.中国地方官员的晋升锦标赛模式研究[J].经济研究,2007(7):36-50.

③ Hui Zhao. Xufeng Zhu. Fostering Local Entrepreneurship through Regional Environmental Pilot Schemes: the Low-carbon Development Path of China[J]. China An International Journal, 2016(3):107-130.

进行了有效的约束,而这种约束不仅规避了农村医保政策试验路径的异化,而且在一定程度上驱动了农村医保政策试验的顺利开展。

虽然,上级政府可以凭借掌握地方干部任免权的方式,对地方官员进行激励和约束,但是,在奖惩机制不健全和体制压力过度输入的情况下,对于政策执行绩效的过度追求,也会引致农村医保政策试验路径异化问题,从而降低农村医保政策试验的实际效果。因此,晋升考核机制的运用在政策试验过程中并非是百利而无一害。其一,在"唯绩效论"旗帜下,部分地方官员在晋升考核压力下,容易产生过分追求政绩而忽视本地区经济社会发展实际的情况,常常盲目下任务、定指标、赶进度,甚至采取虚高上报农村医保参保人数、垫付摊派参保基金等方式来应付上级部门的考核,进而影响中央在扩大参保覆盖面、确定财政转移支付额度等方面的决策部署,严重影响农村医保建制的科学性和规范性。其二,"在每一个群体中,都有不顾道德规范、一有可能便采取机会主义行为的人"[①]。当前分权式的职责体系和指标化的考核体系,使得部分地方政府官员在完成上级指派的任务时采取"选择性执行"策略[②],即对于量化清晰、目标明确、对自身影响较大或者带有"一票否决"性质的"硬指标"任务,尽最大努力完成;反之,对于农村医保政策执行过程中难以量化、目标模糊和约束力欠缺的"软指标"任务,则往往选择拖延、推脱或者钻空子、打擦边球。其三,虽然绩效考核是上级政府约束和指导下级政府执行公共政策的重要手段,但是考核指标设置的科学

① ［美］埃利诺・奥斯特罗姆.公共事务的治理之道［M］.上海:上海三联出版社,2000:61.

② Kevin J. O'Brien. Lianjiang Li. Selective Policy Implementation in Rural China[J]. Comparative Politics, 1999(2):167-186.

性、可测量性及适用性对于地方政府官员而言至关重要。鉴于上级政府对下级政府官员的绩效考核指标体系不能穷尽所有的政府活动,所以,如果农村医保政策的绩效评价指标和评价体系对地方政府官员的约束性有限,那么地方政府官员则有可能基于自利目的而采取"正式权力的非正式运作"①策略,以"变通执行"②的方式处之,导致农村医保政策执行结果与预期的政策目标之间存在较大差距,进而影响农村医保政策试验效果。

第三,督查问责。在政策试验过程中,中央政府不仅有能力通过干部管理的方式对地方政策试验的过程及效果进行有效控制,而且能够通过建立行之有效的督导检查和行政问责等方式,约束地方政府的政策试验行为。通常情况下,中央政府为了实现其对特定事项的安排部署,会授权组建专门的工作组,对地方各级政府开展宣传、督促和检查等工作。③中央政府的督导检查对于地方政府的政策试验过程形成外在压力,进而"有助于确定项目执行人员、官员以及其他利益相关者是否按照立法者、管理机构和专家组所制定的标准和程序开展行动"④。鉴于医疗卫生领域改革牵扯广、耗资大、风险高、见效慢的特殊性,可以预见在短期内很难看到农村医保政策试验的明显效果。一方面,部分地方官员出于政绩考虑,往往在"唯GDP论"的指挥棒下优先选择在经济领域进行探索,社会领域的政

---

① 孙立平,等."软硬兼施":正式权力非正式运作的过程分析——华北 B 镇收粮的个案研究[M]//清华社会学评论(特辑).厦门:鹭江出版社,2000:21-46.

② 刘骥,等.解释政策变通:运动式治理中的条块关系[J].公共行政评论,2015(6):88-112.

③ 陈水生.从压力型体制到督办责任体制:中国国家现代化导向下政府运作模式的转型与机制创新[J].行政论坛,2017(5):16-24.

④ [美]威廉·N.邓恩.公共政策分析导论[M].北京:中国人民大学出版社,2001:363.

策试验往往难以真正"动起来";另一方面,地方官员开展农村医保政策试验所冒的政治和经济风险,与农村医保政策试验所带来的回报在短期内往往不成正比,导致部分地方政府官员需要在维持现状和开展政策试验两者之间做出选择,甚至出现懈怠等抵触情绪。因此,中央政府往往试图通过督查问责方式,及时发现问题,提出整改意见,给予地方政府及时开展农村医保政策试验的外在压力,约束地方政府的不作为、慢作为。此外,鉴于中央政府与地方政府之间存在严重的信息不对称情况,导致中央政府对地方政府开展农村医保政策试验的行为过程或者难以实施监测,或者需要付出较大的监测成本,如下派巡视组、建立专业监察机构等。所以,行政系统内部的督查往往重结果、轻过程。在约束地方政府行为的同时,也有可能反向引致地方政府的"过程形式主义"和"路径发散"问题。鉴于此,中央政府往往也会借助专家技术指导组这类非正式的政治小组的力量,对地方政府的政策试验行为进行不定期督查与常态化指导,以约束地方政府在政策试验过程中的"形式主义"和"路径发散"行为。

虽然,督查问责机制对防止政策试验路径异化具有一定的约束力,但是这一约束机制也有其弊病。在压力型体制下,中央政府可以通过对地方政府的督导检查和行政问责来约束地方政府的政策试验行为。但是,地方政策试验的重点是探索创新,是要把政策文本推向实践,用实践结果论"英雄"。如果农村医保制度的各关键环节得不到有效执行,或没有按照规定执行,那么,再好的制度设计也只是"空中楼阁"。从农村医保政策试验过程来看,部分地区的政策试验进程之所以缓慢甚至停滞,其中最重要的原因在于中央的决策部署不被执行或者不能保证被有效执行。而出现这一现象的原因归根结底在于督查问责机制的失力。

其一,在具体的政策试验过程中,督查机制动力不足,表现为对部分地方政府的督查作用较为有限,导致在实际操作中违反政策和管理规定的行为时有发生。比如在农村医保政策试验正式开始之前的宣传过程中,部分地区因宣传不到位甚至不进行政策宣传,导致一些参保农民因不了解补偿规则而没有受益或没有得到预期的受益,从而对农村医保制度产生怀疑,反过来进一步影响了农村医保制度的实际参保率。通过对督查问责机制进行分析,可以发现:一方面,虽然执行公共政策时,地方政府把维护人民利益作为出发点和落脚点,但地方政府也是市场经济体制下的多元利益主体之一①,掌握较多信息资源和集决策、执行、监督于一体的部分地方政府,出于自身利益最大化考虑,也会变相利用手中的决策权合理地谋求地方利益,很难做到对中央政令的完全执行。另一方面,中央对地方政府的督导检查因地方政府的相对独立性而存在"真空地带",同级政府部门之间更是因"一荣俱荣、一损俱损"的利益格局而"睁一只眼闭一只眼",最终致使农村医保政策试验偏离预定轨道。其二,虽然督查问责机制已逐渐发展成为力度最大的一种监督机制②,但是,督查问责机制不健全、督查问责难度大、督查问责力度不够等问题仍然凸显,导致现行的督查问责机制并不能完全约束地方政府的政策试验行为。囿于督查问责机制效能不足,农村医保政策试验过程中挪用、套取医保基金、欺上瞒下虚假执行及其他寻租行为屡屡发生,农村医保政策"经是好的,但被歪嘴和尚念歪了"。

---

① 陈庆云.公共政策分析[M].北京:中国经济出版社,1996:6.
② 林修果,等.协同监督 形成监督合力——试论行政问责制与其他监督机制的整合[J].福建行政学院学报,2009(5):19-23.

4.2.4　政策试验的能力机制

能力是"能胜任某项任务的条件"①,是政府公共政策实践的重要前提和基础。在农村医保政策试验过程中,政策试验目标能否顺利实现,除了受上述利益结构、权力配置、奖惩激励等诱导机制和制度规约、晋升考核、督查问责等约束机制影响外,还与央地政府间的组织协调能力、结果反馈能力和政策输出能力等直接相关。央地政府通过对这些能力的综合运用,可以科学合理地安排农村医保建制中的政策试验过程,较好地处理试验过程中出现的各种问题,以达到理想的政策试验效果。

第一,组织协调能力。在周望看来,"政策试验"在本质上是一种能整合以科层组织、法律、日常管理为特征的制度性模块和以领导小组、文件、运动式治理为特征的机制性模块的"均衡性政治"。②在此过程中,科层组织、领导小组等可以将观念化的政策目标解剖成一个个具体的政策任务,并对其进行分组、分工,将之分配给专业化的机构去完成或执行,必要时予以调适。为完成建立农村医保制度的目标,推动农村医保政策试验从速开展,农村医保制度的行政管理组织与决策咨询组织相继成立。农村卫生管理司、新农合部际联席会议及国家医疗保障局的建立,进一步夯实了农村医保政策试验执行的组织基础。通过不同政府部门的协调配合和上下级相关行政管理部门的业务管理及指导,各级农村医保管理机构密切配合,较好地保证了农村医保政策试验的顺利开展。以江苏省的农村

---

① 《现代汉语大词典》(下册)[M].上海:汉语大词典出版社,2000:2397.
② 周望.中国政策试点研究[D].天津:南开大学博士学位论文,2012.

医保建制为例,"新农合试点时国家出台的文件基本上是国务院转发几个部门的文件,而江苏省发布的文件都是省政府直接发布的,这一点与其他省市存在很大的区别,也算是江苏省的特色之一。因为我们觉得农村医疗保障工作很难做,单靠一个卫生部门或者一个卫生部门的处室是不可能让我省的新农合工作在短期内取得这么大成效的。所以说,江苏省新农合工作之所以取得这么好的成绩,各部门协调配合有力的工作方法功不可没。具体来说,在新农合政策试验刚开始的几年时间内,江苏省卫生厅每年要给省内其他几个厅局级单位提交基层卫生工作调研报告,这份调研报告刚开始由我们卫生系统提笔撰写,后来发展延伸至省政协委员或者省人大代表来写,这种工作方法不仅将党委和政府连接在一起,更形成了发展新农合的部门合力,对推动新农合政策试验大有裨益"①。从政策酝酿到制度出台,从试点启动到逐步推广,从制度全覆盖到与城镇居民基本医保制度的整合,农村医保建制始终伴随着观点的分歧和争论,这些分歧和争论既发生在学者之间,也存在于央地政府各部门之间,同样还出现在各级政府、医疗机构、参合农民、经办机构、医药企业等不同的利益相关者之间;既涉及对农村医保制度基本理念、基本原则的探讨,又包括对制度目标、微观要素、未来趋向及试验方式等的设计;既包括观点和方法的分歧,也涵盖理念价值和现实利益的通盘考虑。对于建立和完善农村医保制度而言,分歧和争论是思想碰撞、激发创造的好事,政策试验各方主体均可从争论中获得教益和启示,但制度的发展更需要共识性决策,这样才能真正有效地推进农村医保政策试验顺利开展,最大限度地减轻农民疾病

---

① 访谈记录:NJ20140806-1.

经济负担。因此,为了强化沟通协调,提高政策试验效率,新农合技术指导组等政治小组应运而生。除此之外,为强化卫生部对农村医保进行事务性管理和业务指导的力度,提供农村医保制度建设相关的政策咨询和理论研究等事务性工作,卫生部新农合研究中心和卫生部卫生发展研究中心(前身为卫生部卫生经济研究所)也纷纷建立。

　　从某种程度上来说,地方政府组织协调能力的高低直接关乎地方政府开展农村医保政策试验的成败,从而间接性地决定了中央政府对于农村医保政策目标的实现程度。但是,查阅各类医疗保障和公共卫生领域的文献资料,可以看到"组织制定及执行战略决策的过程是个充满斗争、矛盾、冲突和挫折的博弈过程"①,这一过程使得"组织协调"问题多次被提及。在 20 世纪 90 年代的农村医保制度恢复重建阶段,虽然中央将农村医疗卫生工作置于整个卫生改革与发展的重要位置,并开展了大量的调研工作,但卫生部仍未建立专门主管基层医疗卫生工作的基层卫生司,卫生部医政司内部也未设立基层处,仅仅在医政司内部设立了综合处,相当于将基层卫生工作交由综合处办公室代管,并没有将基层卫生工作真正当作重点工作落在实处。1998 年,卫生部基层卫生与妇幼保健司成立,由李长明担任司长。鉴于当时机构编制紧缺,遂将基层卫生和妇幼保健两项工作合并办公,但工作内容聚焦基层(包括农村和城市社区),以凸显基层卫生工作的重要性和紧迫性,由此奠定了发展农村卫生工作的组织基础。但是,基层卫生工作白纸一张,包括人、财、物在

---

① ［美］鲍勃·弗里奇.权力的博弈:重塑组织决策力与执行力［M］.李志刚,等译.北京:人民邮电出版社,2014:1.

内的组织资源严重短缺,有人无编和无人无编现象极为普遍,极大地影响了基层卫生组织队伍的稳定性和农村医疗卫生工作的质量。20 世纪八九十年代传统农村合作医疗重建时期,组织资源严重短缺,更不用提及央地政府的组织协调能力,甚至可以说,这一组织资源严重短缺现象和协调能力不足间接性地造成了传统农村合作医疗制度重建失败。

针对农村医保政策试验过程中的组织协调问题,新农合技术指导组组长李长明曾提出:"搞农村医保政策试验,领导要统筹全局,统一部门认识,整合各方资源,要尽量避免部门之间各说各话、减少政策分裂的可能"①。为了增强部门沟通,协调各方资源,共同推动新农合制度发展,此后在中央层面还专门建立了新农合部级联席会议制度。但是在具体实践中,各部门"各吹各的号,各唱各的调",相互掣肘,推诿扯皮现象屡见不鲜,组织协调能力不强严重制约农村医保政策试验的执行进度。尔后,形成建制共识的高层领导决策小组、主导试点工作的行政协调型小组、提供科学论证的咨询服务型小组及反馈执行效果的督导评估小组②等领导小组的相继成立,形成了农村医保政策试验各相关行政部门对领导小组权威和功能的路径依赖,这也在一定程度上影响了各行政部门主动发挥其自身常规性沟通协调能力的自觉性,从而限制了其对农村医保政策试验的执行力度。

第二,信息反馈能力。农村医保政策试验的理想目标是政府的政策输出与参保农民的需求相匹配,而这一过程的实现"将明显直

---

① 访谈记录:BJ20170904-1.
② 孙淑云,等.中国农村合作医疗制度变迁 70 年[M].北京:人民出版社,2020:156-187.

接与关于输出和需求两类事情的信息的数量与种类有关"①。同时,信息如果不能被政策制定者有效接收,再好的信息也毫无用武之地。我们将"信息向权威当局的回归"②称之为"反馈",如果政策制定过程中缺乏必要的信息反馈,那么,政府制定的农村医保政策的适用性和有效性将不得而知。因此,通过"信息反馈"建立"反馈环路"③,对于农村医保政策试验过程及农村医保制度输出均具有极其重要的作用。

公共政策体系的建立并非一蹴而就,既需要在中央的顶层决策和安排部署下,由地方政府将中央的政策意图转化为具体实践,同时又要在地方政府政策执行过程中发现问题并及时反馈,以寻求中央进行政策调适和完善。农村医保制度的形成过程亦是如此。首先,在政策试验初始阶段,由党和政府顶层设计做出建立农村医保建制的重要指示,并通过中央系列政策文件确定农村医保制度建设的主导思想、建设方针和基本原则。其次,由中央通过层级化体制下达政策执行命令,选择部分试点地区并合理安排部署试验工作,进而由各地具体探索完善农村医保参保、筹资、管理、经办、监督及待遇支付等微观要素机制的创新做法和经验。其三,由中央对地方具体政策试验的效果进行评估、考核和验收,形成进一步修正和完善农村医保政策的有效性反馈。最后,根据实际运行绩效和反馈及时调整、充实和完善农村医保制度,以向全国推行的方式推动农村

① [美]戴维·伊斯顿.王浦劬等译.政治生活的系统分析[M].北京:人民出版社,2012:344.

② 同上,2012:346.

③ [美]戴维·伊斯顿.政治生活的系统分析[M].王浦劬,等译.北京:人民出版社,2012:346.

医保政策扩散和实现制度全覆盖。"反馈"具有"能够根据过去的执行来调节未来行动的属性"①。在农村医保政策试验过程中,"反馈"的中介变量作用不容小觑。地方政府及时将政策试验结果及试验过程中的新情况、新问题反馈给中央,中央不仅可以根据反馈信息修正完善既有的农村医保政策,而且可以及时止损,尽快纠正地方政府在农村医保政策试验中的行为偏差,在减少政策摩擦的同时也将建制成本降至最低。所以,在农村医保建制的政策试验过程中,准确且及时的信息反馈对于农村医保制度输出和纠正地方政府的行为偏差,均十分关键。值得注意的是,信息反馈不应只出现在农村医保政策试验的结果阶段,而应贯穿于农村医保政策试验的全过程,而且要强调信息的准确性、针对性和反馈的及时性、有效性。

与此同时,在农村医保政策试验过程中,也常常存在地方政府不愿意反馈、没能力反馈以及反馈渠道不畅通等问题,进而损耗了农村医保政策试验的效能。造成这一现象的原因主要有以下几点:首先,地方政府出于政绩考虑,往往选择"扬长避短",一般不愿意将"问题"上报中央,对中央下派的调查组也只是"报喜不报忧"。中央了解不到农村医保政策试验的真实信息,对地方政策执行中的问题产生"误判",在信息不对称的情况下制定出来的政策适用性不强,甚至间接性地对其他地区的政策试验方向产生误导。其次,充沛且有效的信息资源是地方政府进行信息反馈的前提,而在农村医保政策试验过程中,部分地方政府因认识不足而对农村医保政策试验的人、财、物投入有限,导致自身信息获取不足,进而影响地方政府的

---

① [美]N.韦纳.人类对人类的利用[M].纽约:双日锚书店,1954:33.

信息反馈能力。最后,地方政府通常通过会议、书面报告、口头汇报等形式将地方的农村医保政策试验结果反馈给上级,再经由上级政府传达至中央。但是,在此过程中,一方面,上级政府有可能出于某种目的而夸大或者缩小下级政府上报的信息内容;另一方面,信息传递过程中涉及的政府层级越多,越容易出现信息失真的情况。这两方面因素都有可能使反馈至中央政府的信息偏离客观事实,或者造成有效信息难以进入中央政府的视野范围内,进而制约了农村医保的政策试验效果。

第三,政策输出能力。"政治最重要的活动就是公共政策的产出,政治过程也是公共政策的制定与输出的过程。"①中国幅员辽阔,各地区经济社会发展差异较大,在农村医保政策试验过程中,中央政府不可能制定出各地普遍通用的农村医保政策。一般情况下,由中央出台宏观层面的指导性意见,顶层设计确定农村医保制度的框架、基本原则和发展目标,进而由各地根据中央的决策部署和相关文件精神,因地制宜地探索并细化制度框架,最终制定并输出符合本区域发展实际的农村医保政策。地方政府在农村医保政策试验过程中的政策输出主要包含两方面内容:其一,对中央农村医保相关政策的逐级细化。地方政府需要对中央出台的具有高度凝练特征的宏观政策进行细化,将抽象性、概括性的政策细化为可供地方执行的具体化政策。在这一过程中,地方政府通常根据中央确定的制度框架、基本原则、发展目标等,结合本地实际,进一步细化中央的相关政策规定,使其更微观、更具合理性和可操作性。这一政

---

① 贺东航,等.中国公共政策执行中的政治势能——基于近 20 年农村林改政策的分析[J].中国社会科学,2019(4):4-25.

策输出的过程,强调地方政府及其各部门对中央政策意图的深刻理解和准确把握。而经地方政府细化的农村医保相关政策能否产生既定政策效果,达到既定政策目标,是检验地方政府政策输出能力的主要标准。其二,对本地区原有农村医保相关政策的修正和完善。随着政策试验外部环境变迁,当原有农村医保政策对政策试验过程中出现的新问题、新情况不能进行有效回应时,就需要调整、修正和完善原有政策。除此之外,任何一项试验探索活动都应有一定的成果转化机制,对于已经完成并达到预期目标的试验任务,也可以通过地方性规章及其他规范性文件,将试验成果制度化,形成较为固定且规范化的政策进行输出,从而提升农村医保制度的法制化建设进程。

需要指出的是,任何制度总有不完善之处,并且随着政策试验工作的进一步推进,还会出现新情况、新问题,因而,农村医保制度需要在实践中不断进行调整和完善。但是,无论地方政府在正向诱导机制及反向约束机制的共同作用下如何推动农村医保政策试验过程,如果其自身的政策输出能力较弱,相关政策不能被及时细化和重新修正完善,那么政策试验也难以达到预期效果。

4.3 农村医保建制中政策试验的效能分析

中国农村医疗保险制度之所以采取政策试验的方式进行建制,并取得迄今为止的成功,是因为政策试验这种局部性、渐进性的建制和改革方式具有不可比拟的优越性,它能够确保农村医保制度在纷繁复杂的环境中有条不紊地运行。体制改革成功与否,既取决于改革中的制度创新能力,又关乎处理改革过程中不确定因素的能力。①就开展农村医保政策试验而言,政策试验的工具效应,推动农村医保制度实现了创新和发展。从农村医保政策试验过程来看,政策试验具有控制建制风险、消解推行阻力、降低建制成本和提高成功几率的显著效能。

4.3.1　控制农村医保建制风险

中国的国家治理体系之所以能长期处于稳定状态,一个关键的原因就在于分散执政风险的内在逻辑,即中央政府在负责制定纲领性规划的同时,又能根据地方政府实践反馈回来的信息调整政策工具。在这一过程中,中央政府始终具有主导权和干预权。②农村医保建制中的政策试验过程,遵循局部开始、由点及面、先易后难、循序渐进的务实推进路线,这一路线不仅可以确保农村医保政策试验过程及结果的可控性,降低农村医保制度改革的整体性风险,维护经济社会秩序稳定,而且有助于消除农村医保建制过程中的意见分歧。在农村医保政策试验过程中,由中央顶层设计农村医保制度的粗略框架、制度目标和基本原则后,给予地方政府一定的自主创新权力,由地方自主进行探索实践。这种赋权始终处于央地分级制的政治格局中,地方政府必须服从和服务于中央主导的权力秩序格局。在此过程中,地方政府开展的农村医保政策试验"不能放任自流反复性试验,或随心所欲地扩大政策实施范围"③,而是在中央政

---

① 徐湘林."摸着石头过河"与中国渐进政治改革的政策选择[J].天津社会科学,2002(3):43-46.

② 穆军全.政策试验的机制障碍及对策[J].中国特色社会主义研究,2015(3):57-62.

③ 韩博天.中国异乎常规的政策制定过程:不确定情况下反复试验[J].开放时代,2009(7):41-48.

府的选择性控制下进行的。面对转型期极其复杂的宏观经济社会政治环境,当地方政府出现偏离农村医保政策顶层设计的越轨行为时,中央政府可及时收回下放的权力,并采取措施予以矫正,从而使得农村医保政策试验不至于引发社会秩序失控的局面。

任何完美的理论设想都有存在谬论与误差的可能,虽然在政策试验正式开启之前,农村医保的制度名称、制度目标、基本原则和制度框架已由中央顶层设计初步确定。但是进入实质操作阶段后,农村医保制度的参保筹资、管理经办、待遇支付等微观运行机制仍无定型,在各地具体试验和制度建设过程中产生的新情况、新问题也层出不穷。如果不通过"摸着石头过河"的探索性试验进行建制,而一味地"拍脑袋"决策,一旦遭遇失败,极易引发难以挽回的严重后果。据原新农合技术指导组组长李长明回忆,2002年10月,在中南海召开的国务院常务会议上,时任国务院总理朱镕基就指出:"对新农合制度能否有一个好的运行机制这一问题,我暂且提出质疑,但是需要强调的是,政府的钱不能打水漂,一定要花出效果来,建议不要一下子推开,先搞试点,试点成功之后,再全面推开。"①因此,在中央的顶层设计下,合理选取局部地区先行先试,探索创新,不断调整和完善,形成成功经验以后再在全国范围内分阶段扩散。这一做法充分利用了"船小好掉头"的优势,最大限度地降低了贸然推行农村医保制度所引发的整体性风险②,即使探索性试验遭遇失败,也能够将风险局部化和地方化。

此外,政策试验实际上构成了对"改革者"的隐形安全保护机

---

① 访谈记录:BJ20170904-1.
② 林毅夫,等.论中国经济改革的渐进式道路[J].经济研究,1993(9):3-11.

制。在新农合制度初建时期，卫生部门面临来自各方的多重压力，这些压力既包括中央政府"要多少钱给多少钱，但只许成功不许失败，不能失信于民，要把新农合制度建设当作国家最重要的民生工程来抓"①的政治任务，又包括国外部分专家"合作医疗已经三起三落，这次即将出现四起四落"的流言蜚语，还包括各部委互相推诿扯皮不配合以及传统农村合作医疗制度重建失败的事实，等等。特别是新农合制度一旦失败，卫生部门将会面临"事后追责"的巨大政治风险。但从另一个意义来讲，建立新农合制度对卫生部门而言是新生事物，"因为是新生事物，所以要摸索前进"②，要采取先行试验的方式，这样不仅能大大降低建立新农合制度所面临的政治阻力，而且将新农合制度"夭折"的风险降到最低限度，以此提高卫生部门进行医保制度创新的安全系数。可以说，正是通过作为建制技术路径的政策试验，才有效化解了农村医保建制进程中的各种风险和阻力，为农村医保建制搭建了"安全阀"。

4.3.2　消解农村医保建制阻力

农村医保建制过程本质上也是一场关涉亿万农民健康保障的制度建设与改革过程。而任何一项改革从来不是一帆风顺的，都存在一个遭到抵制、反对或反抗的过程，都涉及一些是否被相关利益主体所接受的问题。③"当代中国诸多重大决策，尤其是关涉发展的全局性、根本性和长远性的决策，通常都由最高领导者掌控。"④但

---

①　访谈记录：BJ20170714-1.

②　《邓小平文选》(第三卷)[M].北京：人民出版社，1993：174.

③　樊纲.渐进改革的政治经济学分析[M].上海：上海远东出版社，1996：7.

④　胡伟.政府过程[M].杭州：浙江人民出版社，1998：237.

是,"长期以来,中央政府一直注重城镇基本医保制度的建设,农村医疗卫生和农民医疗保障成为被遗忘的角落,始终不在其关注的范围之内"①。诸如,新农合制度建立之初的最大障碍,就在于建立农民医保制度的统一认识问题。面对中央决策及部分部门负责人对农民医疗保障问题的忽视或轻视,卫生部门立即开展了关于农民医疗保障问题的全面调查,形成了关于农民看病难、看病贵的调查报告,并上报分管医疗卫生工作的时任国务院副总理李岚清,试图以此引起国家高层决策者的关注。最终,历经多次激烈的争吵与辩论后,形成了为农民建立医疗保险制度的艰难性政治共识。

那么,如何建立农村医疗保险制度?进入 21 世纪以来,随着经济社会快速发展,为农民建立医保制度才实质性成为全社会关注的重大议题。2001 年 5 月《关于农村卫生改革与发展的指导意见》出台,号召要建立多种形式的农民医疗合作办法。②随后,卫生部开始着手起草《关于进一步加强农村卫生工作的决定》。通常来讲,由中共中央、国务院联合发布的文件须经过国务院秘书局讨论通过,而此次主持该文件研讨会的正是国务院副秘书长高强。在担任国务院副秘书长之前,高强历任河北省财政厅副处长、副厅长,财政部财政预算管理司副司长、司长、部长助理、副部长等职③,从事财政工作近 30 年,长期财政部门的履职经历,使得高强对农村医疗卫生工

---

① 访谈记录:BJ20170904-1.

② 据新农合技术指导组专家李长明陈述,2001 年 5 月 24 日出台的《关于农村卫生改革发展的指导意见》,提出建立多种形式的农民合作医疗办法,因为当时的设想尚未形成一个成熟的制度,所以暂且叫作合作办法。

③ 参见 http://www.cha-china.org/association/leader 和 https://baike.baidu.com/item/高强/2789078。

作的立场、观点和态度与财政部门整体意见较为一致。尽管多次听取卫生部门起草的《关于进一步加强农村卫生工作的决定》的修改完善意见,但均无疾而终。高强对农村医疗卫生和合作医疗态度的转变,则从 2003 年 4 月担任卫生部党组书记兼常务副部长后开始。特别是 2003 年"非典"肆虐时凭借"宁可牺牲经济利益,也要保护人民健康"的抗疫决心,高强成为"非典"时期出现在媒体中频次最高的政府官员。"我们和高强争执不下,大概第六次修改稿讨论时,邀请了十个省份的卫生厅长来做汇报,大家异口同声地说农民没有医疗保障是不行的,合作医疗必须搞起来。于是,卫生部朱庆生副部长与国务院秘书长、秘书局的副部级领导们又做了一些沟通,我们的激烈讨论才逐渐缓和,最后,国务院秘书局要求我们根据讨论的意见再做一次修改。修改稿基本完成后,李岚清副总理就召集各相关部门讨论下一步具体发展计划。"①2002 年,《关于进一步加强农村卫生工作的决定》正式提出在农村地区建立医疗保障制度。但是,建立什么形式的农村医疗保障制度和如何建立农村医疗保障制度,在文件中并没有明确规定,这将成为国务院相关部委下一步争议的焦点。除此之外,人社部门和卫生部门还曾就新农合制度的管理权归属问题也展开了长达近 20 年的推诿和争夺。新农合建制初期,对于卫生部门来说,提供医疗卫生服务是他们的主要职责,但是,合作医疗制度还涉及参保基金筹集、管理和支付等问题,显然,卫生部门不能管理也不擅长管理合作医疗基金相关事务。时任人社部的一名副部长,不仅坚决反对卫生部门对合作医疗的态度,而且他提出"人社部门当前负责城镇职工基本医疗保险制度的任务很

---

① 访谈记录:BJ20170904-1.

重且尚未完成,更无暇顾及农村医疗保障制度建设。同时,农村合作医疗制度以县为统筹单位,严格来讲不算社会保险,因此对这一制度的管理不属于本部门的业务范围,人社部门过去没有接手过合作医疗,现在也不能主管合作医疗"①。当卫生部门成为合作医疗制度的主管部门并取得丰硕成果,以及 2007 年城镇职工基本医保制度建立后,人社部门和卫生部门就农村医保制度的管理权归属从推诿之战变成了争夺之战。特别是 2013 年国务院机构改革提出卫生部与计生委职能合并,使得农村医保制度的管理权归属再次成为社会热点问题。直到 2018 年新一轮国务院机构改革,组建各级医疗保障局并统一城乡基本医保制度的管理体制时,这一争夺才落下帷幕。

在新农合制度建设初期,上述各种争议和各部门利益之争长期存在,长此以往势必会因政治分歧和各项阻力而延误农村医保制度的建设步伐。在当时的特殊环境下,新农合制度建设很难按照西方传统公共政策的制定路径,即经问题识别、政策分析、充分论证讨论后形成具体的政策或法规,随后进入政策执行或实施阶段。而是应该采取暂时搁置部门争议、有效避开各方分歧的路径策略,在制定具有法律效力的正式文件之前先行试点试验,即在中央的选择性控制下选取部分地区"先行试点",通过政策试验的方式探寻农村医保制度的建设、发展、修正和完善方案。因此,政策试验被作为技术性工具引入农村医保建制过程中来。这一建制策略"能够有效缓解意识形态导致的政治冲突,淡化意识形态在政策选择中的角色作用"②。

---

① 访谈记录:BJ20170714-1.
② 李振.中欧试验式治理模式比较[J].国外社会科学,2014(5):27-35.

一方面,既可以减少决策层的意见分歧,扩大改革共识,将可预见的政治阻力降至最低①,使得具有开拓性和创新性的新农合制度建设顺利拉开序幕,确保新农合制度在转型期复杂的经济政治社会环境中能够稳妥可控地试运行。另一方面,这一建制策略又成为夯实政治基础的柔性手段②。即通过新农合政策试验,让部分地区的小范围参保农民先行感受到新农合制度带来的获得感,进而在较短的时间内形成推动农村医保政策试验的社会共识,以更大的深度、广度和力度消除农村医保建制阻力,加速农村医保建制进程。

4.3.3　降低农村医保建制成本

农民的疾病问题是紧迫的,生命更是无价的,但是农村医疗保障资源极为有限。在此情况下,如何整合既有资源,对有限的医疗保障资源进行合理配置,以最小的投入为农民获取最大的健康保障,实现农村医疗保障领域的"帕累托最优",是困扰农村医保建制过程中政府官员和专家学者的一大难题。与此同时,任何一项制度建设均需付出相应的人力、物力、财力和时间成本,农村医保制度建设也不例外。但与其他建制方式相比,政策试验凭借其先天的局部小规模优势,能够有效控制农村医保建制过程中的整体性风险,将农村医保政策试错纠错成本分散化,缩小全盘整体性改革可能造成的巨大成本支出,进而降低农村医保建制成本。政策试验的这一效能主要体现在以下三点:

---

① Chenggang Xu. The Fundamental Institutions of China's Reforms and Development[J]. Journal of Economic Literature, 2011(4):1076－1151.

② Hongbin Cai. Daniel Treisman. Did Government Decentralization Cause China's Economic Miracle?[J] World Politics, 2006(4):505－535.

第一，任何一项制度建设都会产生人力、物力、财力和时间等成本。但是，付出成本并不等于收获成功，甚至存在失败的可能性，更何况是创制一项涉及亿万农民群体的高风险的农村医保制度。但是，相较于在全国范围内整体性推行农村医保制度所引发的失败及其损耗而言，采取地方先行试点这种局部性的政策试验方式，能够在成本控制与风险控制中取得平衡。由于涉及范围小、付出成本低，即使试验失败所造成的损失显然也要比未经试验而贸然在全国推行导致的失败所消耗的成本低得多。而且，中央政府在顶层设计农村医保制度和下派试点任务及分解制度目标的同时，也会结合地方政策试验的实践反馈，及时调整农村医保政策方案，对地方政府开展的政策试验设定"红线"和设置"暂停键"，以便对农村医保政策试验过程中地方政府的任何越轨行为进行及时"刹车"，使其在可控范围内及时"止损"，不至于牵一发而动全身，带来更大范围甚至全局性失败。同时，经过近20年的实践证明，通过政策试验的方式建立的农村医保制度无疑是成功的，与农村医保制度所带来的经济社会政治效益相比，农村医保建制过程中的适度成本损耗则在可接受范围之内。通过政策试验方式将新农合制度原本计划2010年实现制度全覆盖的目标提前至2008年完成，比预定时间提前两年。这不仅大大提高了央地政府推动农村医保政策试验的积极性，而且为央地政府开展后续政策试验预留了较为充分的准备时间。仅此一点，也足以证明通过政策试验所获取的收益远高于成本支出。

第二，持续性开展农村医保政策试验的目的，除了对既有的农村医保政策进行测试、调整并修正外，更大程度上还在于推进农村医保体制机制创新。而体制机制创新不仅风险大且成本高，特别是在制度初创时期各项条件都不成熟的情况下，通常会付出更大的代价。但是,选择局部地区先行试点,在局部范围内探索出的农村医保建制成功经验,经吸纳、整合后复制、推广并扩散至其他地方,这一做法意味着将农村医保制度创新的成本在不同地区间进行转移和平摊。而实施农村医保制度所带来的收益,也将会通过政策推广和扩散的方式进一步扩大。如此便能以最小的成本获取农村医保体制机制创新的最大收益。

第三,从某种程度上来讲,农村医保政策试验的过程也是经验学习和知识交流的过程。在农村医保政策试验过程中,央地政府常常通过召开全国性试点工作会议、专题式经验交流会及其他参观学习交流的方式,促进农村医保建制经验的传播。具体来看,经部分地方试验而总结出的成功经验可供其他非试验地区进行借鉴和复制,从而减少和降低非试验地区进行制度探索和建设的时间、经济等成本。

4.3.4　提高农村医保建制成功几率

中国幅员辽阔,各地情况千差万别,不同地区因地制宜选择不同要素环节进行试验,或选择同一要素环节进行不同路径的政策试验,均有利于扩大农村医保政策创新的样本容量,以供比优遴选,进而选择最佳方案向更大范围进行复制和推广。同时,这种渐进性的制度创新路径,可根据试验过程中出现的新情况、新问题及时调整试验方案,确保农村医保建制过程的可控性、方向的正确性和结果的可预期性[①],提高农村医保制度创新的成功几率。

---

① 　刘钊,等.论公共管理实践中的"试点"方法[J].东北大学学报(社会科学版),2006(4):280-283.

一是政策试验能够尊重差异、因地制宜。面对东、中、西部各地区经济社会发展条件及医疗卫生发展水平存在明显差异的现实,中央政府"允许不同地区、不同部门各自尝试,大大增加了找到改革成功路径的几率"①。各地在中央顶层设计的指导下,因地制宜地选择不同要素环节和不同类型的政策试验模式,不仅可以确保农村医保政策试验的代表性、典型性、充分性和广泛性,为农村医保制度完善创新提供多样化的实践经验②,而且丰富和充实了农村医保政策方案的可选择样本量,扩大了比选、择优的空间,有利于提高农村医保建制的成功几率。

二是政策试验能够保障自主性、提高能动性。中央政府顶层设计农村医保制度粗略框架、制度目标和基本原则后,允许地方政府在试点范围内进行大胆探索、勇于创新。在此过程中,地方政府直接坐拥政策试验相关资源,特别是地方政府的信息优势成为提高农村医保政策试验成功几率的重要因素。与中央政府相比,地方政府更接近需求主体,更加了解本地区农民对于医疗卫生保障的实际需求,对于开展农村医保政策试验的各项优势资源也了如指掌,熟知本区域各个方面的整体情况和其他公共政策在本区域的执行情况,对于中央顶层设计的农村医保政策是否适宜以及如何在本地因地制宜地开展,具备完全的整体判断能力,同时也更加清楚地知晓是否新的农村医保政策试验会对既有的医保政策造成影响,等等。由此来看,地方政府特别是基层政府推行的农村医保政策试验更加

---

① Zhou Xueguang. The Cost of Centralization in China[J]. Modern China Studies, 1994(2):41.

② 吴昊,等.中国地方政策试验式改革的优势与局限性[J].社会科学战线,2012(10):37-45.

"接地气",避免了"悬浮式改革"的种种弊端。

三是政策试验具有可塑性和动态调整性。即使通过政策试验的方式建立了农村医保制度,亦不可能达至完善状态,且在非试验地区进行政策扩散和推广的过程中也会面临其他新情况、新问题,因而不确定性伴随农村医保制度建设始终。作为一种局部探索性的实践活动,由点及面、逐步推开的渐进式政策试验方式,可以在小范围内不断接收信息反馈,进而及时进行修正、调整、优化和完善,通过自我强化的方式为农村医保制度创新提供较为充分的试错纠错空间,进一步确保农村医保政策试验的成功几率。诸如,2003年新农合试点工作启动后至2004年年底,全国共确定333个试点县。随着试点县数量的"野蛮生长",为确保新农合政策试验的成功几率,中央决定暂缓试点规模的继续扩张,并规定2004年原则上不再扩大试点数量。即使新疆自治区区委书记带队向中央请愿,请求为新疆增加试点比例,中央也以"农村医保试点不能急于求成"为由予以拒绝。究其原因,则在于"农村医保制度建设是一项复杂的社会系统工程,试点期间不要定指标、不要赶进度、不要盲目追求试点数量,要注重试点质量,力争试点一个成功一个"①。正是政策试验这种特有的试错纠错机制,可以在农村医保建制进程中及时淘汰劣质因素,保留和吸收优质因素,使得整个农村医保政策试验过程都沿着自我测试、局部纠错、总结过失、形成经验、逐步推广的路径来推进,最大限度地减少各种可能出现的运行风险,确保农村医保建制行稳致远。

---

① 访谈记录:BJ20170904-1.

4.4 本 章 小 结

基于中央选择性控制的政策试验是中国农村医保制度建立和完善的"实践"机制,在此过程中,农村医保制度建设与政策试验机制相辅相成、相互促进,呈现出一种双向互动的共生生态。农村医保建制中的政策试验过程,实际上是一个完整的系统性的政治过程。从央地关系的角度来看,它不仅涉及中央和地方间纵向的层级关系,而且包括横向各部门之间的关系,是一个复杂的政治网络系统。但是,无论是纵向还是横向,农村医保建制过程中的政策试验都发生在复杂的央地互动过程中,并受央地政府间关系的影响。因此,横向、纵向的央地关系嵌入在农村医保政策试验的过程中,并贯穿其始终。与常规的政策执行采取"自上而下"的实施路径所不同,农村医保政策试验过程往往呈现为一个在横纵向间互动的立体化网络[1],即政府垂直性层级压力体制下的水平性"吸纳—扩散"过程,这一机制有效确保了政策试验过程的可控性。

随着农村医保制度的不断演进,作为建制技术路径的政策试验机制本身也在进行适应性调整,而这一调整过程也有其内在的驱动机制。通过分析发现,这一驱动机制包含利益结构、权力配置、奖惩激励等诱导机制,制度规约、晋升考核、督查问责等约束机制,组织协调、信息反馈、政策输出等能力机制。其中,诱导机制和约束机制受央地关系的影响而发生变化,进而影响农村医保政策试验效果。

---

[1] 周望.中国政策试点研究[D].天津:南开大学博士学位论文,2012.

中央政府与地方政府之间利益联结的紧密性、行政分权的合理性、奖惩激励的恰适性、制度规约的约束性、晋升考核的导向性，督查问责的有效性对于农村医保政策试验的发展，乃至整个医疗卫生体系的公平性和可持续性都具有积极的推动作用；而央地政府之间的利益冲突、权力博弈、激励不当、制度失范、约束不力及督查问责失力等则在一定程度上阻碍了农村医保政策试验的顺利推进，制约了农村医保政策试验的实际效果，最终影响农村医保建制整体进程。同时，央地政府自身的组织协调、信息反馈和政策输出能力的强弱也会直接影响农村医保政策试验过程。

总而言之，在政策试验这一技术路径的助力下，农村医保建制从局部开始，遵循由点及面、先易后难、循序渐进的务实推进路线，取得了巨大成功。而政策试验凭借其控制建制风险、消解建制阻力、降低建制成本和提高建制成功几率的实然价值，而备受称道。

第五章　政策试验视角下农村医保建制评价与展望

中国是一个拥有 14 亿多人口的发展中国家，一切改革都需要从国情出发，不能奉行简单的"拿来主义"。改革开放初期，重大改革事项遵循先行先试、总结经验，而后逐步推开，这种渐进式改革策略成为一条基本经验。①这一经验造就了农民医保创制的"新纪元"，形成了独具中国特色的农村医保制度体系。但是，并非所有的建制和改革方式都完美无缺，实践中的政策试验也存在一定的功能限度，导致以政策试验为主要技术路径的农村医保制度在发展的过程中也遭遇种种挑战。因此，如何进行调适，以积极有效的对策和措施促进新时代城乡基本医保制度高质量可持续发展，是当前和未来相当长一段时期农村医保治理的重要议题。

---

① 中国经济体制改革研究会.见证重大改革决策——改革亲历者口述历史[M].北京:社会科学文献出版社,2018:7.

5.1　农村医保建制评价与未来改革议题[*]

农村医保制度的建设过程是一个以政策试验为主要建制策略和路径的渐进性过程。在不同时期、不同类型政策试验机制的加持下，农村医保制度从微型社区互助型医保制度到集体福利保健型医保制度，从传统农村合作医疗濒临解体到新型农村合作医疗制度建立。如今在城乡融合发展背景下，新农合制度又正在与城镇居民基本医保制度进行实质性有效整合，为全面建成一体化城乡居民基本医保制度、进而升级为普惠公平的全民医保制度而努力。制度设计的目的通常是为了通过有效的制度安排来获得较好的制度运行绩效。而不同时期农村医保制度运行绩效的高低，则可以从农村医保制度的参保识别、基金筹集、管理经办和待遇支付等微观要素机制的分析中可见一斑。

5.1.1　参保识别：从微型合作社社员到城乡居民

农村医保制度的参保识别标准由微型合作社社员逐步演变为城乡居民。新中国成立初期，国家为城镇职工及其家属建立的与就业相配套、覆盖率低的医保制度将占中国人口总数 86.5% 的农民排除在外[①]，形成了以城乡二元户籍制度为表征、社会保障制度为内

---

　　[*]　本章节主要内容已于 2020 年 5 月以《中国农村合作医疗微观要素机制的演进和变迁》为题发表于《医学与哲学》2020 年第 9 期。
　　[①]　周弘，等.走向人人享有保障的社会——当代中国社会保障的制度变迁[M].北京：中国社会科学出版社，2015：32.

容的城乡二元就业、工资和福利体系。而农民的医疗保障问题,则依附于土地和农民家庭为单位的互助共济之上。随着集体化时期农村的政治经济体制转型,带地入社的分散小农走上了互助合作的道路,土地所有制由农户私有变为合作社集体所有,农民身份由此转变为合作社社员,所有社员共同拥有生产资料、共同生产劳动、共同享有劳动成果。合作社社员的一切福利包括农民的医疗保障,则与合作社社员就业、劳动分成相随,与合作社体制紧密地联系在一起。基于合作社互助共济逻辑,山西、河南、河北、山东、上海等地的农民领袖及乡政府精英分子以合作社组织为依托,自发组织、自愿联合,为全体合作社社员创建了社区互助合作医疗制度。合作社社员身份是农村医保制度创制之初的主要参保识别标准。

人民公社体制确立后,农村合作医疗参保识别标准由合作社社员身份跃升为人民公社社员身份。到 1958 年年底,全国范围内99.1%的农村实现了人民公社化,国家政权通过人民公社严密的行政管控体制,将农村一切事务纳入国家计划之中,被公权力支配的人民公社社员的一切福利都依附于公社集体。凡人民公社社员,不分男女老幼,均共同参加劳动,在全社范围内统一管理、统一核算、统一分配。在人民公社体制下,全国农村掀起卫生工作大跃进,农村医保制度也被作为与人民公社体制相匹配的重要制度而强制性变迁为集体福利制度。公社社员被强制要求参加合作医疗,集体福利公益金成为支撑合作医疗发展的主要经济来源,集体医疗福利实现了统一、公平分配。人民公社解体前,全国实行合作医疗制度的生产大队高达 90%[①],中国已然成为世界上第一个在全国范围内建

---

① 乜琪.土地与农民福利:制度变迁的视角[M].北京:社会科学文献出版社,2016:84.

立起农村医保制度的发展中大国。

伴随着人民公社解体,农村转而实施家庭联产承包责任制,受农村政治经济体制转型影响,原有的依附于人民公社体制的农村合作医疗日渐衰落,农民逐步失去了集体福利保障。同时,改革开放以后,农民就业趋于自由与灵活,逐渐形成了依靠家庭联产承包土地经营获取收入,或者入职乡镇企业和进城务工谋生的多元就业格局。据统计,1978 至 1987 年间,我国共有 4 577.5 万农村劳动力从农副业转向非农产业[①],1978 至 1997 年农村劳动力流动总量达 8 600 万人。农民的就业范围从农村内部扩大至城乡之间,居住地点随就业地点相机而动,社会身份转换较传统时期更为自由。农民由限制流动的公社社员逐步走向独立、分散和竞争。农民身份的这一变化,对合作医疗参保识别机制的正常运转带来了极大挑战。自愿原则下的农民参保出现了严重的逆向选择,导致参保率急速下降,由 1976 年的 90% 猛降至 1989 年的 4.5%,农民近乎重返自费医疗。随着社会主义市场经济的发展,农民看病难、看病贵问题日益凸显。在此背景下,中国政府开始谋求改革和重建传统农村合作医疗制度。20 世纪 90 年代,全国不同地区进行了传统合作医疗的小范围改革试点和跟踪研究。然而,除部分试点地区和上海、苏南等集体经济发展较好的地区外,合作医疗恢复重建效果不彰,覆盖率仅仅提升至 10%,合作医疗制度建设的倒退,使得绝大多数农村居民不得不完全依靠个人和家庭的力量抵御疾病经济风险。

进入 21 世纪后,汲取传统农村合作医疗市场化改革的经验教训,国家创制了政府主导、以农村户籍为参保识别标准、农户家庭为

---

① 周其仁,等.我国农民社会身份变迁的自由[J].未来与发展,1987(1):24 - 27.

参保单位的新农合制度。但是,几乎与新农合创制同一时段,城乡一体化发展迅猛的东南沿海局部地区,自发探索将新农合与城镇医保衔接整合为"城乡居民合作医疗制度",以农村户籍身份为标准的"农民参合"机制渐进性演变为以城乡居民身份为标准的新参保机制。2008年《关于推进农村改革发展若干重大问题的决定》出台后,中国加速进入从农业社会向工业社会、从乡村社会向城镇社会转型的多重转型期,城乡之间各生产要素流动、城乡居民职业变换和身份转化愈加频繁。"各地不断涌现的重复参保、重复补贴和重复经办体系建设,对体现社会公平、城乡居民的自由流动和合作医疗制度的可持续发展均造成极大挑战。"①可以看到,将"户籍"作为参保资格识别标准而分割建立的新农合与城居保制度,难以适应宏观经济社会发展的需要②,于是2016年1月国务院出台《关于整合城乡居民基本医疗保险制度的意见》,高位推动建立了以城乡居民为主要参保主体的城乡居民基本医保制度,并全力推进新农合与城居保制度的整合与统一。

从农村医保建制历程分析,参保识别机制是农村医保制度的基础性、支柱性机制,农村医保制度的参保标准和参保识别机制虽几经调整,但都是面对宏观经济社会转型的适应性调整。这一调整是改革和完善农村医保制度的重要内容。同时,农村医保制度参保识别机制的改革变迁也并非一蹴而就、一劳永逸,而是在整体推动农村医保建制的政策试验过程中,不断进行探索和验证,而后确定下来。

---

① 王东进.关于基本医疗保障制度建设的城乡统筹[J].中国医疗保险,2010(2):6-9.
② 任雪娇.农村合作医疗制度的变迁逻辑与发展趋势——基于历史制度主义的分析框架[J].宏观经济管理,2019(6):43-49.

5.1.2　筹资机制：从社区互助共济到社会性统筹

随着农村医保制度参保主体的结构性变化，其筹资机制也日趋完善，表现为筹资来源不断扩展，筹资水平逐步提高，筹资标准渐进调整，社会化程度日益提高，互助共济能力不断增强，从而明显地提高了农村医保制度的抗风险能力。

从微型社区自愿互助共济机制到人民公社时期强制性集体互助共济机制。合作化时期的农村医保制度的筹资机制，逐步适应集体化程度较低的合作社经济体制和微型合作社的社区组织结构，形成了由合作社社员自愿缴纳保健费、合作社医务人员共同集资、合作社公益金补助的筹资机制，避免了传统家庭自给性医疗保障的分散性和脆弱性。①但是，以相对独立、自我封闭的微型社区为统筹单位的合作医疗筹资，因地域窄、规模小、参保少，且受当时低层次经济发展水平所限，筹资标准极低，抗拒风险能力极为有限。及至人民公社化时期，农村打破了传统的农户个体经营模式，变革了农村原有的经济社会关系，社队集体经济的积累能力大幅增强。这一时期作为集体福利性质的农村医保资金筹集，采取"集体经济为主、个人负担为辅"的强制性集体互助共济机制，掌握社队收益分配权的社队集体通过提取公益金和公积金方式建立起农村合作医疗基金。这样，合作化时期合作社社员自愿互助的农村医保筹资机制，演变为人民公社时期的集体强制性预留扣除，进而有效避免了自愿缴纳合作医疗费的逆向选择现象，因此，农村医保制度得势迅速覆盖全国。

---

① 任雪娇.农村合作医疗制度的变迁逻辑与发展趋势——基于历史制度主义的分析框架[J].宏观经济管理,2019(6):43-49.

改革开放后,随着家庭联产承包责任制的实施,打破了束缚农村生产力发展的体制性障碍,农村生产经营体制由传统高度集中的公社集体经济变革为家庭联产承包责任制为基础的集体经济体制,农业生产实现了"双层经营",农村公益性事业则归属乡镇政府和村民委员会主管。与此相适应,农村医保制度的筹资机制调整为"个人投入为主,集体扶持,政府适当支持"。然而,这一过程农户虽然获得了剩余劳动产品的支配权,但在缺乏强制筹资机制的约束下,农民筹资呈现严重的逆向选择,导致农村医保制度资金入不敷出;而农村集体经济组织原有的生产资料已分包到户,逐渐退出生产、经营、管理和分配环节,绝大多数乡村集体经济走向衰落,集体扶持明存实空;同时,这一时期政府如何扶持尚无具体措施,国家未明确规定公共卫生支出项目和投资政策,财权上移及事权下放使地方政府成为"谋利型政权经营者"①。总之,这一时期的农民、集体经济组织和政府都不是农村医保制度的主要筹资责任主体,缺乏统筹责任主体的农村医保制度深陷筹资困境。

进入21世纪后,新农合制度建立了以县为统筹单位的农民个人缴费、四级财政资助和集体扶持相结合的"初级"社会化医保筹资机制。②农民以家庭为单位自愿参保缴费;中央和地方政府成为筹资的主体,四级财政根据东中西部区域经济发展水平和实际参保人数,以转移支付的形式有针对性地确定补贴标准,予以定额资助,并在部分贫困地区通过"地方财政补贴和'兜底保障'来提高农村贫困

---

① 杨善华,等.从"代理型政权经营者"到"谋利型政权经营者"——向市场经济转型背景下的乡镇政权[J].社会学研究,2002(1):17-24.

② 任雪娇.农村合作医疗制度的变迁逻辑与发展趋势——基于历史制度主义的分析框架[J].宏观经济管理,2019(6):43-49.

居民的参保缴费能力,以此创新基本医保的运作模式"①;农村集体经济组织则变迁为多元社会化筹资中的"辅助性筹资主体",在集体经济条件允许的情况下对农村医保制度筹资予以适当扶持。实际上,在新农合政策试验中,对于"集体扶持"仅仅做了原则性、倡导性、模糊性规定,缺乏明确的扶持标准和强制性筹资手段,导致新农合集体扶持的筹资机制流于形式。

至2008年,新农合基本实现了农村地区制度全覆盖的目标。与此同时,这一时期城乡居民人均可支配收入持续提高,中央政府转移支付力度不断加大,特别是2011年起中央政府在地方的一般性转移支付中专门列出了"新农合等转移支付项",使得农村医保制度的筹资额度呈现快速上升态势。这一时期的农村医保筹资构成以政府财政补助为主,参保农民个人缴费总额占筹资总额的比例持续降低。同时,在所有参保农民个人缴费总额中,民政部门开始为贫困群体代缴参合费用,大大减轻了贫困患者的参保缴费负担。②2016年,农村医保开启了理顺中央与地方财权事权的基于"城乡同治"责任划分的基础性、全局性改革,借助"医保"工具逐步缩小城乡居民收入差距、规范收入分配秩序。在城乡一体化体制机制改革过程中,新农合加速与城镇居民基本医保制度的整合和统一,并渐次进入稳步发展阶段,局限于农村居民的筹资机制也随着整合统一的步伐而逐步变革为城乡统筹的社会化筹资机制。

毋庸讳言,从局限于农村居民的筹资机制到城乡统筹的社会化筹资机制的变革,最艰难的是城乡居民基本医保筹资机制的动态调

---

① 杨燕绥.社会保险法精释[M].北京:法律出版社,2011:18.

② 参见卫生部新农合研究中心汪早立于2012年10月在湖北省十堰市的工作汇报:《新农合运行情况分析及监管要点》。

整与改革。建立稳定、持续增长的筹资机制,需要不断完善配套制度改革,诸如城乡收入分配和再分配、中央和地方财权事权划分、公共财政以及人口结构、社会阶层结构和家庭结构调整等。[1]随着城乡医保的整合和统一,财政资助城乡居民的筹资水平不断提升,城乡居民筹资也不断提高,2019 年 7 月,国家医保局在《关于建立医疗保障待遇清单管理制度的意见(征求意见稿)》中就提出要改革城乡居民基本医保的初级社会化筹资机制。据此,城乡居民基本医保的"初级"社会化筹资机制逐步升级为基本社会医疗保险的筹资机制已经可期可望。

5.1.3　治理机制:从微型社区自治到社会保险法治

以政府公权力为代表的政治力量,不同时期介入农村医保制度建设的力度和方式呈现出显著差异,由此形塑了农村医保不同的治理机制。为实现不同时期农村医保"治理有效"的制度目标,其治理机制历经多次调整和修正。从合作化时期"俱乐部式"的民主自治到人民公社时期政治化的集体福利治理,再到新农合"初级化"的医保治理以及当前日渐规范化的城乡医保法治,农村医保治理机制日渐完善与高效。

新中国成立初期,国家将经济社会建设的重点放在城市,对农民在合作化基础上自发创制的合作医疗的介入及治理尚无触及,既无财政资金支持,也无管理监督指导,只有宣传式的政策肯定。在国家管理与建设缺位的情况下,合作社社员获得对农村医保事务的治理自主权,成为合作医疗的治理主体。这一时期,以微型合作社

---

[1]　孙淑云.社会保险立法的多维审视[J].理论探索,2013(6):116-120.

社区为单元,成立由社员代表、基层干部和医务人员组成合作医疗管理委员会,依靠农村熟人社会的"信任""人情"等"超级民俗"手段,自主经办、管理和监督合作医疗日常事务,形成"俱乐部式"的民主自治机制。①人民公社时期,国家治理以"政治挂帅"为特征,采用意识形态和政治运动的方式推广农村医保制度建设,合作医疗治理也无条件服从于政权建设,表现为"政社合一"和"医社合一"体制下的官僚化集体福利治理机制。②这一时期国家通过"政社合一"的人民公社体制将离散的农村社会整合进国家集权治理体系之中,以"医社合一"体制全面介入和改革农村医保制度。最终在农村地区普遍构建了以县级(公立医院)为核心、公社(卫生院)为纽带、生产大队(卫生所)为网底的三级医疗卫生保健网络,并承担部分建设和运营补贴,控制医疗服务供给、药品资源配置和药品价格管制,实行统一的医疗服务集体化供给。其中,受公社党委、公社管理委员会领导及县卫生行政部门业务指导的公社卫生院,不仅需完成国家的卫生行政指令,为社员提供基本医疗保健服务,而且承担农村医保制度资金筹集、管理、经办和监督业务。同时,1978 年《宪法》以及当时卫生部出台的《农村合作医疗章程(试行草案)》和《全国农村人民公社卫生院暂行条例(草案)》也对农村医保制度进行了规范并予以政策指导。

改革开放初期,随着政社逐渐分开,"医社合一"的农村医保集体福利治理机制随即落空。与此同时,这一时期囿于国家对农村医保的治理没有及时进行适应性调整,农村医保治理陷入真空。

---

① 任雪娇.农村合作医疗制度的变迁逻辑与发展趋势——基于历史制度主义的分析框架[J].宏观经济管理,2019(6):43-49.

② 孙淑云,等.中国农村合作医疗制度变迁[J].农业经济问题,2018(9):24-32.

1979 至 1989 年的十年间,几乎未曾颁布过任何合作医疗专门政策文件。[①]1982 年《宪法》也删除了合作医疗的内容。[②]而且,分权制改革在一定程度上增强了地方政府的行政自主性。在缺乏中央支持的同时因合作医疗"投入大、收益小",地方政府也迅速退出了合作医疗治理主体的位置。作为国家在基层社会的"代理人",村委会等自治组织理应承担包括合作医疗在内的农村社区性公共事务的治理责任,但国家未对其予以明确规定,缺乏恒常治理主体的农村医保制度迅速衰落。

20 世纪 90 年代初,卫生部联合农业部、财政部等有关部门决定重建合作医疗,世界卫生组织、世界银行及美国兰德公司等多元主体联合中国专家开展了农村医保制度的社会化治理探索工作。这一探索虽成效不大,但积累了宝贵的经验教训。在多元探索的启示下,中央政府顶层设计农村医保制度的同时,建立了政府为主体的社会化医保治理机制,形成了同级政府领导、卫生行政部门指导、相关部门协调的"初级"医保治理机制。具体来看,中央成立了由各职能部委组成的新型农村合作医疗部际联席会议,作为新农合的最高领导机构和最高决策机构,在卫生部下设办公室作为最高执行机构;在地方,各省、直辖市、自治区成立了由同级政府领导、各职能部门组成的新农合领导小组,协调处理本地区的新农合方案制定和贯彻执行;在基层,成立了由县政府领导、各有关单位参与的新农合管理委员会,负责本县域的合作医疗组织、协调和管理事务。同时,还

---

① 顾昕等.自愿性与强制性之间:中国农村合作医疗的制度嵌入性与可持续性发展分析[J].社会学研究,2004(5):1-18.

② 王绍光.学习机制与适应能力:中国农村合作医疗体制变迁的启示[J].中国社会科学,2008(6):111-133.

在新农合统筹县(市)建立起卫生部门主管下的合作医疗经办公共服务体系,形成了社会化、属地化的初级医保经办机制。

进入 20 世纪初,农村医保治理虽取得了显著成效,但是卫生行政部门主管下的农村医保治理与人社部门主管下的城镇居民基本医保治理"城乡分割",城乡医保治理叠加导致治理资源浪费和治理漏洞并存。近年来,随着城乡基本医保制度的整合统一,城乡医保治理中的割据、竞合、磨砺,加速了城乡统一的"大部制"医保治理机制的形成。2018 年国务院实施新一轮机构改革,组建了各级医疗保障局,统一了城乡基本医保制度的管理体制。在"大部制"医保治理格局下,国家开始着力构建统一的城乡基本医保治理机制。首先,将分割在人社、卫生、民政等部门的城乡基本医保管理权、医疗救助管理权统一归入医保局,统一行政管理职责,统一规章制定权、执法权、监督权。其次,将分割在人社、卫生、民政等部门主导之下的基本医疗保险、医疗救助经办服务机制进行整合,形成统一的医疗保险经办机制。再次,整合分割治理的医保管理权和医疗服务定价监督权,建立医疗、医保、医药"三医联动"机制。同时,2010 年颁布的《中华人民共和国社会保险法》开启了医保法治新时代,2019 年 7 月,国家医保局印发《关于建立医疗保障待遇清单管理制度的意见(征求意见稿)》,提出要"统筹制度政策安排,明确决策层级和权限,推进医疗保障制度管理规范化、标准化和法治化"。

5.1.4 待遇支付:从初级医疗保健到基本医疗保障

纵览中国农村医保制度 70 年发展史,受社会经济发展水平、医疗服务供给水平、参保筹资水平、保障类型和范围、支付方式等因素影响,农村医保制度的待遇支付机制在政策试验过程中不断进行调适和改革。

首先,从初级医疗保健到集体福利保健。合作医疗制度创立前,"谁看病,谁付费"的自费医疗使依靠家庭保障的部分农民陷入贫困。合作化初期在互助基础上建立的"合医合防不合药"的微型社区互助型医保制度,依靠初级专业化的"赤脚医生"、低成本的医疗供给体系和合作社自制土药等方式,为合作社社员提供了适应合作社互助经济的粗放型、低水平的卫生保健服务,将农村医疗保障提升至"基本看得起病"的水平。人民公社化时期,在农村集体"糊口经济"水平下,"政社合一"的治理机制保证了农村医保制度的待遇给付只能以低成本的医疗服务递送体系和近乎平均主义的分配方式,为全体社员提供集医疗、预防和保健功能于一体的低水平集体福利保健。这一时期的农村医保制度以较小的投入有效满足了农民的医疗服务需求,基本形成了"小病不出队,中病不出社,大病不出县"的医疗保障效果。

其次,从农民重返自费医疗到新农合的初级医疗保障。改革开放初期,尚未适应市场经济体制变化的农村医保制度大面积解体,近90%的农村居民沦为自费医疗。[①]特别是20世纪90年代以来,中国卫生服务供给体系走向商业化和市场化,县乡村三级医疗卫生保健网络从原来几乎完全依赖政府拨款的公立性机构转型为以服务换取收入的组织[②],其具体服务内容逐步依靠市场需求决定,医疗服务价格随着逐利动机的增加而全面攀升,赤脚医生异化为以提

---

① 卫生部卫生发展研究中心.中国卫生发展绿皮书(2012):新型农村合作医疗制度[M].北京:人民卫生出版社,2012:8.

② 顾昕,等.自愿性与强制性之间:中国农村合作医疗的制度嵌入性与可持续性发展分析[J].社会学研究,2004(5):1-18.

供医疗服务换取利润的乡村医生。1989—2001 年间,门诊诊疗费和日均住院费分别增长 965% 和 998% 的同时,农村居民人均收入仅增长 393%[①],医疗服务价格攀升导致传统合作医疗制度建设步履维艰。在"过度市场化"的医疗服务体系下,卫生筹资与分配的公平性大打折扣,失去农村医保制度保障的农民再度陷入"因病致贫、因病返贫"的困境,据统计显示,这一时期 37% 的农村居民应看病而未就诊,65% 应住院治疗而选择放弃。[②]同时,城乡医疗服务体系布局结构"此消彼长",医疗服务资源迅速从农村向城市聚集,导致城镇医疗机构技术水平、硬件设施越来越高,而农村乡镇卫生院、村级卫生室等逐步萎缩,大大降低了农民就医的可及性,看病难、看病贵问题再度突出。

如何解决农民医疗保障和医疗服务缺失问题在 21 世纪初再度进入国家决策议程。由此,政府通过政策试验主导创制了新农合制度,并在逐步探索的过程中形成了"以大额医疗费用或住院医疗费用为主,家庭门诊账户为辅"的低水平起步、粗略给付的新农合"初级"医保待遇支付机制。在保障范围上,由卫生部主导制定了新农合的诊疗项目、医疗服务设施及中医药诊疗项目和医疗服务设施标准[③],但是,均小于城镇医保的基本药物目录、基本诊疗服务目录及医疗服务设施目录的容量,参保农民只能利用基本医疗中的"最基本服务"[④]。在报销比例上,据统计,2004 年全国平均住院费或大额

---

① 葛延风,等.中国医疗服务体系改革反思[J].中国卫生产业,2005(9):19-21.

② 卫生部卫生发展研究中心.中国卫生发展绿皮书(2012):新型农村合作医疗制度[M].北京:人民卫生出版社,2012:8.

③ 卫生部、国家发展改革委等部门联合发布《关于加快推进新型农村合作医疗试点工作的通知》(卫农卫发〔2006〕13 号).

④ 孙淑云.论"新农合管理条例"的制定[J].理论探索,2012(6):126-130.

医疗费用报销占总费用的 31.6%[①]，参保农民自行承担七成共付比。虽然，新农合制度建设有效减轻了农民看病负担，促进了城乡基本公共卫生服务均等化，但是，整体保障水平偏低和农民医疗费用的不断上涨，也在一定程度上淡化了新农合的实施效果。

最后，从初级医疗保障向基本医疗保障升级。随着新农合与城居保制度的渐进性整合统一，农民享受的医疗保障水平也逐步向基本医疗保障升级。在待遇支付上，不仅"就宽不就窄"地统一了城乡居民基本医保药品目录、诊疗项目目录和医疗服务设施标准，而且实行"住院＋门诊"统筹，以扩大医保支付范围，逐步提升统筹层级。诸如，2011 年全国共有 93.51%的县（市、区）开展了门诊统筹补偿，其中东、中、西部地区分别为 94.47%、96.25%和 90.05%。[②]此外，从医保基金的分配与支出总情况来看，截止至 2011 年，新农合基金分配到统筹基金账户的金额占比达 97.68%，分配到家庭账户的基金仅为 2.32%，与 2006 年相比降低了约 10 个百分比。[③]2004—2011年间，新农合基金支出总额从 26.37 亿元跃升至 1 710.19 亿元，补偿基金由 17.57 亿元增长到 1 332.01 亿元，门诊支出由 6.99 亿元增长至 238.15 亿元。[④]农民受益面和受益水平不断增加，住院补偿范围持续扩大。但是，"我们原来只补偿 25%，但靠着 25%能解决什么问题呢？试点阶段解决的是新农合各微观要素的机制问题，机制问题解决了我们再提高待遇水平，到了 2011 年我们的补偿比例已

---

① 邵海亚.对新型农村合作医疗属性、目标及评价的思考[J].卫生软科学,2006(4):99-101.

②④ 参见卫生部新农合研究中心汪早立于 2012 年 10 月在湖北省十堰市的工作汇报：《新农合运行情况分析及监管要点》.

③ 杜娟.中国新型农村合作医疗制度的问题与对策[D].哈尔滨:黑龙江大学硕士学位论文,2013.

经上升至48.4%。我历来都反对提政策补偿的概念,所以刚才我说的这些都是实际补偿而不是政策补偿。如果把政策弄窄一点,那么报销比就上去了,截至目前,新农合的政策补偿比是75%—80%,但是实际补偿比只有50%左右,说明这几年医改过程中很多事情做得并不扎实"[1]。近年来,随着城乡居民基本医保制度的不断完善,"政策范围内"的报销比例不断提高。截止至2019年,城乡居民基本医保政策范围内住院费用支付比例高达68.8%[2],是新农合制度建立之初保障水平的两倍[3],最大限度地保证了城乡居民享受同等水平基本医疗保障,但是与"个人卫生支付比降到15%～20%才能基本解决农民因病致贫返贫"[4]的目标仍存在较大差距。

鉴于此,2018年国家医保局成立后,开启了包括城乡居民基本医保制度在内的医疗保障水平提升再改革,推进城乡基本医保制度整合统一,集中力量推进抗癌药降税降价,启动国家组织药品集中采购和使用试点,安排专门的保障措施用于病期长、医疗费用高的慢性病、特殊病的门诊医疗费用支付,建立城乡居民高血压、糖尿病门诊用药保障机制,持续推动医保信息化建设。[5]同时,现阶段正着力统筹城乡医保待遇标准,建立健全与筹资水平相适应的待遇调整机制。城乡居民基本医保待遇仍在不断提升,并逐步走向法制化和规范化。由于城乡居民基本医保待遇支付处于动态的政策调整过

---

[1]　访谈记录:BJ20170904-1.

[2]　国家医疗保障局.2019全国基本医疗保障事业发展统计公报,http://www.nhsa.gov.cn/art/2020/6/24/art_7_3268.html.

[3]　参见《国家医疗保障局对十三届全国人大三次会议第6358号建议的答复》(医保函〔2020〕121号)。

[4]　张晋龙.十年来医疗费用负担个人支付比例已从60%下降到35.5%,http://www.zkec.cn/news/bencandy.php?fid=112&id=4233.

[5]　胡静林.在新的历史起点推进医疗保障改革发展[N].学习时报,2019-7-26.

程中,针对 2019 年 12 月以来的新型冠状病毒重大公共卫生防疫事件,国家医保局会同财政部门等连续出台《关于做好新型冠状病毒感染的肺炎疫情医疗保障的通知》《关于做好新型冠状病毒感染的肺炎疫情医疗保障工作的补充》两项基本医保制度、多层次医疗保障以及传染病社会补偿衔接的综合性医治费用保障政策,用以确保确诊、疑似患者不因费用问题影响就医,确保收治医院不因支付政策影响救治,确保疫情期间医保经办工作平稳有序。

5.1.5 未来改革议题:普惠公平的全民医保

虽然,不同时期农村医保制度的各项微观要素机制在一定程度上解决了当时农村地区看病难、看病贵问题,但是,农村医保建制的历史成就难掩过去整个医疗卫生体制改革失败的事实。而在新一轮医疗卫生体制改革过程中,全民医保又是其精髓和基本方略。自 2009 年实施新医改方略以来,城乡三项基本医保制度已分割建立,基本解决了基本医保制度在部分群体中缺失的不公平问题,全民医保的制度框架已基本建立。但是,从制度覆盖面、参保强制性、资金筹集标准和方式、管理体制、经办机制及待遇保障水平等角度来看,全民医保仍然表现出较大的城乡差异。也就是说,全民医保制度的形式普惠业已形成,但离真正意义上的实质公平仍然存在一定距离。一方面,在农村医保建制进入新阶段的契机下,仍需深入推进城乡基本医保制度走向实质性整合。虽然通过政策试验的方式,遵循"从易到难,逐步深入"的路径,在短时间内已经迅速分割建立起了覆盖城乡居民的新农合制度和城居保制度。但是,长期性政策试验使得这两项制度仍然难以定型。各地"五花八门""模式林立"的运行机制虽然为城乡基本医保制度的发展提供了多样化的选择,但各相关部门分割推进、各地分散性试验以及各地独自出台地方性立法等，也在一定程度上将城乡基本医保制度拉入"再碎片化"的境地，阻碍了城乡基本医保制度的一体化进程。新时代，继续探索改革农村医保制度，推进城乡基本医保制度整合统一，仍需在以下几个方面进行突破：

一是筹资机制。分割建立的新农合制度和城居保制度均建立了"初级"社会化医保筹资机制。[①]虽然中央财政对于两项制度实施平等的财政补贴标准[②]，但是城镇与农村之间、东中西部地区之间的经济社会发展水平和城乡居民的经济收入、家庭负担及缴费能力仍存在较大差异，这种难以弥合的差异使得城乡居民基本医保制度的筹资水平在短期内难以整合统一，进而出现筹资衔接的地域性特征。如经济社会发展水平较高、城乡一体化均衡发展的地区基于较为接近的筹资水平而先行整合，筹资水平差异较大地区则尝试先对管理体制进行整合，或者采取分层整合的思路予以推进。同时，筹资水平的非制度化调整方式也不利于城乡基本医保制度的长远发展。

二是管理体制和经办机制。管理体制的一体化不仅有助于提高医保管理经办的效率，而且节约管理运行成本和社会资源。对于城乡基本医保制度而言，管理体制是"牵一发而动全身"的关键环节，管理体制的整合统一无异于是城乡基本医保制度整合统一的"定海神针"。但是，2018年国家医保局成立之前，在中央层面，城乡基本医保制度的管理权归属长期处于人社部门和卫生部门的争夺之中。在地方层面，各地受部门利益和地方利益驱使，形成了卫

① 任雪娇,等.中国农村合作医疗微观要素机制的演进和变迁[J].医学与哲学,2020(9):67-73.

② 仇雨林,等.城乡医疗保障制度统筹发展研究[M].北京:中国经济出版社,2012:73.

生部门主管、人社部门主管、卫生和人社部门合作管理、政府成立专门机构直接管理等多元化的管理体制整合统一模式。管理体制的不统一成为城乡基本医保制度整合的最大障碍。而对于经办机构而言,管理体制的不统一牵制医保经办也被迫"割据"与"分裂"。加之,经办人员缺乏且经费短缺,长期通过内部借调或调剂等方式组建的医保经办队伍规范性不足、流动性强且稳定性差。虽然2018年国家医保局的成立彻底打破了城乡分割、群体分割的体制性障碍,真正实行集权管理、集中问责,但是,新机构的成立并不意味着新的基本医保管理体制机制一蹴而就。基本医保管理和经办体系职能重叠,城乡公共经办服务分割、不公平,医保标准化、信息化、专业化水平不高,医保经办服务能力、效率不高,基本医保运行质量提高困难等问题尚待进一步研究和突破。

三是整合路径。经济社会发展水平和城乡一体化程度对新农合制度和城居保制度的影响不仅体现在资金筹集和待遇保障水平上,而且体现在两项制度的整合路径中。从地区分布上来看,当内地还在热议新农合制度的实现途径和主管部门时,东部沿海地区特别是城乡一体化程度较高的地区已经开始自发探索,先行启动推进新农合和城居保制度的整合试点工作。基于地方情况、地方发展、地方利益、地方知识的不同,各地整合城乡基本医保制度的探索呈现不同面貌,形成不整合管理经办只追求待遇统一、先整合管理经办后整合基金和制度、先纵向统一新农合和城居保两项制度后横向合并管理体制、先横向整合两项制度后纵向市级统筹、先城区整合后扩大整合范围最终实现全域整合、根据经济发展水平分阶段整合等不同的整合路径。虽然城乡基本医保制度整合"殊途同归",但不同的整合路径也在短期内形成不同的整合样态,一定程度上加剧了全国范围内整合统一的城乡基本医保制度的难度。

四是立法路径。中国医疗卫生领域缺乏专门的医疗保障法律法规,且现行医保政策在很大程度上对新农合及城居保政策的执行,仅做出原则性规定。因此,新农合制度在中央的顶层设计下,依循"政策构建、试验探索,法律总结"的步骤,试图将政策试验过程中被实践证明行之有效的运行机制通过法定程序予以定型。但是,长期以来,一方面,新农合制度及城居保制度大多以各部委、各省市县的政策性文件而非全国统一的政策文件进行规定;另一方面,基于地方多样性的政策创新而形成地方性法规、地方政府规章和单行条例等多样化的地方性条例。这些做法均使得全国性医保立法体系呈现出显著的"碎片化"特征。

综上所述,城乡基本医保制度一体化建设是新时代实现全民医保制度目标的重要手段,而在此过程中,当务之急是深入推进城乡基本医保制度的实质性整合。长期处于试验状态的城乡基本医保制度的筹资机制、管理体制等微观要素机制均未定型,制度整合路径、立法路径也远未统一,地方政策创新造成城乡基本医保制度的再碎片化。除此之外,由于各试验地区经济社会发展水平存在显著差异,加之领导重视程度参差不齐,地方政府执行力度良莠不齐等实际问题,使得各试验地区形成了丰富多样的政策创新经验。这些经验是否真正具有普适性和可复制性,也是一个值得深思的问题。

公平是现代社会保障制度的核心价值诉求,核心是通过相应的制度安排,创造并保证国民生存与发展的起点公平和维护过程公平,同时促进结果公平或者尽可能合理缩小结果的不公平。[①]而全

---

① 郑功成.中国社会保障改革与发展战略——理念、目标与行动方案[M].北京:人民出版社,2000:18.

民医保的实质是由人人享有迈向人人公平享有,由形式普惠走向实质公平。[①]无论是新中国成立初期的传统农村合作医疗制度还是21世纪初期的新型农村合作医疗制度,抑或是城乡一体化加速发展过程中的城乡居民基本医保制度,都是建立普惠公平的全民医保制度过程中的一种过渡性的政策表述和制度形态。这些过渡性的政策表述和制度形态的本质都是一个个政策性概念,而这种政策性概念建构的目的则是确定基本医保制度发展的基本目标和基本框架,进而在条件成熟的情况下将单项医保制度整合成普惠公平的全民医保制度。虽然,现阶段对城乡居民基本医保制度进行了初步整合,但与"城乡居民健康平等地享有基本医疗保障"实质公平仍然存在不小的差距。对农民来说,获得与城镇居民平等的健康保障权、促进卫生公平正义是其基本追求。对政府而言,健康关系着千家万户的幸福,关系着社会稳定与经济发展。新时代如何在政策试验的宏大场域中继续探索建立城乡居民平等享有的全民医保制度,改革基本医保制度的公平性欠缺问题[②],仍是农村医保建制的重要议题。但是,普惠公平的全民医保制度的建立不可能一蹴而就,仍需要在政策试验的过程中渐进推进。

5.2　农村医保建制中政策试验机制的限度与挑战

　　文明总是在不断地挑战和应战中前进。政策试验是农村医保

①　仇雨临,等.从全民医保到公平医保:中国城乡居民医保制度整合的现状评估与路径分析[J].社会学研究,2019(2):128-138.
②　仇雨临,等.从有到优:医疗保障制度高质量发展内涵及路径[J].华中科技大学学报(社会科学版),2020(4):55-62.

建制进程中实现"挑战"和"应战"的主要技术性手段和工具。农村医保建制中政策试验机制的实然价值和卓越贡献不可否认。然而，"摸着石头过河"不仅形象地揭示出政策试验所推崇的渐进性改革，而且昭示了这一过程具有明显的不稳定性和发散性特征。由此，导致农村医保制度在发展完善的过程中也付出了一定的代价，而且与运动式治理通过短时间、快节奏的剧烈变化以实现全方位改革所不同，政策试验常常遗存改革不彻底的尾巴。①因此，农村医保建制过程中政策试验本身的功能限度也是显而易见的。

5.2.1 政策试验地与非试验地之间存在政策摩擦

传统农村合作医疗制度解体后，中央顶层设计了新型农村合作医疗制度的粗略框架和基本原则，对于新农合制度具体内容的发展和完善则要求采用政策试验的方式在各地区进行探索。根据"设立框架，试点先行"的原则，新农合建制的政策试验过程必然存在先行试验地与后发非试验地两种类型，由此便产生了新农合政策试验过程中的中央政府、先行试验地和后发非试验地之间的三角关系（见图5.1）。在此关系中，为了迅速产生试验效果，先行试验地往往成为各种优惠政策与多方资源的聚集地。中央政府往往以任务派发的形式下达新农合政策试验和机制创新的指令，或者先行试验地的地方政府以"游说"和"竞争"的方式获取中央关于开展新农合建制的政策试验授权。先行试验地因地制宜地开展政策执行与机制创新后，及时将新农合政策试验经验总结上报中央政府并获得中央政府的认可和采纳后，地方的创新经验便上升为中央的规范性文件，

---

① 王曦，等.摸着石头过河：理论反思[J].世界经济，2011(11)：3-27.

进而中央政府以推广扩散的方式要求非试验地按照中央的规范性文件要求执行经创新后形成的新型政策。当非试验地的地方政府对中央推广的新型政策表现出浓厚的兴趣和乐于接受的态度时，经政策试验创新而形成的新农合政策便可以在非试验地区迅速、顺利地实施。同时，善于学习是中国政治体制的活力所在①，在此过程中也存在非试验地对先行试验地创新经验、试验成果的学习借鉴行为。通常情况下，待先行试验地开展试验工作一段时间或者探索出一定的新农合机制创新经验后，非试验地区的地方政府才会结合本地区的实际情况，采取频繁组队前往先行试验地区学习取经、参与中央组织的试点经验交流会等方式主动选择学习借鉴，以解决本地区的农村医保制度发展难题，或者被动接受中央政府的政策推广。

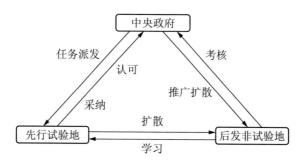

图 5.1 中央政府、先行试验地与后发非试验地三者关系示意图

　　但是不可回避的是，当前中国的社会治理正面临着政府权威体制与有效治理的组织困境。②其中，原因之一在于各地区经济、社

---

　　① 王韶光.国家治理与国家能力——中国的治理理念与制度选择(上)[J].经济导刊,2014(6):2-7.
　　② 周雪光.权威体制与有效治理:当代中国国家治理的制度逻辑[J].开放时代,2011(10):67-85.

会、政治、文化等存在显著差异。具体到农村医保建制的政策试验过程中,则体现为中央层面制度设计的一致性和地方农村医保政策创新的多样性、农村医保政策先行试验地区的特殊性和非试验地区的一般性、普通性之间的矛盾,这些矛盾势必造成农村医保政策执行的摩擦。最突出的摩擦则在于先行试验地区与非试验地区之间的政策摩擦。具体而言,农村医保政策在不同地区进行差别化试验的过程中,先行试验地与非试验地之间因"试验顺序"及"政策时差"的存在,而出现农村医保政策执行的时间及进度差异,进而导致试验地与非试验地在农村医保制度实施结果方面的非同步性,最终出现政策摩擦现象。对政策摩擦现象进行深入分析发现,造成这一现象的原因主要有以下几点:

一是过渡性形态的长期性存在。先行试验地与非试验地的长期存在,使得农村医保制度的新旧机制在全国范围内的不同地区同时并存,造成全国各地农村医保制度运行不一的"双轨"甚至"多轨"局面。从整个农村医保建制中的政策试验过程来看,"双轨"及"多轨"运行状态的存在,是农村医保政策试验过程中不可避免的过渡性治理形态,在这一阶段内,农村医保制度的新旧机制交替运行。但是,如果这一过渡性治理形态存续时间过长,那么极易造成社会各界及参保对象对农村医保制度运行机制的预期混乱,甚至引发部门及地区之间的利益斗争,影响农村医保制度的可持续发展。二是选择性控制与政策结构差异。"中央决策者选择性地赋予某些地区政策试验权,支持试点地区探索并执行新的政策方案,从而导致试点地区和一般地区之间形成有差异的政策结构"①,被控制在可接

---

① 杨宏山.双轨制政策试验:政策创新的中国经验[J].中国行政管理,2013(6):12-15.

受范围之内的差异虽然在一定程度上保证了农村医保政策试验运行的平稳性,但新旧机制之间的差异被进一步扩大后,不仅会抵消农村医保制度新机制所产生的"政策红利",而且随之引发农村医保制度实施的不公平性和结果的不均衡性等新矛盾,甚至加剧社会不稳定因素的扩张。三是政策试验成果的认同性、可复制性和可接受性。当非试验地的地方政府对中央推广的新型政策表现出浓厚的兴趣和乐于接受的态度时,经政策试验而形成的新的农村医保政策便可以在非试验地区迅速、顺利地实施。所以,非试验地区对于先行试验地区开展政策创新所形成经验成果的态度和应对方式,也在一定程度上影响着非试验地区对试验地区创新经验、试验成果的学习借鉴行为。四是政策试验场域的特殊性与非试验地区的一般性。通常情况下,中央会遴选资源禀赋较高、前期积淀较为充分、学习能力较强、成功概率较高的地区,成为农村医保政策试验的先行试验地。但是,经先行试验地政策创新而产生的新政策是否具有普适性,以及非试验地区为了迎合上级要求,在未考虑本地区实际情况的情况下,贸然引进先行试验地区的新经验后,是否会产生"水土不服"现象,都是农村医保制度创新和扩散过程中需要慎重考虑的问题。因此,化解先行试验地区与后发非试验地区之间的矛盾摩擦,并试图寻求两者之间的巧妙平衡,是农村医保制度可持续发展的必要举措。

5.2.2 政策试验与经济社会宏观环境的非同步性

作为一项基本医疗保险制度,农村医保制度的建立应当在遵循医保制度发展规律的基础上,与经济社会发展水平、农民经济承受能力、医疗服务供需实况等宏观环境相适应,并随宏观环境的变化而相机抉择进行制度结构调整和制度内容完善。但是,农村医保制度关涉亿万农民群体的切身利益,是一项建设难度大、风险程度高的社会保障制度,因此,需要通过政策试验的渐进方式进行建制。鉴于农村医保制度的复杂性、综合性和特殊性,以及改革试验过程的历史局限性,农村医保建制中的政策试验过程在相当长的一段时期内,也会出现对经济社会发展和城乡居民健康需求变化的迟滞、被动反应,表现出与经济社会发展水平的不同步、不协调特征。虽然,据《中国社会保障发展指数报告 2016—2018》显示,全国城乡基本医保制度参保率总体上在高位运行,2017 年这一参保率达到 94.12%,且呈波动上升态势。然而,截至目前,城乡居民基本医保制度的可持续性仍然备受争议,制度发展也始终面临始料未及的挑战和困难。

医保制度的良性发展不仅取决于医保制度本身各要素机制设计的科学性与合理性,更重要的是,还要有适应宏观环境变化并在瞬息万变的经济社会环境变革中始终保持发展活力的能力。因此,农村医保政策试验与经济社会宏观环境存在相当程度的非同步性,实质上是指农村医保政策试验应对外部经济社会宏观环境变化的适应性能力较弱。如前文所述,一般情况下,农村医保建制中政策试验的内容围绕制度目标适时更新,而制度目标不仅随经济社会环境和城乡居民健康需求的变化而变化,而且制度目标往往多元。制度目标多元就意味着政策试验的目标多元。而政策试验目标多元通常意味着目标模糊,在缺乏明确发展目标的情况下充斥着政策试验和制度发展方向的各种不确定性,导致任何政策试验主体和理性的政治人都无法完全提前预知农村医保政策试验的发展走势,从而难以形成对农村医保政策试验合适且具有前瞻性的研判。在这种情况下,更无法产生对农村医保政策试验进行适应性调整的行为。由此,农村医保政策试验与经济社会宏观环境的非同步性也就在所难免。

具体而言,主要表现为以下几个方面:第一,农村医保建制中的政策试验过程不能快速适应参保主体疾病谱系的转变。通常情况下,农民疾病谱系的转变需要快速调整各项医保制度对于健康干预的重点,而政策试验过程中的农村基本医保制度,旨在为农民提供最基本的医疗保障服务,尚未触及至健康保障的层次,保障层次过低使得农村医保建制中的政策试验对于预防保健、社区医疗等疾病防治的医疗服务关注度不够。第二,参保主体对医疗保障需求的加速释放及医疗领域技术水平的加速提升都要求医疗保障水平的同步提升。在农村医保筹资水平提升幅度较小、"开源"较为有限的情况下,这一要求意味着对农村医保制度的基金必须采取"节流"措施。但是,到目前为止,与医保治理现代化相适应的现代医保支付方式、药品集中采购机制等并未形成。第三,农村医保制度的管理经办能力依然较弱,具体表现为经办机构编制不明确,现有经办人员数量不足,业务素质有待强化,经办机构人员和工作经费极为有限等问题依然突出。此外,社会力量参与度不高,商业保险机构参与基本医保业务经办的作用也未得到充分发挥。第四,在现代信息技术的支撑下,虽然农村医保制度踏上了"互联网+"的发展浪潮,但该制度的信息化工作尚未达到"互联网+"的发展要求。特别是在数据源方面,部分统筹地区、医疗卫生机构的疾病诊断还不够规范,部分地区的患者基本信息尚不完善,进而影响统筹补偿方案的调整和医疗费用的有效控制。

5.2.3 政策试验对医保政策法律化形成冲击

因农村医保制度具有参保对象复杂性、涉及关系广泛性及制度内容综合性等制度特质,需要在长期的试验探索过程中推动制度完善定型。从农村医保建制历程来看,这一过程是在"政策构建、试验探索,法律总结"的路径要求下,遵循"试验优于立法先行"的原则,在中央顶层设计的医保制度框架下对各微观要素机制进行政策试验和机制创新,然后将成熟的创新经验上升为正式的法律条文或者规章,进而形成农村医保制度领域内的最高规范。同时,在农村医保建制路径的末端,通过法律的形式,让政策试验过程中被实践证明行之有效的农村医保制度运行机制更加成熟定型,也是开展农村医保政策试验的目标之一。因此,从这个角度上来讲,农村医保建制中的政策试验过程,也是农村医保相关法律规章和政策文件不断出台和颁布的过程。

从本质上来说,法律规章和政策文件都是医保治理的工具和手段,其最终目的和归宿都是实现医保治理体系和治理能力现代化,推动医疗保障水平的更高层次发展。但是,从当代中国的法律结构来看,通常情况下,实施统一性的法律条文是政策执行的前提条件,即根据依法行政原则,农村医保建制中的政策试验过程必须以现行基本医保相关法律法规为准绳,并在现行医保相关法律法规约束下开展具体试验,并且不可突破各项法律规定的底线。长期以来,虽然各级政府强调依法行政,但是农村医保政策试验本身就是在基本医保等社会保障领域法律法规不健全的情况下进行的。一方面,缺乏专门的医疗保障法律法规。1994 年社会保障学者郑功成教授出版的《中国社会保障论》,将"社会保障法律制度"进行单列,以呼吁和推动基本医保立法。其后,《社会保险法》被列入全国人大立法规划,并于 2010 年正式出台。但是,关涉医保制度全局的众多议题至今仍存在大量的法律空白,在实践中主要依靠行政力量来落实各项医保政策,推动医保制度发展。这也使得农村医保政策试验无法可依,缺少法律法规导致政策随意性较大,进而使得农村医保政策试验实际上是一种先于立法的"行政试验"[1]。另一方面,现行的关于基本医保的相关法律法规在很大程度上,对农村医保政策执行仅做出了原则性、粗线条规定,缺乏针对性和可操作性。2003年新修订的《中华人民共和国农业法》提出国家鼓励和支持发展农村合作医疗和其他医疗保障形式,但对如何鼓励和支持没有明确说明。除此之外,还有最重要的一点,现行的医保法律法规大多数情况下是对医保政策实践进行的法律化总结。从医保政策到医保法律,存在较长的时间差,这一生成路径直接导致现行医保法律法规滞后于医保实践,凸显医保法制建设初级性和过渡性特征。从实用主义角度来看,在农村医保政策试验过程中,不乏出现法律结构残缺、法律功能不良及法律屈从于政策、"法律为政策让路"的"良性违宪"[2]情况,但是这一现象仅仅是医保法治建设进程中的一个环节。

政策试验虽然在农村医保建制过程中居功至伟,但是不可避免地对医保政策法律化造成巨大冲击,甚至导致医保法律的政策化逆向转变,进而影响基本医保的法治化与规范化治理进程。纵观20世纪以来的农村医保建制过程,可以发现,当前运行的农村医保制度主要由中央至地方各层级政府的政策性文件进行规范,是一种弹性化、碎片化、初级性、未定型的农村医保制度。一方面,基于地方

---

[1] Sebastian Heilmann. Elizabeth J. Perry. In Mao's Invisible Hand: The Political Foundations of Adaptive Governance in China[M]. Cambrige: Harvard University Press, 2011:1-3.

[2] 良性违法的判断标准即为有利于社会生产力的发展和有利于维护国家和民族的根本利益。参见郝铁川.论良性违宪[J].法学研究,1996(4):89-91.

多样性的政策创新而形成的多样化地方性条例,使得全国性的医保立法体系呈现出碎片化特征。据笔者统计,进入 21 世纪以来,农村医保相关的地方性立法文本共计 20 个,其中包括地方性法规 3 个①、地方政府规章 14 个②和单行条例 3 个③。整合城乡基本医保制度的立法工作目前也多以地方政府的红头文件或者行政规章进行法律化表达。另一方面,政策试验从来不是按部就班、亦步亦趋。在农村医保建制的政策试验过程中,地方政府的实践经常超出预定方案,突破原有的政策内容并实现政策创新,这进一步加剧了农村医保政策体系和法律制度的碎片化。总之,通过政策试验的方式而建立的农村医保制度在过去相当长的一段时间内处于碎片化、初级性和未定型的状态之中,未来全民医保制度的融合发展,仍需通过政策试验的方式探索发展完善之道,即在未来相当长的一段时间内,全民医保制度也将长期处于未定局的状态。这一长期未定型、

---

　　①　3 个地方性法规指《青岛市新型农村合作医疗条例》(2010 年 12 月 23 日,2014 年废止)、《江苏省新型农村合作医疗条例》(2011 年 3 月 24 日)和《广州市社会医疗保险条例》(2013 年 8 月 23 日,2015 年和 2018 年重新修订)。

　　②　14 个地方政府规章包括《深圳市社会医疗保险办法》(2008 年 1 月 31 日,2013 年重新修订)、《成都市城乡居民基本医疗保险暂行办法(2008 年 11 月 3 日)、《哈尔滨市新型农村合作医疗管理办法》(2011 年 3 月 28 日,2017 年废止)、《山东省新型农村合作医疗违法违纪行为责任追究办法》(2011 年 3 月 31 日,2018 年废止)、《天津市基本医疗保险规定》(2012 年 1 月 14 日)、《福州市基本医疗保险违法行为查处办法》(2013 年 6 月 1 日)、《青岛市社会医疗保险办法》(2014 年 9 月 2 日)、《广州市社会医疗保险办法》(2015 年 5 月 31 日)、《河北省基本医疗保险服务监督管理办法》(2015 年 12 月 21 日)、《苏州市社会基本医疗保险管理办法》(2016 年 8 月 16 日)、《无锡市社会医疗保险管理办法》(2016 年 10 月 8 日)、《湖南省基本医疗保险监督管理办法》(2017 年 12 月 28 日)、《安徽省基本医疗保险监督管理暂行办法》(2018 年 6 月 1 日)、《汕头经济特区城乡居民基本医疗保险办法》(2018 年 8 月 15 日)。

　　③　3 个单行条例指《长阳土家族自治县新型农村合作医疗条例》(2009 年 8 月 25 日)、《云南省文山壮族苗族自治州新型农村合作医疗条例》(2013 年 5 月 30 日)和《松桃苗族自治县新型农村合作医疗条例》(2015 年 3 月 27 日)。

未定局的状态,势必延缓农村医保的制度化、法制化进程,导致农村医保制度一直依靠各级政府部门的红头文件进行治理,形成"政策第一,法律第二"的医保治理局面。[①]

与此同时,政策试验除了对农村医保制度的政策法律化进程产生冲击以外,它所带来的衍生性影响还在于与现行法律法规政策之间的摩擦。从某种程度上来说,农村医保建制中的政策试验过程就是农村医保制度的改革和创新过程。"改革之路就是要突破原有的制度安排,通过体制改革、机制创新来达到重塑制度安排的目的。"[②]在农村医保建制过程中,政策试验的内容或多或少地与现行医保法律法规存在不相吻合甚至冲突的地方,且随着农村医保政策试验进程的持续推进,越到试验后期这种差异、冲突和矛盾愈发明显,严重时亦可出现破坏法律统一性和完整性的情况[③],可以说,直至产生新的可以替代现有医保法律法规政策的新制度,这种摩擦和矛盾才会在"破旧立新"的过程中得以消解。

5.3 新时代推进农村医保治理现代化的对策建议

当前世界正处于百年未有之大变局,中国也正处在全面建成小康社会的新起点上。新时代推进农村医保治理现代化,切实提升农

---

① 需要特别强调的是,"政策第一,法律第二"的现象并非中国所独有,这一政策分析和政策争论源于西方。

② 郑功成.深化医改应该回归常识,尊重规律,http://www.caoss.org.cn/2article.asp?id=497.

③ 张建伟."变法"模式与政治稳定性——中国经验及其法律经济学含义[J].中国社会科学,2003(1):137-150.

民健康保障水平是农村社会最为广泛的民生诉求。虽然现行农村医保制度在国家医保局的统一管理下，已经从原来追求参保对象全覆盖的 1.0 版本上升至追求健康公平的 2.0 版本，但时至今日，农村医保制度发展不平衡、不充分问题仍然十分突出，现代化的农村医保治理体系也远未建立，农村医保制度改革仍在路上。对于农村医保制度的未来发展而言，既需要通过循序渐进的政策试验方式探寻发展完善之道，又要切实规避政策试验的功能限度以及由此带来的系列"不良反应"，结合基本国情和经济社会发展目标，积极转变政府职能，充分发挥中央和地方两个积极性，不断优化农村医保制度发展的外部环境，完善农村医保制度高质量发展体制机制，加速农村医保制度的立法进程，在法治的框架下实现农村医保制度的高质量可持续发展和医保治理效能的全面提升。

5.3.1　充分发挥中央和地方两个积极性

行政管理体制是农村医保建制过程中最为核心的影响变量，而转变政府职能是深化行政体制改革的核心。[①] 在中国的各项改革中，方向明确、路径清晰、措施恰当、配套健全的顶层设计至关重要，高层政治精英与中央政府的作用通常占据主导地位。[②] 但是，在农村医保建制的政策试验过程中，地方政府的作为不仅可以强化央地政府对于农村医保政策试验环境的深刻理解，而且可以避免由于中央决策失误而影响农村医保政策试验效果及损害央地政府公信力的情况。因此，农村医保制度的建立和完善，并非仅由中央政府全权负责，而是

① 　肖捷.加快转变政府职能[N].人民日报,2020-12-3.
② 　刘鹏.三十年来海外学者视野下的当代中国国家性及其争论述评[J].社会学研究,2009(5):189-213.

要充分发挥中央政府和地方政府两个积极性,由中央政府和地方政府共同负责、协同推进。在这一过程中,对于政策工具的寻找和使用往往受"上级政府有控制的选择和地方政府有创新力的实践"①的影响和制约。因此,在促进农村医保制度高质量可持续发展过程中,中央政府和地方政府不仅要持续性推动农村医保政策试验,而且要从更大视野、更深层次上深化医保治理创新。而这一过程的实现,单靠某一层级政府或者某个行政部门的力量是无法完成的。为此,需要不断优化利益结构、均衡权力配置,重构激励机制,健全权力制约和容错免责机制,建立开放式、制度化的协商机制,充分发挥中央和地方两个积极性,真正推动农村医保制度实现高质量可持续发展。

一是要优化利益结构。"政策试验的最主要目的便是在限定的时空范围内完整展现利益格局的调整所带来的政治和社会效应,为政策的全面铺开提供对策样本。"②作为农村医保政策试验的主导力量,央地政府应切实担负起协调各方利益的重担。但是,往往是各级政府以及政府内部各行政部门对各自利益的追求,形塑了推动农村医保政策试验发展的最大动机和约束条件。为此,要注重化解农村医保政策试验过程中的利益冲突,破解利益博弈困局,强化公共利益联结,进而激发各级政府以及政府内部各行政部门合力推动农村医保制度高质量可持续发展的内在动力。一方面,要建立利益互惠机制。任何个体和组织都有其行动偏好,各级政府以及政府内部各行政部门难以真正做到"价值中立",其所开展的各项活动均带有明显的倾向性和目的性。因此,要探索建立利益互惠机制,增强

---

① 刘培伟.政策设计对执行行为的影响——基于 B 县 W 村干部对低保和新农保政策执行的比较[J].贵州社会科学,2014(8):101-106.

② 穆军全.政策试验的机制障碍及对策[J].中国特色社会主义研究,2015(3):57-62.

政策试验主体间的信任强度,强化政策试验主体之间的交流与协作,使得各主体能够在利益互惠机制的驱动下,形成推进农村医保制度发展的共识与合力。另一方面,探索建立利益共享机制。在未来农村医保制度发展的政策试验及制度建设过程中,央地政府以及政府内部各行政部门均应强化责任意识,以谋求公共利益最大化为原则,树立"一荣俱荣、一损俱损"的利益共同体、命运共同体意识,摒弃部门利益之争,主动构建农村医保政策试验各主体之间的良性互动机制,合力推动农村医保政策试验有效运行,进而实现农村医保制度高质量可持续发展。

二是要均衡权力配置。在中央政府与地方政府的诸多权力结构关系中,财权和事权的关系问题是其核心内容。加之,农村医保政策试验往往面临诸多挑战,这些挑战又或多或少地与央地政府之间的事权以及行使该事权所依附的财权的不匹配相关。从这个角度上来讲,有效均衡农村医保政策试验和建制过程中中央与地方政府之间的权力配置十分重要。而有效均衡央地政府权力配置的重点是均衡央地政府之间的财权事权配置。从中央政府的角度来说,农村医保制度的全面覆盖性和收入再分配属性以及长期分割建立导致的城乡医保制度碎片化,都迫切要求中央政府承担主导农村医保制度建设的责任,并通过财政转移支付方式,确保地方政府在探索发展农村医保制度过程中具备相应的财政匹配能力;从地方政府的角度来说,农村医保涉及关系复杂、影响广泛、制度面向多元,加之中国各地区之间显著的区域差异性,这就决定了必须给予地方政府一定的"自由裁量"权,以充分调动地方政府推动农村医保制度建设与发展的积极性。同时,又要求强化地方政府责任,以责任机制重塑央地政府关系。要根据事权财权相匹配的原则,从制度层面重新对央地政府进行权责界定,科学界定权力范围,整合和明确中央与地方的基本医保事权、医保行政主管部门与同级参与管理的行政部门之间的管理职责和权限,推进农村医保管理机构的职能、权限、程序、责任的法定化。[①]要妥善处理好中央与地方的医保职责分级与财权配置关系,突出中央政府在农村医保制度建设方面的支出责任,合理确立中央主导下的央地均衡性合理分担责任机制,规避地方政府过度依赖转移支付的路径依赖。更要打击地方政府在农村医保政策执行过程中的变通执行、虚假执行、替代执行、成本内耗等乱象,真正在农村医保制度创新中实现权责对等。

三是重塑激励机制。激励机制的有效性决定了地方政府执行中央决策时的偏好和选择,进而影响地方政府开展农村医保政策试验的最终效果。在以往农村医保的政策试验过程中,地方政府在信息不对称及自利性驱动下,会结合本地区实际情况,相机抉择其对农村医保政策试验的投入程度。而造成这一问题的主要原因是激励机制不健全。为此,要重塑激励机制。其一,中央在不违背农村医保政策试验宗旨和目标的情况下,要结合地方经济社会发展实际及前期政策执行情况,确定符合地方需求的激励机制,调动地方政府参与农村医保政策试验和制度创新的积极性。其二,要强化结果导向,重构绩效考核体系。要将地方政府推动农村医保政策试验的质量、效率、满意度等"柔性"指标作为晋升考核、督导检查、评估评价的重要标准,并通过目标责任制将"柔性"指标量化分解,以更加清晰和明确的"指挥棒",鞭策地方政府开展农村医保政策试验和推

---

① 王丽丽,等.整合城乡基本医保制度研究范畴之诠释——基于城乡一体化转型时期[J].中国行政管理,2015(9):104-108.

动农村医保制度创新。其三,要避免信息不对称对地方政府开展农村医保政策试验和制度创新所带来的消极影响,建立央地政府之间直观且透明的激励契约,减少隐性激励契约可能产生的相互猜忌、推诿以及地方政府的象征执行等执行乱象,诱导地方政府按照中央的决策部署完成政策试验任务。

四是健全权力制约和容错免责机制。社会保障是以政府为主要责任主体的强制性事业,只有依靠行政权力的有力介入才能完成其特定的任务。①既然存在行政权力介入,就必然需要建立与之相匹配、行之有效的权力制约机制。一方面,通过建构政务公开、绩效考核、引咎辞职、责任追究等制度化的权力制约机制,加强对地方政府政策试验权限的约束与调控。另一方面,在对地方政府的政策试验行为进行约束与调控时,要注意保护地方政府持续开展农村医保政策试验的积极性,通过建立健全容错纠错机制和容错免责机制,对地方干部在政策创新过程中因经验不足、先行先试而出现的失误予以免责,减少行政问责的过度使用。

五是建立开放式的沟通协调和学习互鉴机制。要进一步建立央地政府和各行政部门之间的信息公开和共享机制,消除央地政府和各行政部门之间的信息壁垒,畅通信息反馈渠道和速率;要搭建更为开放包容的互动合作交流学习平台,强化政策试验参与主体在推进农村医保制度发展过程中的信息沟通、信息获取能力;要推动府际学习和社会性学习双轮驱动,消除因信息不对称、沟通不充分、学习借鉴不及时而产生的政策执行隔阂和"本领恐慌"问题,避免地方政府陷入政策试验路径依赖的泥潭。

---

① 郑功成.社会保障学[M].北京:商务印书馆,2000:373.

5.3.2　优化农村医保政策试验的外部环境

外部宏观环境的变化往往最能影响政策系统的整体走向。任何一项制度的建立、发展和完善，都必然遭受其所处宏观经济社会政治环境的影响和牵制。如果农村医保政策试验的外部宏观环境得不到有效改善，将会在很大程度上影响农村医保制度的高质量可持续发展。特别是在农村医保制度从长期试验性探索走向成熟定型的关键时期，更要优化和改善农村医保政策试验的外部环境，以避免农村医保制度"成长异化"。

一是统筹推进城乡融合发展。城乡统筹是医保制度稳定定型与可持续发展的首要任务①，这直接关乎农村医保制度公平筹资和均等受益目标的实现程度。新中国成立后，受计划经济体制影响，形成了城乡分割管理、分割发展的二元结构体制机制。而作为公共福利事业的医疗保障制度受其影响，也形成了城乡二元分割的医保制度体系。这不仅严重影响城乡居民医疗保障权益的均等化享受程度，而且制约了城乡一体化及城乡融合的建设步伐。因此，新时代改善农村医保政策试验的外部环境，首先需要完善城乡融合发展体制机制，统筹推进城乡融合发展。为此，要在总结城乡一体化发展成果和教训的基础上，以"乡村振兴"为指引，持续加大公共财政对于"三农"的转移支付力度，均衡城乡资源配置，推动城乡发展要素双向流动，促进城乡产业融合发展。②

---

①　郑功成.城乡统筹是医保制度定型稳定的首要任务[J].中国医疗保险,2012(3):10-11.

②　张克俊,等.从城乡统筹、城乡一体化到城乡融合发展:继承与升华[J].农村经济,2019(11):19-26.

　　二是深化户籍制度改革,建构城乡一体化户籍制度体系。基本医保制度的"双轨"运行使得农民获得了合作医疗保险制度这一形式公平的制度安排,但与"城乡居民健康平等地享有基本医疗保障"的实质公平相去甚远。究其原因,二元户籍制度体系是最大的掣肘因素。因此,新时代推进城乡实质公平的现代医保制度建设,就必须打破城乡二元户籍壁垒,构建城乡一体化的户籍制度体系,将农民这一"多余的宪法概念"真正、完全融入宪法文本的公民范畴①,用立法形式保障全体国民都能够享有医疗保险的平等权利和平等机会。②建立标准统一、城乡一体、改革成果由城乡居民平等共享的医疗保险制度,以消除参保农民在制度选择、资金筹集、待遇水平、基本医疗服务可及性等方面与城镇居民的保障差距,这是新时代农村医保制度发展的必然趋势。

　　三是健全农村基层医疗卫生服务体系。从某种意义上来说,农村医保制度具体运行过程中面临的诸多问题,与当前农村基层医疗卫生服务体系存在短板有着密切关联。当前,农村基层医疗卫生服务体系面临着医务人才队伍紧缺、医疗费用持续上涨、分级诊疗和双向转诊制度未充分落实、家庭签约医生制度流于形式等诸多问题,这些问题的出现和存在无不充分暴露出现阶段基层医疗卫生服务体系的短板和弊端。只有实现农村医疗保险制度与农村基层医疗卫生服务体系协同发展,才能最大限度地保障参保农民的健康权益。因此,健全农村基层医疗卫生服务体系,强化农村社区卫生服

---

　　① 周刚志,等.实现社会公平的宪政之道——我国宪法文本中农民概念分析[J].福建师范大学学报(哲学社会科学版),2008(2):15-20.
　　② 李鸿敏.新型农村合作医疗改革与发展研究——基于统筹城乡视角[M].北京:中国社会科学出版社,2012:172.

务中心和乡镇卫生院的服务供给能力,对促进农村医保制度高质量可持续发展至关重要。在具体策略上,必要时可采取医疗服务机构之间纵向协作的方式,以"医联体"建设推动医疗卫生资源下沉和医疗卫生服务向基层延伸。同时,加强基层人才队伍培育和优化的力度,有效弥补基层医务人员短缺。

四是协调推进以"医保"为中心的三医联动改革。医疗、医药和医保三医联动是医药卫生体制全面深化改革的关键所在,是有效解决看病难和看病贵的关键所在,更是用中国式办法解决世界性难题的关键所在。[①]其中,医疗服务与医药供给是医疗保障制度实现其功能的有效载体[②],缺乏医疗保障制度有效支撑的医疗服务与医药供给必定受到制约。[③]但是,"三医"之间相互脱节、错位甚至对冲,都会对农村医保制度产生影响,进而降低参保对象的医保待遇获得感。当前,医保、医疗、医药"三医"联动改革系统性、协同性不足也是不争的事实。作为三医联动改革最核心的部分,医疗卫生服务体系改革严重滞后,行政型市场化的公立医院去行政化改革步履蹒跚,成为医保支付方式改革的制度性障碍。[④]财政投入不足倒逼医疗机构通过创收寻求发展,医疗服务机构和医务人员控费内生动力不足,掣肘医改取得实质性进展。因此,新时代推进城乡基本医保制度实质性整合的同时,更需协调推进医疗、医药和医保的"三医"

---

① 赵云.新三医联动模式——全面深化医改的战略选择[M].北京:科学出版社,2015:1.

② 仇雨临,等.从有到优:医疗保障制度高质量发展内涵及路径[J].华中科技大学学报(社会科学版),2020(4):55-62.

③ 郑功成.健康中国建设与全民医保制度的完善[J].学术研究,2018(1):76-83.

④ 顾昕.公立医院去行政化:医保支付改革的制度基础[J].中国医疗保险,2017(3):20-16.

联动改革,通过"三医"之间的良性互动提高医疗和医药对医保的支撑作用,进而促进农村医保制度高质量可持续发展。

5.3.3 健全农村医保高质量发展体制机制

农村医保制度的运行机制是农村医保制度内部各项微观要素的内在功能性运作方式及其相互作用关系,直接作用于农村医保制度的最终运行结果,对农村医保治理水平和治理能力现代化以及农村医保制度的可持续发展均具有重要影响。在各级政府行政主管部门、医疗服务供给方(医)、参保对象(患)及医保经办机构(保)等利益主体博弈和农村医保政策试验多重挑战的约束下,农村医保制度高质量可持续发展的核心在于运行机制的创新,即包括参保、筹资、管理、经办、待遇补偿等机制的健全完善和效率优化。新时代仍然要把农村医保制度建设作为主线,牢牢抓住全面建成中国特色高质量医疗保障制度体系这个根本目标,着力健全农村医保运行机制,进而为农村医保制度高质量可持续发展提供内在支撑。[①]

一是要健全公平的参保机制和稳健可持续的筹资机制。参保筹资机制是农村医保制度持续稳定运行的先决条件和物质基础,是实现农村医保制度高质量可持续发展的关键。就健全公平的参保机制而言,要改变过去以户籍身份识别参保对象的历史,在医保基金属地化管理原则下,重在以参保人身份平等为起点,消除户籍歧视,将居住证作为识别参保人身份的唯一标准,以解决因城乡流动而出现的不连续参保问题。就健全量能负担、稳健可持续的筹资机

---

① 孟宏斌.机制创新:新型农村合作医疗制度持续性运行的核心[J].北京理工大学学报(社会科学版),2007(1):56-60.

制而言，要加大力度拓宽筹资来源，建立多元化的筹资渠道；要探索建立稳健可控的医保基金市场化运作机制，实现医保基金升值增值；要结合经济社会发展情况，探索建立筹资标准、待遇标准动态调整机制和经办机构协助社保费征管机制，整合多元交叉的参保人筹资分类标准，以从业形式为唯一标准将参保人分类为正式从业人员、非正式从业人员、居民状态的个人，按照社会团结和保险原则，建立职业类分基础上的"同等费率、合理分摊、多方筹资、财政补贴"的量能负担、稳健可持续的基本医保筹资机制。其中，政府补助、个人缴费及社会力量应责任明确、分担合理，筹资动态增长机制应与农村居民的基本医疗需求相适应、与经济社会发展相协调、与财政收入及城乡居民人均可支配收入相挂钩。

二是以优化公共管理服务为重点健全医保管理体制。管理体制贯穿农村医保制度发展始终和全方位，管理能力的强弱和管理效率的高低影响着农村医保制度的整体走向。因此，建立恰当合适的行政管理体制来承担医保总体规划、制度设计、政策制定与组织实施①等责任，对于建立高质量可持续的农村医保制度来说十分必要。虽然，国家医疗保障局的成立有效解决了基本医保管理体制之争，为基本医保制度的发展提供了专业性、权威性和稳定性的组织保障，但新成立的医疗保障局的公共管理服务职能的有效发挥常常被忽视。基于此，要以国家医疗保障局成立为契机，建立统一、高效的医保"大部制"管理体制，统筹管理医疗保险和医疗服务，将基本医保相关管理部门间的协调转化为专业化机构的内部协调②，使医

---

① 熊先军.医保评论[M].北京:化学工业出版社,2006:25.
② 曹克奇.部门利益与法律控制:我国城乡医保管理统筹的路径选择[J].社会保障研究,2013(1):148－156.

保管理成本内部化的同时也降低医保事务管理成本。同时，要深入探索将国家医保局从基本医疗保障的"举办者"转变为医、患、保三方利益的"规划和调控者"，以协调推进"三医联动"改革。此外，要厘清并合理划分各级医疗保障局的工作职责，从人才培养、经费投入、技术支持等方面予以大力支撑，进一步提升医保管理效能。

三是以"四化"为抓手健全医保经办机制。医保经办机制是衔接医保制度与参保人"最后一公里"的载体和链接"三医"联动的平台，具有基本医保公共服务提供、医疗服务费用分担、医疗服务第三方团购、医疗质量引导与监控、医保第三方支付与结算代理"五重角色"功能。但是，现行医保经办政事不分，"第三方团购"的协商谈判和激励约束机制尚不成熟，链接医、患、保的复杂支付机制被行政化、简单化执行[①]，导致医保宏观控费功能受限，无法制约医疗和药品费用高速膨胀对医保基金的"虹吸效应"。这不仅部分抵消了基本医保带来的保障红利，加大了医保基金压力，而且提升了农民对医疗费用的自付负担，降低了农民的医疗保障获得感。医保经办服务体系的特殊地位和多元功能，决定了经办机制建设的重要性和紧迫性。首先，要在国家医保局统一管理的基础上，着力推进政事不分的基本医保经办机制改革，建立独立于政府行政管理的社会保险经办服务体系，由经办机构依法独立自主办理医疗保险费征缴、基金运行和待遇给付业务，促进医保经办机构"法人化"。其次，要将分割在人社、卫生、民政等部门主导之下的基本医疗保险、医疗救助经办机制进行整合，形成统一的医疗保障经办机制，并在此基础上

---

① 孙淑云.改革开放 40 年：中国医疗保障体系的创新与发展[J].甘肃社会科学，2018(9)：21 - 28.

加强经办人员素质培训和能力培养,提升经办队伍专业化水平。同时,探索建立符合中国国情的约束与激励相结合的医保公共契约治理机制,促进医保经办机构"专业化"发展。再次,要创新医保经办模式,积极开展委托商业保险机构或其他社会组织进行医保经办,推动医保经办机构朝着"社会化"方向发展。最后,要持续推进医保经办机构"信息化"建设,利用"互联网+"建立全国联网的统一的城乡基本医保信息管理平台,推动数据分账建立且信息共享,实现参保群体异地参保记录实时快速衔接,打通多层次医保经办服务衔接通道,为农村居民实现多层次医保待遇"一站式即时结算"提供信息基础和技术支撑。此外,还应积极推动医保业务经办流程简约化、服务标准化、管理精细化和监督规范化建设,切实提升医保经办的效率。

四是健全多维度的基本医保基金监管机制。病有所医目标的实现离不开医保基金的安全、可持续运行。长期以来,医保领域法制建设较为滞后,导致医保基金成为各方争夺的"唐僧肉",医保基金使用乱象层出不穷,严重影响医保效益。在农村医保基金的监管方面,一方面,要实施突击性检查与常态化监督并存的监管机制①,减少诈保骗保等高风险行为,确保农村居民基本医保基金的使用安全;另一方面,要在基本医保经办机构对定点医事服务机构的监督、审查规则之下,确保农民的信息知情权和申诉权,并明确参与程序、救济途径、救济方法等,允许农民在基本医保经办机构具体审查定点医事服务机构以及农民能否报销的行政执行活动中行使权利,制衡医保经办机构和定点医事服务机构的"寻租行为"。同时,还要建

---

① 仇雨临,等.从有到优:医疗保障制度高质量发展内涵及路径[J].华中科技大学学报(社会科学版),2020(4):55-62.

立医事机构在基本医保待遇给付程序中的意见表达与参与机制。

五是健全公平适度的待遇给付机制。医疗保障的待遇给付与其他社会保障的待遇给付所不同,其牵扯医疗卫生服务供给机构的介入和医药市场的特殊性,是医保、医疗和医药"三医"关系在基本医保制度的利益交汇区。虽然,实行集中统一和规范管理的医保待遇清单制度,在一定程度上避免了随意过高保障现象的再次出现,为医保待遇随意过高的短视行为踩下"急刹车",有效缓解了城乡基本医保制度实施过程中的公平性、均衡性欠缺问题,使保障水平的确定机制更加理性。①但是,追求医保待遇公平,建立全国统一的医保待遇清单,明确待遇调整的政策权限、程序和依据,合理提高待遇水平,仍是不可回避的现实问题。为此,要探索建立统一的结构化、精细化、透明化的医保待遇给付范围和标准,建立健全与筹资相挂钩的制度化的待遇调整机制,不断提高农村医保待遇水平。具体来讲:①增加门诊特殊病种。虽然各统筹地区对于门诊特殊病种的设置存在较大区别,但是增加特殊病种的数量是各统筹地区医保制度发展的共同追求。结合疾病谱变化,尽可能将更多的特殊病种纳入医保制度报销范围,并适当提高补偿比例和封顶线,以减轻特殊病患者的经济负担。②健全基本医保目录的社会化调整机制。在医保制度未来的发展过程中,应综合考虑农村基本医保制度的筹资水平和负担能力,并结合农村居民的用药需求,进一步将疗效确切、价格适度的创新药扩充至当前的医保药品目录中。③提高医保报销比例。适度提高农村医保报销比例,促进医疗保障水平提升再改革,是提高农村居民受益水平的必经之路。④适当扩大保障和支付

----

①　李珍.新时代:中国社会保障发展的新蓝图[J].社会保障研究,2017(6):3-10.

范围。要顺应疾病谱变化及农村居民医疗服务需求的转型,将常见病、慢性病防治纳入基本医保的保障和支付范围,为基本医疗保障向健康保障转型奠定基础。⑤关注特殊地区和特殊人群。直面城乡、区域之间医疗服务发展不平衡的现实,彰显社会保险待遇的社会公平和社会衡平理念,建立向偏远地区农民倾斜的"弹性待遇调整制度"和向高负担群体倾斜的"积极差别待遇调整制度",同时,配套建立"止损条款"制度,以免高负担群体因高额医疗费用而陷入经济困境。

六是持续推进医保支付方式改革。作为医疗供方的补偿机制,医保支付方式是医保经办机构团购并委托医疗机构向被保险人(参保人)提供医疗、医药服务的专业化、集约化机制,承担着提高医保基金使用效益、调节医疗服务行为、引导医疗资源配置等机制性功能,不仅是联结基本医保制度与医疗医药服务的纽带,而且是被保险人是否享受到合理的医疗服务的关键。因此,持续推进医保支付方式改革至关重要。自医保制度建立之初,就相继形成了按服务项目付费、按病种付费、总额预付下按人头付费、总额预付下按病种付费等一系列医保支付方式,然而,单一性支付方式对于控制医疗费用支出成效甚微,甚至滋生过度诊疗等医疗资源浪费行为,导致医疗服务质量下降。为此,要改革传统单一的医保支付方式,建立多元复合的医保支付方式。同时,要直面医保控费难题,在医保支付方式方面进行多维有益尝试的同时,持续推进医保购买机制从一般性购买走向战略性购买①,并建立与战略性购买相适宜的医保付费

---

① 战略性购买,即通常意义上的"打包付费",是一种以总体价值为取向的综合性、整体性购买,而不单单关注某个或者某些药品及材料的价格。

机制,严格控制医疗服务费用,并渐次提升医疗服务质量,在控费和提质的动态平衡中寻找价值医疗的实现途径。此外,医保支付方式作为一种经济激励手段,关系到整个医疗卫生服务体系的绩效。因此,要深入探索建立"战略购买"对医疗卫生资源配置的传动机制①,以利益激励与约束为传导动力,充分发挥医保支付方式对医疗卫生资源配置的杠杆作用。

5.3.4　以法之名为农村医保制度保驾护航

虽然,农村医保建制已历经七十余年,但到目前为止,农村医保制度依然依靠各级政府部门的"红头文件"进行治理,属于政策治理的范畴。这一现象在"文件治国"的中国虽屡见不鲜,但也从侧面反映出我国基本医保法律体系远未成熟。现阶段农村医保实践中,不仅立法空白犹多,立法体系碎片化,而且存在可操作性弱、内容过时、法规规章重复建设等问题,医保法律制度初级性、过渡性凸显,诸多立法问题导致医保治理在一定程度上失范。同时,在相当长的一段时间内,农村医保制度建设的重点在于先行试验地区的实施方案与管理办法的可操作性和规范性上,而各先行试验地区的实施方案和管理办法的质量高低,则与政策制定者的素质、有限理性、政策制定和调整的程序密切相关。在实践中,各试点地区行政主管部门在上级部门的指导下广泛开展各类农村医保政策试验,形成五花八门的地方性政策法规,不仅严重影响基本医保制度的统一性、公平性与规范性,而且衍生出了诸多不良效益,这不仅与"立法先行、以

---

① 杨烨.唯实惟先谋新篇　砥砺奋进新征程——"六个医保"描绘"十四五"浙江医疗保障蓝图[J].中国医疗保险,2021(1):9-12.

法定制、依法实施"的国际立法经验相背离,而且不能适应全面依法治国和国家治理现代化的内在要求。回顾七十余年的农村医保政策试验和医保建制道路,彻底解决农村基本医保治理难题,还需真正回归法律本位,用法治解决而非法外求助。为此,亟须全面总结医疗保障及社会保障其他领域的立法经验,充分吸收地方医疗保障条例的典型做法,加快农村基本医保立法步调,将制定《基本医疗保障法》列入法治建设的重中之重,从速推进《基本医疗保障法》立法工作的有序开展,以法之名为农村基本医保制度保驾护航。主要从以下几方面着手:

一是要坚持问题导向。针对医保制度体系碎片化等问题,要优化农村基本医保制度与城镇居民基本医保制度整合的法治环境,制定法制化的整合型基本医保制度①,促进城乡居民基本医保法治化发展。要在"增强制度公平性"的整合立法理念和统一的医保管理体制下,以《社会保险法》的统一原则和基本框架为基础,变地方和部门决策为中央统一决策,由中央立法部门整体规划,承担制定整合型立法的重担,推进整合型"基本医疗保险条例"出台,并将相关整合城乡医保的发展性、方向性、空白性规范予以具体化、明确化、操作化。②即使整合型"基本医疗保险条例"内容较为粗糙、初级性凸显,但是这一条例也可以弥补除《医疗保障基金使用监督管理条

---

① 高合荣对整合型社会保障制度予以概括:"整合型社会保障制度强调社会保障内容及实施机制等方面的有机整体性,它不仅包括制度的整合、主管部门的整合以及地域的整合,而且应该包括功能的整合、实施部门的整合以及监管部门的整合……形成一个科学完备的社会保障制度体系,促进社会保障制度的公正、持续发展。"参见高合荣.论整合型社会保障制度的建设[J].上海行政学院学报,2013(2):74-80.

② 任雪娇.农村合作医疗制度的变迁逻辑与发展趋势——基于历史制度主义的分析框架[J].宏观经济管理,2019(6):43-49.

例(草案)》之外,医保领域专项立法空白的局面,解决医保领域专项法律缺位问题。

二是进一步明确立法重点。鉴于基本医保制度由参保、筹资、管理、经办、监督和待遇支付等要素构成,基本医保的立法工作也应重点明晰基本医保制度各微观要素机制的运行过程。要从医保权利得到切实保障的视角进行切入,在参保上,将居住证作为识别参保人身份的唯一标准,以解决以城乡身份与职域标准交叉而导致的参保识别之症结;在筹资上,建立量能负担、稳健可持续的筹资机制,以解决筹资标准多重、基金统筹分散及筹资的非制度化调整之症结;在管理经办上,健全国家医保局"大部制"管理体制,构建医保经办机构组织法律制度,厘定我国基本医保经办机构之职能及其基本原则,基于"政事分开"原则健全基本医保经办机构组织内部独立法人治理机制,并以专业化为主导,规范基本医保经办机构专业化、信息化、透明化、科学化的业务运营规则,以解决基本医保管理和经办体系职能重叠,基本医保"第三方支付"困难重重之症结;在待遇支付上,健全基本医保目录的社会化调整机制,建立"第三方支付"的动态激励与制衡机制,建立"弹性待遇调整制度"和"积极差别待遇调整制度",以解决农村基本医保待遇初级性、待遇调整非制度化、泛福利化与反福利等极端取向和医保给付法律关系权责不清晰、农村医保待遇享受规制粗疏之症结。

三是健全和完善医保法律体系。医疗保障领域内的法制系统并非由单一性法律或者同一层次的法律组成,而是由一定数量的法律、法规、命令、条例等组成的多层次系统。[①]为此,在具体建构和完

---

① 郑功成.社会保障学——理念、制度、实践与思辨[M].北京:商务印书馆,2000:378.

善国家医保局、医保经办机构组织法律制度基础上,以基本医疗保险法的实施为核心,完善医保经办专项法规和规章体系,健全基本医保财务会计制度、基金使用管理与监督制度、定点医药协议管理制度、医保基金第三方支付制度、基本医保结算制度、基本医保待遇给付制度等。同时,结合专家学者及实务部门的意见和建议,加强对《社会保险法》的实质性修改,提升医保立法的精细化程度,使其第三章"基本医疗保险"框架式、原则性、方向性的基本法律规范得以操作、实施。

四是妥善处理"新旧并立"问题。从医保制度体系内容来看,要妥善处理好现行政策与既有法律之间的关系,及时调整并做好法律法规的立、改、废工作,充分发挥法治的引领和推动作用。同时,在医保立法过程中,不仅要从宏观上注重基本医保的要素机制与经济社会发展的适应性、协调性以及各要素机制的内在协调性和适应性,而且要从中观上探究农村基本医保可持续发展的政治经济社会适应性。同时,还要在推动基本医保立法的过程中,处理好基本医保同其他相关法律制度之间的关系。

5.4 本 章 小 结

借助于政策试验,中国农村医保建制历经七十余年,取得了巨大成就。农村医保制度的参保主体、基金筹集、管理经办和待遇支付等微观要素机制分别与经济、社会和政治体制变革高度耦合、协同演进。进入新时代,深入推进城乡基本医保制度实质性整合,加速开展由形式普惠走向实质公平的全民医保制度建设,成为农村医保制度改革的新议题。作为农村医保的主要技术性建制路径,政策试验在农村医保建制过程中发挥了至关重要的作用,但其功能也存在一定限度,诸如,试验地与非试验地之间存在政策摩擦、政策试验与经济社会宏观环境的非同步性、政策试验对医保政策法律化形成冲击等。新时代推进医保制度体系现代化,既要不断完善政策试验机制,也要充分发挥中央和地方两个积极性,持续优化农村医保制度运行的外部环境,建立健全农村医保高质量可持续发展相关体制机制,更要着眼于国家治理体系和治理能力现代化,加速农村医保立法工作。通过多措并举,真正实现新时代农村医保制度高质量可持续发展。

结 论 与 讨 论

一、基 本 结 论

(一) 政策试验是农村医保建制的主要技术路径

政策试验是具有中国特色的公共政策过程,对中国公共政策实践具有显著的推动作用。政策试验凭借强大的资源要素整合能力、先行先试的示范效应和制度创新的辐射效应[①],内在推动了中国农村医保制度建立、创新、发展和完善,成为农村医保建制的主要技术路径。在此过程中,政策试验通过"吸纳—扩散"的作用机制重塑了农村医保的政策过程,提升了农村医保制度的效能。"吸纳"与"扩散"并不是完全对立或者绝对一前一后的关系,而是不断交叉进行,直至农村医保政策试验过程全部结束。同时,有效的利益结构、权力配置、奖惩激励等诱导机制,制度规约、晋升考核、督查问责等约束机制,组织协调、信息反馈、政策输出等能力机制,为政策试验过程提供了内在驱动力。纵观整个农村医保制度的

---

① 周望.中国政策试点研究[D].天津:南开大学博士学位论文,2012.

建设过程,可以清晰地发现,农村医保制度的建制史实际上就是中国"摸着石头过河"的政策试验实践史,在这一实践过程中,农村医保制度建设与政策试验机制相辅相成、相互促进,呈现出一种双向互动的共生生态。

具体而言,为解决新中国成立初期农民病无所医、医无所保问题,农民领袖通过自发性政策试验对农业生产互助合作经验进行"吸纳—扩散",建立了适合合作社微型社区的小规模、低水平、互助型医保制度,形成了中国传统农村合作医疗制度的雏形。虽然,这一自发性政策试验初创了具有中国特色的政策试验机制的轮廓,但是,也要看到,自发性政策试验过程是缺乏技术化、体系化的自治性政策实践过程,呈现出明显的短板与不足,存在试验动力源单一、试验机制僵化封闭和试验过程过度自治等问题。随着人民公社体制的建立,国家全面介入到农村医保制度的建设过程中,并冲破了原先农业互助合作社内部的理性限制和行政建制阻碍,对人民公社体制经验和微型社区互助医保制度的建制经验进行"吸纳—扩散",进而建立了人民公社时期高度政治化的集体福利保健型医保制度。在这一过程中,鉴于国家权力的全面介入,政策试验机制被重塑,使得这一时期农村医保的建制路径已经超脱于自发性政策试验路径下的农村医保建制,本质上是人民公社体制经验的强制性跨领域扩散过程。受人民公社体制影响,强有力的政治动员遮蔽了政策试验的技术性要求,无形中加剧了极具刚性特征的集体福利保健型医保制度断裂的可能。改革开放以后,国家鼓励各地自主探索农村医保建制,于是全国各地根据自身情况开始了农村医保建制的自主性政策试验。相较于新中国成立初期农民的自发性医保政策试验,这一时期的政策试验虽呈现出相当程度的国家自主性特征,但政策试验主体的模糊性、试验场域的无边界性、试验内容的随意性和试验过程的无序性,使得全场域、大规模、自主性的农村医保政策试验结果呈现低效性特征,最终导致传统农村合作医疗制度日渐衰落,濒临解体。总体来看,传统农村合作医疗建制失败虽受宏观环境变革的影响,但缺乏成熟的建制技术与清晰的建制路径也是不可忽视的重要因素。也就是说,在特殊时期、特殊环境下形成的粗放式政策试验机制与农村医保建制路径存在相当程度的张力,粗放式的农村医保政策试验仅仅造就了农村医保制度的阶段性繁荣。

进入 21 世纪,国家决定为农民建立新型农村合作医疗制度。但是,受制于宏观环境的转型性和复杂性以及新农合本身的制度特性,需要采取相应的建制策略,以确保建制成效。于是,与新农合建制要求相适应,对传统农村医保建制的政策试验机制进行重构后,建立了互动性政策试验新机制。而互动性政策试验机制本质上是中央的选择性控制与地方自主性互动的微妙结合。①在这一建制路径下,通过中央政府对传统农村合作医疗制度及专家学者等多方意见的"吸纳—扩散"、地方政府对中央顶层设计的"吸纳—扩散"和中央政府对地方创新经验的"吸纳—扩散"过程,从中央顶层设计到地方经验创新再到中央政策规范,农村医保建制呈现出螺旋式上升的态势。中央的连续性政策供给与地方政策执行的有效互动,共同形塑和重构了农村医保制度,使得新农合制度得以在短期内迅速建立并取得巨大成就。近年来,为适应城乡一体化融合发展新要求,整合城乡基本医保制度成为新时代农村医保建制新议题。因时制宜,

① 吴昊,等.中国地方政策试验式改革的优势与局限性[J].社会科学战线,2012(10):37 - 45.

整合型政策试验机制应运而生。在城乡基本医保建制过程中,整合型政策试验既是城乡融合发展进程中城乡基本医保建制的主要技术路径,也是将新农合与城居保两项制度整合为城乡居民基本医保制度的过程,目标是实现形式与内容的有机统一。且这一过程中,央地政府互动性更强,政策试验内容和方式更具针对性,进而不断提升城乡居民基本医保的建制效率。

(二) 渐进性与可持续性是农村医保建制的内在要求

农村医保制度建设是直接关系亿万农民切身利益的大事,牵扯甚广、影响甚大,必须要慎之又慎。在传统政治学理论中,政治的本质是权力和冲突,而赫克罗(Hugh Heclo)认为"政治的本质不仅仅来自权力,还来自一种不确定性——人类群体不知如何行动……政策制定则是代表整个社会的集体困惑的一种形式"[1]。由此表明,不确定性是政策制定过程中的关键变量,政策制定的过程也是减少不确定性和集体困惑的过程。因此,对不确定性的控制成为政策制定过程中不可回避的重要命题。对于整个农村医保制度来说,鉴于它是事关农民病有所依、医有所保的长远性事业,且各时期农村医保建制起始阶段均没有清晰的制度蓝本和明确的建制路线,特别是在经济社会宏观环境处于多重转型期的新农合建制初期,面对制度概念不明确、性质不确定、目标多元化、关键环节不定型等初级性和模糊性特点,以及城乡居民基本医保制度整合路径和过程的纷繁复杂,导致整个农村医保建制过程充满了不确定性,一旦建制失败极

---

① Heclo, H. Modern Social Politics in Britain and Sweden: From Reliet to Income Maintenance[M]. New Hawen: Yale University Press, 1974.

易引发严重的后果。因此,作为建制技术路径的政策试验备受关注。重大公共政策实践必须要借助政策试验循序渐进、适时调试、稳步推行的策略路线,在具体试验过程中逐渐予以明晰、调整和优化。①从这个角度上来说,农村医保制度的建设过程实质上是一个以政策试验为主要技术路径,并在政策试验过程中渐进调整、动态优化,以不断逼近农村医保制度内核的过程。这一渐进性过程实质上是一种风险防控策略,目的是强化"确定性追求",提高制度绩效。而政策试验机制在内控医保建制进程的同时,也阻断了系统性风险的生成,将建制风险进行了小范围的封闭化处理,以确保建制过程整体可控。

而可持续性是任何社会保障制度追求的目标,也是农村医保制度改革与发展的导向和约束。②就农村医保建制的可持续性而言,其要求农村医保制度不仅能在适宜的宏观社会环境中健康平稳地运行和长久地发展,而且能够根据政治体制、社会结构、经济发展水平等的变革而进行适应性调整。医疗卫生系统是"复杂的自适应系统"③,任何一项有效的医保制度均需根据实际情况进行设计。在合作社经济自愿互助共济逻辑下,通过自发性政策试验建立的微型社区互助型医保制度虽在一定程度上解决了新中国成立后农村地区医疗保障缺失问题,但政社合一、医社合一的人民公社体制和农村三级预防保健网络不仅扩大了农村医保制度互助共济的范围,而且提升了农村医疗服务供给的水平,集体经济组织的壮大也在一定

---

① 赵静.决策删减——执行协商:中国山西煤炭产业政策过程研究[D].北京:清华大学博士学位论文,2014.

② 王东进.积极应对化解社会风险 确保全民医保制度更加公平更可持续[J].中国医疗保险,2016(2):5-9.

③ 董黎明.我国城乡基本医疗保险一体化研究[M].北京:经济科学出版社,2011:1.

程度上充实了农村医保基金的规模,使得微型社区互助型医保制度遭遇了外部环境变迁的严峻挑战。为推动农村医保制度的可持续发展,在国家权力强制性介入情况下,农村医保治理被调整为国家治理的重要内容,农村医保制度在强制性跨领域经验扩散下被重塑为集体福利保健型医保制度。随着人民公社解体,受制于国家能力不足、集体组织式微,国家和集体相继退出农村医保建制过程,公社卫生院(乡镇卫生院)、大队卫生室等医疗服务供给体系日渐趋于市场化,原有的集体福利保健型医保制度失去了生存土壤,如何建立适应农村经济体制变革要求的农村医保制度再次成为焦点问题。在自主性政策试验机制下,重建传统农村合作医疗虽未成功,却积累了丰富的建制经验和教训,为下一阶段新农合制度的建立奠定了基础。及至经济、政治和社会结构转型与体制转轨的多重转型期,借助互动性政策试验机制,建立了政府承担积极责任的新型农村医保制度。随着城乡一体化水平的逐步提升,整合城乡居民医保制度成为推动农村医保制度可持续发展的必然要求。虽然,目前城乡居民基本医保制度建设仍然处于并将长期处于试验状态,但其制度可持续性与日俱增。新时代城乡居民基本医保制度不仅要在守成的基础上推进医保机制再创新,始终保持自我革新、自我创造的制度发展活力,而且要在更广的范围内持续深入推进农村医保制度的成熟定型,从而最大限度地保障农村医保制度的可持续发展。

(三)多元有效互动是农村医保建制的基本保障

"互动"是多元主体之间彼此相互发生作用,以产生某种结果的过程。这一过程不仅暗含着每一个主体都有着各自的利益诉求和发展取向,而且每个主体都拥有其他主体所不具备的优势条件和独特资源。由此表明,在多元主体互动过程中,多元主体中的每个个体在发挥作用的同时也将自身所携带的条件、资源带进互动过程之中,并试图影响其他主体。为避免多元主体在互动过程中产生撕裂和冲突,就需要各主体之间具有共同或相似的价值追求、紧密的利益联结和共同的行动目标。

从政府的角度来看,一方面,政治是以执行某种社会职能为基础,而且政治统治只有在它执行了它的社会职能时才能持续下去。[①]也就是说,国家不仅需要通过暴力机器维护其政治统治,更需要承担社会职能。而发展社会保障事业是政府发挥其社会职能的重要体现。且政府的角色并非一成不变,其角色的转变与行政模式的演变密切相关。在农村医保建制过程中,作为建制技术路径的政策试验作为一种新的行政模式,深刻影响着政府在这一过程中的角色和作用,进而决定了政府在这一过程中的参与程度。[②]另一方面,在任何一项政策试验过程中,无论试验结果成功与否,政策试验的行为主体通常都具有一定的权威性,赋予政策试验以合法性条件和相应的资源配置。而农村医保制度所处宏观环境的复杂性和政策试验的外部性,使得农民个体既缺乏推动农村医保政策试验的内外部条件,也缺乏对医疗服务供给机构的有效约束。而政府无疑是最具有权威性的组织,具有最为强大的宏观调控能力。由政府支持或主导开展农村医保政策试验,不仅更容易被接受和采纳,而且在组织、宣传、引导和扶持等方面具有先天优势。在这一过程中,保障农

---

① 马克思恩格斯选集(第3卷)[M].北京:人民出版社,1995:219.
② 沈荣华认为伴随着农业社会、工业社会和后工业社会的文明进程,政府的行政模式经历了统治行政、管制行政和服务行政三种主要模式。参见沈荣华.论服务行政的法治架构[J].中国行政管理,2004(1):25-28.

民的生命健康权，维持自身发展的公共性，以实现其政治统治的合法性是政府建立农村医保制度的目的所在。

从参保农民的角度来说，农村医保制度的参保对象是农民群体，这一制度是为解决亿万农民病无所医、医无所保问题而建立的。参保农民不仅是农村医保制度建设的参与者、实践者，更是制度建设的直接受益者。而农村医保制度的建设也只有让参保农民真正享受到制度红利，解决参保农民的疾病之忧，才算真正完成整个建制过程。与此同时，参保农民对医保制度的使用并非随心所欲，而是以实物或现金的方式缴纳一定的参保费用作为先决条件，且这一缴费标准随经济社会发展和农村医保制度的发展水平而相应提高。不仅如此，参保农民还需直接参与建制过程，并对农村医保制度的参保、筹资、管理、经办和待遇支付等环节进行评价和监督，以评促改，以督促改。但是，受制于自身素质水平所限，加之医疗卫生领域的特殊性和专业性，使得参保农民因信息不对称而处于弱势地位，成为农村医保建制过程中最需要被保护的群体。

从医疗服务供给机构的角度来看，农村医保制度作用的有效发挥必然以发生医疗就诊行为为前提，而参保农民的医疗就诊行为必然需要通过政府确定的定点医疗服务供给机构来实现，参保农民就医时的医疗费用报销也只有在政府确定的定点医疗服务供给机构才能进行。因此，医疗服务供给机构将政府的制度供给和参保农民的医疗保障需求进行了联结，在农村医保建制过程中发挥了关键性作用。然而，作为医疗服务的供给方，医疗服务供给机构具有公益性与营利性共存、专业性与垄断性并重的特点，其所提供的医疗服务的质量、价格水平等既影响参保农民的受益程度，也影响农村医保制度的发展水平。而医疗服务供给机构的发展又深受政府扶持和监管的制约。因此,获取政府支持成为医疗服务供给机构的内在诉求。除此之外,提供具体业务经办服务的医保经办机构、提供资金扶持和参与治理的农村集体经济组织、提供政策咨询和技术指导的专家学者等其他主体在农村医保建制过程中也发挥了重要作用。

可以看出,一方面,政府、参保农民、医疗服务供给机构以及其他各主体均有着各自的利益诉求和发展趋向,但每个主体的利益诉求和发展趋向单靠自身力量均难以实现,各主体彼此之间相互牵制的关系决定了与其他主体积极配合和有效参与的必要性;另一方面,各主体都拥有其他主体所不具备的优势条件和独特资源,而这些条件和资源是农村医保建制所必需的。所以,理想的状态是,基于信任关系和共同的目标,各主体投入自身所拥有的资源,在彼此有效互动的过程中共同推动农村医保建制进程。一是政府与参保农民的有效互动。参保农民真正接受政府所倡导的农村医保制度并按照"契约"有效参与制度运转,是这一制度得以持续性存在的前提,也是政府社会职能得以实现的基础,也才能真正从制度层面有效解决农民病无所医、医无所保问题。二是政府与医疗服务供给机构的有效互动。只有被政府认定为定点医疗服务供给的机构才能在最大程度上获得来自政府的资金、人才、技术等方面的支持,也只有医疗服务供给机构(定点)按照与政府(医保经办机构)约定的协议和标准为参保农民提供相应的服务,政府的社会职能才能得以实现。当然,这一过程中也要防范政府与医疗服务供给机构之间的利益寻租行为,规避合谋型互动格局的形成。三是参保农民与医疗服务供给机构的有效互动。参保农民必须在政府认定的定点医疗机构产生就诊行为,才能享受医保制度的实惠和作用,而医疗服务供给机构也只有为参保农民提供相应的医疗服务,才能获得来自政府的支持。而这一过程中,鉴于医疗服务的特殊性和专业性,在信息不对称的情况下极易出现医疗机构诱导参保农民消费的过度医疗行为,或者出现医患合谋套取政府补偿的不良现象,如若政府监管失力,那么对农村医保制度的健康运行就会构成极大的挑战。

因此,只有政府、参保农民和医疗服务供给机构三者之间有效互动,才能推动农村医保制度良性建设与发展。所以说,农村医保建制的过程就是以政府、参保农民和医疗服务供给机构为主的多元主体有效互动的过程,多元主体的有效互动为农村医保建制提供了基本保障。

(四)共建共治共享是农村医保建制的根本价值遵循

农村医保制度建设不仅涉猎关系广泛,而且专业性较强,特别是关涉参保、筹资、管理、经办和待遇支付环节的机制设计往往更为复杂;不仅参保对象数量庞大,而且参保农民的健康状况、经济状况、受教育水平以及对农村医保制度的认识参差不齐;不仅各地区的医疗服务水平和业务经办能力存在明显差异,而且农民的经济承受能力、集体经济的扶持力度、政府的财政支持力度和社会力量的参与程度也各不相同;不仅牵扯诸多利益群体,而且影响其他社会保障子系统甚至其他公共政策的运行。这一建制过程的实现单纯依靠行政体系的运行难免力不从心,还需要强调"知识合作""技术合作"和"经验合作"等,以弥补单一主体理论欠缺、能力不足和有限理性的缺陷。此过程中,政府官员、专家学者、农民领袖、医保经办机构、医疗服务供给机构等多元主体共同参与,将自身的政策偏好和价值理念植入农村医保建制的决策和政策执行方案中,并投入大量的人力、物力、财力等资源及其他政治和社会资本①,在多元有效互动的基础上以紧密合作的方式统筹推进农村医保建制进程,推动农村医保制度普惠公平目标的进一步实现。由此,农村医保制度建设需要遵循共建共治共享的根本价值,形成一个多元主体既各司其职又互动合作的良好局面,进而实现互利共赢。

农村医保建制中多元主体共建是基本要求,核心环节在于共治,而共享是农村医保建制的目标指向和最终归宿。共建共治共享三者层层递进、环环相扣、相辅相成,共同作用于农村医保建制的整个过程。其中,农村医保建制中多元主体共建的过程是多元主体根据经济社会的发展水平和农民的医疗保障需求,实现资源有效流动和合理高效配置,发挥积极性和主动性,塑造建制合力的过程;农村医保建制中多元主体共治的过程是各主体强化沟通,以协商为基础、以合作为支撑、以共赢为目标②,共同参与农村医保治理的过程。这一过程的实质是在农村医保制度利益相关者之间构筑一种长期合作与互利共赢局面的契约机制,并以此来协调和均衡不同利益关系,维护农村医保治理秩序,实现农村医保良治的过程;农村医保建制中多元主体共享的过程是多元主体在农村医保建制成果上共同享有的过程,但这一共享的过程并不是对农村医保制度建立和治理结果的简单平均分配,而是以公平正义为取向,通过共同参与和互动合作,让所有参与主体都可以享受到农村医保制度建设的成果,从而真正增进社会福祉的过程。

---

① Nelson W. Polsby. Political Innovation in America: The Politics of Policy Innovation[M]. New Heaven and London: Yale University Press, 1984.

② 夏锦文.共建共治共享的社会治理格局:理论构建与实践探索[J].江苏社会科学,2018(3):53-62.

二、进一步讨论

（一）如何提升政策试验机制的适用性和可持续性

作为技术性建制路径的政策试验，在农村医保建制实践中所发挥的作用有目共睹。但是，不可回避的是，政策试验本身也存在诸多问题，亟须在理论层面予以突破。一方面，开展政策试验需要资金、技术、政策或人力资本投入，实践中政策试验的先行试验地之所以被选为先行试验地，很大程度上是它在某些方面具有其他地方所不具备的独特优势。要么在资金方面有保障，要么在政策方面有支持，要么在技术方面有优势，要么在前期有一定的成果积累，要么在中央或省市关键领导人等"政策企业家"的授意和保驾护航下开展。而一旦停止上述资源输入，政策试验的可持续性或许将大打折扣，甚至前功尽弃。所以，如何保障政策试验的可持续性是开展任何一项政策试验首先需要思考的问题。另一方面，正式进入试验阶段之前，先行试验地的遴选并不是随机的，而是综合考虑宏观经济社会环境、地方政府的政策试验能力、政策试验内容等多方面因素的结果。与其他地区相比，中央政府更倾向于选择拥有较多资源、具有较好经验积累和成功可能性较大的地区[①]，且政策试验的运行需要因地制宜方能发挥最佳效果。那么，选择如此"特殊"的地区作为先行试验地，并在此基础上开展"特殊"的试验内容，由此而得出的"经

---

① 冯栋，等.政策试验的要件构成及其优化对策[J].行政论坛，2008(1):59-61.

验"对其他非试验地来说是否具有普遍适用性和可推广性？退一步来讲，即便存在一定程度的适用性和可复制性，那么先行试验地与非试验地之间在经验复制和政策内容迁移过程中产生的政策摩擦又该如何解决？这些问题仍待学术界进一步探究。

（二）如何更好地平衡农村医保建制过程中的央地关系

农村医保建制不仅需要在公平与效率等社会价值中寻求一种平衡状态，在制度供给与农民需求之间寻求一种平衡状态，在政府、参保农民、医疗服务供给机构等多元主体之间寻求一种平衡状态，更要在中央政府与地方政府之间寻求一种动态平衡关系。中央政府与地方政府之间关系的实质是权力和利益在中央和地方各层级不同主体之间的配置，央地政府之间权力和利益结构的最优化设计以及权力和利益分配的合理性，对于农村医保制度的发展乃至整个医疗卫生体系的公平性和可持续性都具有重要影响。党的十九届四中全会把"健全充分发挥中央和地方两个积极性体制机制"作为推进国家治理体系和治理能力现代化的重要内容提出，并将此作为完善国家行政体制与提升政府治理效能的必要举措。然而，充分发挥中央和地方两个积极性的关键是如何更好地平衡中央与地方政府之间的关系。当前，中国特色社会主义进入新时代，如何理顺央地政府职责关系，科学把握央地政府之间的放与管、权与责，以更好地解决农村医保制度建设过程中的突出矛盾和风险挑战，是进一步需要思考和探讨的问题。

参 考 文 献

一、学术论文类

[1] 包国宪,等.我国新型农村合作医疗的运行机理与制度困境分析[J].中国卫生经济,2011(3).

[2] 毕云天.新型农村合作医疗制度中农民参与的组织模式探析[J].贵州社会科学,2008(12).

[3] 毕云天.社会福利供给系统的要素分析[J].云南师范大学学报(哲学社会科学版),2009(5).

[4] 布罗姆,等.中国政府在农村合作医疗保健制度中的角色与作用[J].中国卫生经济,2002(3).

[5] 曹晓飞,等.政治利益研究引论[J].复旦学报(社会科学版),2009(2).

[6] 曹红辉.中央与地方政府间的利益分割与博弈——基于中国经验的分析[J].财政研究,2008(2).

[7] 曹克奇.部门利益与法律控制:我国城乡医保管理统筹的路径选择[J].社会保障研究,2013(1).

[8] 曹正汉.中国上下分治的治理体制及其稳定机制[J].社会学研究,2011(1).

[9] 陈小军,等.从"新农合"到"农村医保"加"合作医疗"——建立城乡一体化医疗保险制度的设想[J].农业经济,2012(10).

[10] 陈晓莉.统筹城乡发展中的农村社会政策创制问题[J].理论与改革,2008(5).

[11] 陈天祥.对中国地方政府制度创新作用的一种阐释[J].中山大学学报(社会科学版),2004(4).

[12] 程令国,等."新农合":经济绩效还是健康绩效[J].经济研究,2012(1).

[13] 邓大松,等.政府与农村合作医疗制度[J].学习论坛,2006(2).

[14] 樊纲,等."平行推进"而不是"循序渐进":关于体制转轨最优路径的理论与改革[J].开放时代,2009(7).

[15] 冯栋,等.政策试验的要件构成及其优化对策[J].行政论坛,2008(1).

[16] 高和荣.新型农村合作医疗制度的可持续性研究——基于部分经济发达城市的经验[J].北京师范大学学报(社会科学版),2009(1).

[17] 顾昕.当代中国农村医疗体制的变革与发展趋向[J].河北学刊,2009(3).

[18] 顾昕,等.自愿性与强制性之间——中国农村合作医疗的制度嵌入性与可持续性发展分析[J].社会学研究,2004(5).

[19] 顾昕,等.公共财政体系与农村新型合作医疗筹资水平研究——促进公共服务横向均等化的制度思考[J].财经研究,2006(11).

[20] 韩博天,等.中国经济腾飞中的分级制政策试验[J].开放时代,2008(5).

[21] 韩博天,等.通过试验制定政策:中国独具特色的经验[J].

当代中国史研究,2010(3).

[22] 韩博天,等.中国异乎常规的政策制定过程:不确定情况下反复试验[J].开放时代,2009(7).

[23] 黄琪轩.比较政治经济学与实验研究[J].国家行政学院学报,2011(2).

[24] 黄秀兰.论改革开放进程中的政策试验[J].探索,2000(3).

[25] 季卫东.法律程序的意义——对中国法制建设的另一种思考[J].中国社会科学,1993(1).

[26] 蒋中一.农村合作医疗制度的发展和取得的成效[J].红旗文稿,2008(9).

[27] 李强.实验社会科学:以实验政治学的应用为例[J].清华大学学报,2016(4).

[28] 李迎生.论政府在农村社会保障制度建设中的角色[J].社会科学研究,2005(4).

[29] 李宁,等.对新型农村合作医疗制度试点情况的调查[J].调研世界,2005(9).

[30] 李长明.积极开展试点工作 稳步建立新型农村合作医疗制度[J].中国初级卫生保健,2004(11).

[31] 李华.我国农村合作医疗变迁的制度分析[J].长白学刊,2006(3).

[32] 李珍,等.新型农村合作医疗的社会保险学分析[J].华中师范大学学报(人文社会科学版),2010(3).

[33] 李振.中欧试验式治理模式比较[J].国外社会科学,2014(5).

[34] 李晚莲,等.基于农户视角的新型农村合作医疗制度问题研究——以湖南省 D 县为例[J].社会保障研究,2013(5).

［35］林闽钢.中国农村合作医疗制度的公共政策分析［J］.江海学刊,2002(3).

［36］刘继同.社会福利:中国社会的建构与制度安排特征［J］.北京大学学报(哲学社会科学版),2003(6).

［37］刘雅静,等.我国农村合作医疗制度60年的变革及启示［J］.山东大学学报(哲学社会科学版),2010(3).

［38］刘军民.农村合作医疗存在的制度缺陷［J］.华中师范大学学报(人文社会科学版),2006(2).

［39］刘军民.新型农村合作医疗存在的制度缺陷及面临的挑战［J］.财政研究,2006(2).

［40］刘伟.政策试点:发生机制与内在逻辑——基于我国公共部门绩效管理政策的案例研究［J］.中国行政管理,2015(5).

［41］刘培伟.基于中央选择性控制的试验——中国改革"实践"机制的一种新解释［J］.开放时代,2010(4).

［42］梅赐琪,等.政策试点的特征:基于《人民日报》1992—2003年试点报道的研究［J］.公共行政评论,2015(3).

［43］梅立润.政策试验的国家治理定位与研究述评［J］.理论研究,2016(2).

［44］慕良泽.民生政治:惠农政策的政治效应分析［J］.马克思主义与现实,2018(1).

［45］宁骚.政策试验的制度因素——中西比较的视角［J］.新视野,2014(2).

［46］仇雨临,等.城乡医疗保障的统筹发展研究:理论、实证与对策［J］.中国软科学,2011(4).

［47］任雪娇.农村合作医疗制度的变迁逻辑与发展趋势——基

于历史制度主义的分析框架[J].宏观经济管理,2019(6).

[48] 任雪娇,等.中国农村合作医疗微观要素机制的演进和变迁[J].医学与哲学,2020(9).

[49] 石磊.质疑公共政策试验[J].世界科学,2009(9).

[50] 申曙光,等.新型农村合作医疗的制度性缺陷与改进[J].中山大学学报(社会科学版),2008(3).

[51] 申曙光.全民基本医疗保险制度整合的理论思考与路径构想[J].学海,2014(1).

[52] 孙健,等.新型农村合作医疗制度运行质量的评价指标体系设计[J].统计与决策,2009(7).

[53] 孙小逸,等.制度能力与治理绩效[J].公共管理学报,2012(4).

[54] 孙淑云.新型农村合作医疗社会关系及其利益冲突的分析——基于新型农村合作医疗立法依据的视域[J].甘肃社会科学,2009(3).

[55] 孙淑云.新型农村合作医疗制度的自愿性与强制性[J].甘肃社会科学,2013(2).

[56] 孙淑云.整合城乡基本医保立法及其变迁趋势[J].甘肃社会科学,2014(5).

[57] 孙淑云.顶层设计城乡医保制度:自上而下有效实施整合[J].中国农村观察,2015(3).

[58] 孙淑云,等.中国农村合作医疗制度变迁[J].农业经济问题,2018(9).

[59] 王东,等.中国新型农村合作医疗制度特征探析[J].中州学刊,2009(3).

[60] 王国军.新型农村合作医疗制度的模式创新[J].经济与管

理研究,2006(5).

[61] 王红漫.中国城乡统筹医疗保障制度理论与实证研究[J].北京大学学报(哲学社会科学版),2013(5).

[62] 王丽丽,等.整合城乡基本医疗保险制度研究范畴之诠释——基于城乡一体化转型时期社会政策的变迁[J].中国行政管理,2015(9).

[63] 王禄生,等.我国农村合作医疗制度发展历史及其经验教训[J].中国卫生经济,1996(8).

[64] 王金水,等.境外政治学实验研究的发展及其对于中国政治学研究的价值[J].中国人民大学学报,2016(3).

[65] 王俊华,等.新型农村合作医疗迈入全民基本社会医疗保险体系的可行性研究[J].江苏社会科学,2013(1).

[66] 王绍光.学习机制与适应能力:中国农村合作医疗体制变迁的启示[J].中国社会科学,2008(6).

[67] 王延中.试论国家在医疗卫生保障中的作用[J].战略与管理,2001(3).

[68] 汪敏.农村社会保障中政府责任的反思[J].湖北社会科学,2009(1).

[69] 吴昊,等.政策环境、政策课题与政策试验方式选择——以中国自由贸易试验区为例[J].中国行政管理,2016(10).

[70] 吴昊,等.中国地方政策试验式改革的优势与局限性[J].社会科学战线,2012(10).

[71] 萧庆伦,等.中国农村医疗互助[J].中国卫生经济,2004(7).

[72] 徐晓波.政策试验:顶层设计阶段的考量[J].湖北社会科学,2015(2).

[73] 徐勇.历史延续性视角下的中国道路[J].中国社会科学，2016(7).

[74] 徐勇.用中国事实定义中国政治[J].河南社会科学，2018(3).

[75] 徐勇.当前中国农村研究方法论问题的反思[J].河北学刊，2006(2).

[76] 徐勇.精乡扩镇、乡派镇治：乡级治理体制的结构性变革[J].江西社会科学，2004(1).

[77] 徐湘林.从政治发展理论到政策过程理论——中国政治改革研究的中层理论建构探讨[J].中国社会科学，2004(3).

[78] 徐湘林."摸着石头过河"与中国渐进政治改革的政策选择[J].天津社会科学，2002(3).

[79] 薛澜，等.公共政策过程中的三种视角及其对中国政策研究的启示[J].中国行政管理，2013(5).

[80] 薛澜，等.中国公共政策过程的研究：西方学者的视角及其启示[J].中国行政管理，2005(7).

[81] 姚力.新时期农村合作医疗改革论述[J].当代中国史研究，2009(2).

[82] 姚力.中国共产党对医疗保障制度的探索与经验[J].当代中国史研究，2011(4).

[83] 姚东明，等.健康权保障视野下的新农合制度建设研究[J].中国卫生事业管理，2012(11).

[84] 颜媛媛，等.新型农村合作医疗的实施效果分析——来自中国5省101个村的实证研究[J].中国农村经济，2006(5).

[85] 杨宏山.双轨制政策试验：政策创新的中国经验[J].中国行政管理，2013(6).

[86] 杨宏山.政策执行的路径——激励分析框架:以住房保障政策为例[J].政治学研究,2014(2).

[87] 杨雪冬.改革试点的变异[J].发现,2014(1).

[88] 叶志敏,等.中国农村合作医疗的受益公平性[J].中国卫生经济,2005(2).

[89] 应亚珍.新型农村合作医疗:制度平台与实际效应[J].中国卫生经济,2006(6).

[90] 应亚珍.从制度与管理层面探析新型农村合作医疗制度[J].中国卫生经济,2009(3).

[91] 俞可平.善政:走向善治的关键[J].当代中国政治研究报告,2004,0.

[92] 俞可平.治理和善治:一种新的政治分析框架[J].南京社会科学,2001(9).

[93] 臧雷振.政治学研究中的实验方法——近年来的应用进展及研究议题分布[J].国外理论动态,2016(5).

[94] 臧雷振.社会科学研究中实验方法的应用与反思——以政治学科为例[J].中国人民大学学报,2016(5).

[95] 朱玲.政府与农村基本医疗保健保障制度选择[J].中国社会科学,2000(4).

[96] 张黎明,等."保两头,放中间"新型农村合作医疗制度基本运行模式的研究与评估[J].中国卫生经济,2012(4).

[97] 张立承.新型农村合作医疗制度的公共政策分析[J].中国农村经济,2006(5).

[98] 张江河.论利益与政治之基本关系[J].吉林大学社会科学学报,1994(4).

[99] 张康之.确定性追求中的政策问题建构[J].浙江社会科学,2014(10).

[100] 张自宽,等.中国农村合作医疗 50 年之变迁[J].中国农村卫生事业管理,2006(2).

[101] 张自宽,等.关于我国农村合作医疗保健制度的回顾性研究[J].中国农村卫生事业管理,1994.

[102] 赵良浩.我国新型农村合作医疗制度成效再探讨[J].中国卫生经济,2013(10).

[103] 赵慧.政策试点的试验机制:情境与策略[J].中国行政管理,2019(1).

[104] 郑秉文.中国社保"碎片化制度"危害与"碎片化冲动"探源[J].甘肃社会科学,2009(3).

[105] 郑文换.地方试点与国家政策:以新农保为例[J].中国行政管理,2013(2).

[106] 郑功成.从政府集权管理到多元自治管理——中国社会保险组织管理模式的未来发展[J].中国人民大学学报,2004(5).

[107] 郑永君,等.从地方经验到中央政策:地方政府政策试验的过程研究——基于"合规—有效"框架的分析[J].学术论坛,2016(6).

[108] 周飞舟.从汲取型政权到"悬浮型"政权[J].社会学研究,2006(3).

[109] 周雪光.权威体制与有效治理:当代中国国家治理的制度逻辑[J].开放时代,2011(10).

[110] 周雪光.政府内部上下级部门间谈判的一个分析模型——以环境政策实施为例[J].中国社会科学,2011(5).

[111] 周望."政策试验"解析:基本类型,理论框架与研究展望

[J].中国特色社会主义研究,2011(2).

[112] 周望."政策试验"的历史脉络与逻辑审视[J].党政干部学刊,2012(6).

[113] 周望,政策扩散理论与中国"政策试验"研究:启示与调适[J].四川行政学院学报,2012(4).

[114] 周望.中国政策试验初探:类型、过程与功能[J].理论与现代化,2011(3).

[115] 周寿祺.探寻农民健康保障制度的发展轨迹[J].国际医药卫生导报,2002(6).

[116] 周沛.福利国家和国家福利——兼论社会福利体系中的政府责任主体[J].社会科学战线,2008(2).

二、著作类

[1] 薄一波.若干重大决策与实践的回顾(上卷)[M].北京:中共中央党校出版社,1991.

[2] 蔡仁华.中国医疗保障改革使用全书[M].北京:中国人事出版社,1998.

[3] 曹普.新中国农村合作医疗史[M].福州:福建人民出版社,2014.

[4] 曹爱军.民生政治的实践逻辑——基本公共服务均等化[M].北京:知识产权出版社,2015.

[5] 曹沛霖.制度纵横谈[M].北京:人民出版社,2005.

[6] 陈竺,等.中国新型农村合作医疗发展报告(2002—2012年)[M].北京:人民卫生出版社,2013.

[7] 陈潭.寻找公共政策的制度逻辑[M].北京:中国政法大学

出版社,2016.

[8] 程毅.非均衡发展条件下新型农村合作医疗制度建构研究[M].上海:华东理工大学出版社,2012.

[9] 程水源,等.城乡一体化发展的理论与实践[M].北京:中国农业出版社,2010.

[10] 邓大松,等.新农村社会保障体系研究[M].北京:人民出版社,2007.

[11] 邓小平思想年编[M].北京:中央文献出版社,2011.

[12] 邓小平文选(第三卷)[M].北京:人民出版社,1993.

[13] 郑文换.理解政策过程——中国农村社会养老保险政策试点模式研究[M].北京:社会科学文献出版社,2015.

[14] 樊纲.渐进改革的政治经济学分析[M].上海:上海远东出版社,1996.

[15] 费孝通.乡土中国[M].北京:北京大学出版社,2012.

[16] 风笑天.社会研究方法[M].北京:中国人民大学出版社,2013.

[17] 高和荣.风险社会下农村合作医疗制度的建构[M].北京:社会科学文献出版社,2008.

[18] 谷义.我国新型农村合作医疗制度中的政府行为研究[M].北京:中国经济出版社,2009.

[19] 顾昕.走向全民医保:中国新医改的战略与战术[M].北京:中国劳动和社会保障出版社,2008.

[20] 顾昕.新医改的公益性路径[M].昆明:云南教育出版社,2013.

[21] 郭华.城乡居民基本医疗保险的公平性研究——以成都为

例[M].成都:西南财经大学出版社,2014.

[22] 洪名勇.中国改革试验区比较研究——以毕节试验区为线索[M].北京:中国经济出版社,2011.

[23] 胡晓义.医疗保险和生育保险[M].北京:中国劳动保障出版社,2013.

[24] 贾博.新型农村合作医疗中的主体角色及其关系研究[M].郑州:河南人民出版社,2012.

[25] 贾洪波.中国基本医疗保险制度改革关键问题研究[M].北京:北京大学出版社,2013.

[26] 金耀基.从传统到现代[M].北京:中国人民大学出版社,1999.

[27] 金晶.中国农村医疗保险制度研究——基于构建农村社会医疗保险取向[M].杭州:浙江工商大学出版社,2011.

[28] 李和森.中国农村医疗保障制度研究[M].北京:经济科学出版社,2005.

[29] 李华.中国农村合作医疗制度研究[M].北京:经济科学出版社,2007.

[30] 李立清.新型农村合作医疗制度[M].北京:人民出版社,2009.

[31] 李玲.健康强国:李玲话医改[M].北京:北京大学出版社,2010.

[32] 李培林.中国社会巨变和治理[M].北京:中国社会科学出版社,2016.

[33] 李琼.中国全民医疗保障实现路径研究[M].北京:人民出版社,2009.

［34］李迎生.社会保障与社会结构转型——二元社会保障体系研究［M］.北京:中国人民大学出版社,2001.

［35］李珍.社会保障理论［M］.2 版.北京:中国劳动和社会保障出版社,2007.

［36］列宁选集(第 4 卷)［M］.北京:人民出版社,1972.

［37］林尚立.国内政府间关系［M］.杭州:浙江人民出版社,1998.

［38］刘畅.基于多元福利视角的新型农村合作医疗效益研究［M］.杭州:浙江大学出版社,2015.

［39］刘志欣.中央与地方行政权力配置研究——以建设项目环境影响评价审批权为例［M］.上海:上海交通大学出版社,2014.

［40］吕学静,等.我国社会保障公平的非均衡发展研究［M］.北京:经济管理出版社,2016.

［41］鲁全.转型期中国养老保险制度改革中的中央与地方关系研究——以东北三省养老保险改革试点为例［M］.北京:中国劳动社会保障出版社,2011.

［42］马克思恩格斯全集(第 21 卷)［M］.北京:人民出版社,2003.

［43］马克思恩格斯全集(第 33 卷)［M］.北京:人民出版社,1998.

［44］马克思恩格斯全集(第 45 卷)［M］.北京:人民出版社,1985.

［45］马克思恩格斯文集(第 2 卷)［M］.北京:人民出版社,2009.

［46］马克思恩格斯选集(第 22 卷)［M］.北京:人民出版社,1974.

［47］毛泽东选集(第 4 卷)［M］.北京:人民出版社,1991.

［48］毛泽东选集(第 5 卷)［M］.北京:人民出版社,1977.

［49］毛泽东文集(第 7 卷)［M］.北京:人民出版社,1999.

［50］梅丽萍.走向聪明型监管:中国基本医疗保险监督的模式与路径［M］.北京:中国经济出版社,2014.

［51］乜琪.土地与农民福利:制度变迁的视角［M］.北京:社会科学文献出版社,2016.

［52］彭华民.西方社会福利理论前沿——论国家、社会、体制与政策［M］.北京:中国社会出版社,2009.

［53］齐杏发.转型期地方政府行为模式研究——理论假设与案例实证［M］.北京:中国经济出版社,2011.

［54］钱穆.中国历代政治得失［M］.北京:生活·读书·新知三联书店,2001.

［55］沈世勇.社会医疗保险基金收支的可持续性透析［M］.上海:上海交通大学出版社,2014.

［56］世界卫生组织.2000年世界卫生报告——卫生系统:发展进程［M］.北京:人民卫生出版社,2000.

［57］宋锦洲.公共政策概念、模型与应用［M］.上海:东华大学出版社,2005.

［58］孙光.政策科学［M］.杭州:浙江教育出版社,1988.

［59］孙立平.重建社会:转型期的社会秩序再造［M］.北京:社会科学文献出版社,2009.

［60］孙洁.社会保险法讲座［M］.北京:中国法制出版社,2011.

［61］孙中山全集(第六卷)［M］.上海:中华书局,1985.

［62］孙淑云,等.新型农村合作医疗制度的规范化与立法研究［M］.北京:法律出版社,2009.

［63］孙淑云.中国基本医疗保险立法研究［M］.北京:法律出版社,2014.

［64］孙淑云,等.中国农村合作医疗制度变迁70年［M］.北京:人民出版社,2020.

［65］锁凌燕.转型期中国医疗保险体系中的政府与市场［M］.北京:北京大学出版社,2010.

［66］童星.社会转型与社会保障［M］.北京:中国劳动社会保障出版社,2007.

［67］唐旭辉.农村医疗保障制度研究［M］.成都:西南财经大学出版社,2006.

［68］仇雨临,等.城乡医疗保障制度统筹发展研究［M］.北京:中国经济出版社,2012.

［69］王春晓.三明医改:政策试验与卫生治理［M］.北京:社会科学文献出版社,2018.

［70］王禄生.新型农村合作医疗支付方式改革试点研究报告［R］.北京:北京大学医学出版社,2010.

［71］卫生部卫生发展研究中心.中国卫生发展绿皮书(2012):新型农村合作医疗制度［M］.北京:人民卫生出版社,2012.

［72］温铁军.“三农问题”与制度变迁［M］.北京:中国经济出版社,2009.

［73］吴逊,等.公共政策过程:制定、实施与管理［M］.上海:格致出版社、上海人民出版社,2016.

［74］伍凤兰.农村合作医疗的制度变迁研究［M］.杭州:浙江大学出版社,2009.

［75］新型农村合作医疗试点工作评估组.发展中的中国新型农村合作医疗——新型农村合作医疗试点工作评估报告［R］.北京:人民卫生出版社,2006.

［76］熊文钊.大国地方——中国中央与地方关系宪政研究［M］.北京:北京大学出版社,2005.

［77］徐勇,等.南农实验:农民的民主能力建设［M］.北京:中国社会科学出版社,2011.

［78］徐晓新.社会政策过程:新农合中的央地互动［M］.北京:中国社会科学出版社,2018.

［79］杨红燕.中国农村合作医疗制度可持续发展研究［M］.北京:中国社会科学出版社,2009.

［80］叶金国.我国的新型农村合作医疗制度研究［M］.北京:中国社会科学出版社,2011.

［81］尹蔚民.医疗保险和生育保险［M］.北京:中国劳动社会保障出版社,2013.

［82］于德志.新型农村合作医疗制度(中国卫生发展绿皮书)［M］.北京:人民卫生出版社,2012.

［83］俞可平.治理与善治［M］.北京:社会科学文献出版社,2000.

［84］俞可平.政府创新的中国经验:基于"中国地方政府创新奖"的研究［M］.北京:中央编译出版社,2011.

［85］袁方,等.社会调查原理与方法［M］.北京:高等教育出版社,1990.

［86］岳经纶.社会政策与社会中国［M］.北京:社会科学文献出版社,2014.

［87］岳经纶.中国的社会保障建设——回顾与前瞻［M］.上海:东方出版中心,2009.

［88］臧雷振.政治学研究方法:议题前沿与发展前瞻［M］.北京:中国社会科学出版社,2016.

［89］张永桃.行政学［M］.北京:高等教育出版社,2009.

［90］张千帆.国家主权与地方自治——中央与地方关系的法治

化[M].北京:中国民主法制出版社,2012.

[91] 张千帆.城市化进程中的农民土地权利保障[M].北京:中国民主法制出版社,2012.

[92] 张自宽.亲历农村卫生六十年[M].北京:中国协和医科大学出版社,2011.

[93] 赵云.新三医联动模式——全面深化医改的战略选择[M].北京:科学出版社,2015.

[94] 郑秉文,等.社会保障分析导论[M].北京:法律出版社,2001.

[95] 郑文换.理解政策过程——中国农村社会养老保险政策试点模式研究[M].北京:社会科学文献出版社,2015.

[96] 郑功成.社会保障学——理念、制度、实践与思辨[M].北京:商务印书馆,2015.

[97] 郑功成.中国社会保障改革与发展战略——理念、目标与行动方案[M].北京:人民出版社,2008.

[98] 郑功成.中国社会保障改革与发展战略(总论卷)[M].北京:人民出版社,2011.

[99] 中共中央文献研究室.十八大以来重要文献选编(上中下)[M].北京:中共中央文献研究室,2014.

[100] 中国经济体制改革研究会.见证重大改革决策——改革亲历者口述历史[M].北京:社会科学文献出版社,2018.

[101] 周弘,等.走向人人享有保障的社会——当代中国社会保障的制度变迁[M].北京:中国社会科学出版社,2015.

[102] 朱亚鹏.公共政策过程研究:理论与实践[M].北京:中央编译出版社,2013.

[103] 邹文开.农村新型医疗保障政策研究[M].长沙:湖南人

民出版社,2008.

[104][丹麦]戈斯塔·埃斯平·安德森.杨刚译.转型中的福利国家——全球经济中的国家调整[M].北京:商务印书馆,2010.

[105][德]恩格斯.法德农民问题(中译本)[M].北京:人民出版社,1953.

[106][德]威廉·冯·洪堡.论国家的作用[M].林荣远,等译.北京:中国社会科学出版社,1998.

[107][德]汉斯·察赫.福利社会的欧洲设计—察赫社会法文集[C].刘冬梅,等译.北京:北京大学出版社,2014.

[108][德]韩博天.红天鹅:中国独特的治理和制度创新[M].石磊,译.北京:中信出版社,2018.

[109][法]卢梭.社会契约论[M].何兆武,译.北京:商务印书馆,2005.

[110][法]让·雅克·拉丰,等.激励理论(第一卷)委托—代理模型[M].陈志俊,等译.北京:中国人民大学出版社,2002.

[111][加拿大]弗雷德·卡登.让知识推动政策的改变—如何使发展研究发挥最大的作用[M].徐秀丽,等译.北京:社会科学文献出版社,2012.

[112][美]安·弗洛里妮,等.中国试验:从地方创新到全国改革[M].冯瑾,等译.北京:中央编译出版社,2013.

[113][美]索特曼,等.社会医疗保险体制国际比较[M].张晓,译.北京:中国劳动社会保障出版社,2009.

[114][美]詹姆斯·E.安德森.公共政策制定[M].5 版.谢明,等译.北京:中国人民大学出版社,2009.

[115][美]戈登·塔洛克.官僚体制的政治[M].柏克,等译.北

京:商务印书馆,2010.

[116] [美]约翰·金登.议程、备选方案与公共政策[M].丁煌,译.北京:中国人民大学出版社,2004.

[117] [美]艾尔·巴比.社会研究方法[M].11版.邱泽奇,译.北京:华夏出版社,2009.

[118] [美]安德鲁·里奇.智库、公共政策和专家治策的政治学[M].潘羽辉,等译.上海:上海社会科学院出版社,2010.

[119] [美]戴维·伊斯顿.政治生活的系统分析[M].王浦劬,译.北京:人民出版社,2012.

[120] [美]丹尼斯·C.缪勒.公共选择理论[M].韩旭,等译.北京:中国社会科学出版社,1999.

[121] [美]道格拉斯·诺斯.制度、制度变迁与经济绩效[M].刘守英,译.上海:上海三联书店,1994.

[122] [美]西奥多·舒尔茨.经济增长与农业[M].郭熙保,等译.北京:中国人民大学出版社,2015.

[123] [美]哈罗德·D.拉斯韦尔.政治学[M].杨昌裕,译.北京:商务印书馆,1992.

[124] [美]约翰·罗尔斯.正义论[M].何怀宏,等译.北京:中国社会科学出版社,1988.

[125] [美]李侃如.治理中国:从革命到改革[M].胡国成,等译.北京:中国社会科学出版社,2010.

[126] [意]加塔诺·莫斯卡.统治阶级:政治科学原理[M].贾鹤鹏,译.南京:译林出版社,2002.

[127] [英]戴维·米勒,等.布莱克维尔政治学百科全书[M].邓正来,等译.北京:中国政法大学出版社,2002.

［128］［英］洛克.政府论（下篇）［M］.叶启芳，等译.北京：商务印书馆，1996.

［129］［英］迈克尔·曼.社会权力的来源（第三卷）［M］.郭台辉，等译.上海：上海人民出版社，2015.

［130］［英］诺曼·巴里.福利［M］.储建国，译.长春：吉林人民出版社，2005.

三、学位论文类

［1］柏雪.卫生正义的思考：推进我国全民基本医疗保险制度改革研究［D］.苏州：苏州大学博士学位论文，2015.

［2］董立淳.中国农村合作医疗制度演化机制研究［D］.天津：南开大学博士学位论文，2009.

［3］董黎明.我国城乡基本医疗保险一体化研究［D］.大连：东北财经大学博士学位论文，2011.

［4］李华.农村合作医疗制度的经济学分析［D］.长春：吉林大学博士学位论文，2006.

［5］英明.府际关系视域下辽宁省积极就业政策执行研究［D］.沈阳：东北大学博士学位论文，2016.

［6］张毅强.风险感知、社会学习和范式转移——2003年以来突发性公共卫生事件引发的政策变迁［D］.上海：复旦大学博士学位论文，2010.

［7］周望.中国政策试点研究［D］.天津：南开大学博士学位论文，2012.

［8］朱俊生.农村健康保障制度中的主体行为研究［D］.北京：首都经贸大学博士学位论文，2006.

四、外文文献

[1] Kevin J, O'Brien, Lianjiang Li. Selective Policy Implementation in Rural China[J]. Comparative Politics, 1999(2).

[2] Lawrence J. Lau, Yingyi Qian, Gerald Roland. Reform without losers: An Interpretation of China's Dual-Track Approach to Transition[J]. Journal of Political Economy, 2000(1).

[3] Thomas G, Rawski. Implications of China' Reform Experience[J]. The China Quarterly, 1995, 144.

[4] Campbell D. T, Reform as Experiments[J]. American Psychologist, 1969(4).

[5] Sanderson. S. Martin. Evaluating Public Policy Experiment: Measuring Outcomes, Monitoring Processes or Managing Pilots?[J] Evaluation, 1999(3).

[6] Gerald Bloom, Tang Shenglan. Rural Health Prepayment Schemes in China: Towards a More Active Role for Government [J]. Social Science and Medicine, 1999(7).

[7] Sebastian Heilmann. Lea Shih, Andreas Hofem. National Planning and Local Technology Zones: Experimental Governance in China's Torch Programme[J]. The China Quarterly, 2013(4).

[8] Sebastian Heilmann, Elizabeth J. Perry. In Mao's Invisible Hand: The Political Foundations of Adaptive Governance in China[M]. Cambridge: Harvard University Press, 2011.

[9] Daniel A. Bell. The China Model: Political Meritocracy and the Limits of Democracy[M]. Princeton, NJ: Princeton

University Press, 2015.

[10] Anelissa Lucas. Public Policy Diffusion Research: Integrating Analytic Paradigms[J]. Science Communication, 1983(4).

[11] Xufeng Zhu. Mandate Versus Championship: Vertical Government Intervention and Diffusion of Innovation in Public Services in Authoritarian China[J]. Public Management Review, 2014(1).

[12] Ciqi Mei, Zhilin Liu. Experiment-based Policy Making or Conscious Policy Design? The Case of Urban Housing Reform in China[J]. Policy Sciences, 2014(3).

[13] Laurence J, O'Toole Jr. Strategies for Intergovernment Management: Implementing Programs in Interorganizational Networks[J]. International Journal of Public Administration, 1988(4).

[14] Andrew C. Mertha. The Politics of Piracy: Intellectual Property in Contemporary China[M]. Ithaca: Cornell University Press, 2005.

[15] Hui Zhao, Xufeng Zhu. Fostering Local Entrepreneurship through Regional Environmental Pilot Schemes: the Low-carbon Development Path of China[J]. China An International Journal, 2016(3).

[16] Lawrence Lauren, Yingyi Qian. Gerard Roland. Reform Without Losers: An Interpretation of China's Dual-Track Approach to Transition[J]. Journal of Political Economy, 2000(1).

[17] Chenggang Xu. The Fundamental Institutions of China's

Reforms and Development[J]. Journal of Economic Literature, 2011(4).

[18] Hongbin Cai, Daniel Treisman. Did Government Decentralization Cause China's Economic Miracle?[J]. World Politics, 2006(4).

附录一 调研访谈记录表

序号	调研时间	被访谈人所在单位	访谈对象	访谈记录编号
1	2017-5-31	国家卫计委卫生改革与发展研究中心副主任	应亚珍	BJ20170531-1
2	2017-7-14	国家卫计委农村卫生司副司长新农合中心主任	聂春雷	BJ20170714-1
3	2017-7-17	国家卫计委卫生改革与发展研究中心副主任	王禄生	BJ20170717-1
4	2017-7-17	国家卫计委新农合研究中心主任	汪早立	BJ20170717-2
5	2017-7-17	国家卫计委卫生改革与发展研究中心主任	张振忠	BJ20170717-3
6	2017-7-25	湖北省同济医学院教授	陈迎春	HB20170725-1
7	2017-7-26	湖北省宜昌市长阳县卫计委副主任	汪学胜	HB20170726-1
8	2017-7-28	湖北省宜昌市当阳市卫计委副主任	张才华 付正和	HB20170728-1
9	2017-7-31	浙江省嘉兴市卫计委主任	沈 勤	ZJ20170731-1
10	2017-8-1	浙江省卫生厅卫计委副主任	徐瑞龙	ZJ20170801-1
11	2017-8-2	广东省卫计委医保处长 基本公卫处副处长	赵祖宏 李华龙	GD20170802-1
12	2017-8-3	广东省佛山市人力资源和社会保障局医保科科长	郭耀演 邹言婧	GD20170803-1

续表

序号	调研时间	被访谈人所在单位	访谈对象	访谈记录编号
13	2017-8-3	广东省广州市人力资源和社会保障局	林　立	GD20170803-2
14	2017-8-5	广东省梅州市丰顺县人力资源和社会保障局	林超祥	GD20170805-1
15	2017-8-5	广东省梅州市蕉岭县人力资源和社会保障局	刘红锦	GD20170805-2
16	2017-8-7	广东省梅州市丰顺县卫生局副局长	陈东生	GD20170807-1
17	2017-9-4	原国家卫计委农村卫生司司长、新农合国家技术指导组组长	李长明	BJ20170904-1
18	2014-8-6	原江苏省卫生厅农卫处处长	夏迎秋	NJ20140806-1

　　注:此调研访谈记录由课题组成员共同完成。访谈记录编号由调研地点、调研时间和序号排列。另,表中仅罗列了部分代表性调研访谈记录。

附录二　调研访谈提纲

访谈对象：以技术指导组成员为主，其他参与主体为辅

说明：决策咨询支撑决策科学。在农村医保建制过程中，中央及地方各级技术指导组参与创制、提供咨询、上传下达、解决冲突、基线调研、督查指导、组织培训，是理论与实践相结合的智库典范。其成员来源颇为广泛，既包括行政官员等实务工作者，又包括专家学者等理论分析者，部分成员甚至以"官方智囊"的身份在行政官员和专家学者之间进行转换，具有影响农村医保建制的便利渠道。因此，对技术指导组成员进行访谈，既可以知晓中央决策，又可以了解地方执行，还可以获取其他参与建制的情况。借由他们口述历史，生动地了解农村医保建制背景、过程以及制度内容。

一、技术指导组

1. 技术指导组成立的动因有哪些？被动成立还是主动性更强？等级式还是水平式？

2. 技术指导组在人员组成和入选程序方面有什么要求？常规化工作模式是什么？专家的组成结构和特殊身份在政策制定和创新过程中有哪些优势？

3. 请简述技术指导组在中央、省、市三级行政层级中建立的基

本情况。各层级技术指导组的作用分别是什么？彼此之间的职能有什么区别？

4. 技术指导组专家蹲点前分组的依据是什么？请详细描述您蹲点地区的农村医保政策执行和创新情况。

5. 技术指导组参与农村医保决策、执行、政策创新、政策扩散的方式和工具有哪些？

6. 技术指导组在农村医保建制的各个阶段、各个环节（参保、筹资、管理、经办、监督、待遇支付）中分别发挥了什么作用？请具体说明。

7. 技术指导组从成立至今,其定位、性质、功能有变化吗？主要体现在哪些方面？

8. 技术指导组在参与农村医保建制过程中遇到的阻力有哪些？最大的阻力是什么？

9. 您认为技术指导组参与农村医保建制时,与其他党政部门、院校科研机构相比,有哪些优势？有哪些特殊贡献？又有哪些局限性？

10. 您如何看待"农村医保（新农合）制度的发展为您个人发展提供了良好的平台"这一问题？

二、技术指导组与中央决策者

1. 2002 年 13 号文件,特别是新农合制度建设由谁动议提出？经过几轮修改？哪些部门与相关人员参与该文件的修改讨论？关键性影响人物有哪些？该文件制定时,中央各部门之间是如何进行协调的？

2. 技术指导组参与中央决策的方式有哪些？与中央决策者如

何互动？互动过程中的难点有哪些？中央顶层设计的新农合制度，主要吸收了哪些指导组成员的研究成果？

3. 技术指导组如何细化、落实中央关于农村医保建制的决策？

4. 技术指导组如何总结地方创新经验？采取什么途径、机制、渠道将地方经验上报中央？

5. 技术指导组如何将渐进性的农村医保建制成果转换为中央决策？

6. 技术指导组如何推动农村医保政策制度化、规范化？

7. 中央政府对地方农村医保政策执行情况的考核标准及依据是什么？奖惩标准又如何确立？

三、技术指导组与地方执行者

1. 技术指导组与农村医保的地方行政主管机构之间存在什么关系？如何处理这种关系？

2. 技术指导组如何将中央的决策传达给地方？如何指导地方医保政策执行和创新？如何协调配合？

3. 技术指导组如何把握地方创新的多样性？

4. 技术指导组对地方政府开展医保政策试验的自主性有何影响？

5. 技术指导组与地方政府如何互动？中央技术指导组与地方技术指导组如何互动？

6. 地方政府在政策执行和创新的过程中，地方利益、地方民意、地方决策者、地方执行者及其与中央之间的纵向关系如何协调？各地区之间、部门之间的横向利益结构如何协调？

7. 地方政府对本区域内农村医保政策执行情况的考核标准及

依据是什么？奖惩标准又如何确立？

四、技术指导组与其他咨询或者智库组织

1. 在农村医保建制过程中，是否还有其他组织或个人参与？如果有，他们通过什么方式参与？

2. 农村合作医疗协调领导小组成立的动因是什么？职能是什么？与技术指导组之间存在什么关系？

3. 新农合部际联席会议是如何成立的？当时有没有考虑成立由国务院总理为组长的新农合"领导小组"？联席会议制度建立时都遇到了哪些阻力？如何解决？组织协调职能如何发挥？

4. 在新农合建制过程中，国务院联席会议、技术指导组、新农合研究中心之间的职能有何交叉？职能如何发挥？

5. 城乡居民基本医保制度整合过程中，技术指导组承担的组织动员、出谋划策、主导政策推进等功能可能转向其他治理组织，如医改领导小组，这种功能是如何承接的？

五、农村医保制度结构与内容

1. 您认为传统农村合作医疗制度失败的原因是什么？

2. 新农合制度建构之前，卫生部都做了哪些调查研究？主要去哪里调研？是否吸收了 20 世纪 90 年代地方探索的合作医疗制度建设经验？

3. 您认为新农合政策试验过程中，选择吉林、浙江、湖北、云南四个地区为首批试验地的依据是什么？这四个地方分别有什么独特的政策创新经验？

4. 您认为农民以家庭为单位、自愿参保原则确定的依据是

什么？

5. 您认为参保人识别标准应该如何确定？如何维持参保率的长期稳定？

6. 您认为政府、农民、集体经济组织、社会力量等多元主体参与筹资机制确立的依据有哪些？多元主体之间的筹资比例应该如何确定？

7. 新农合最初 10 元/人/年的缴费标准是如何确立的？您觉得这个筹资标准合适吗？

8. 您认为在筹资过程中，政府有必要"出大头"吗？央地政府间的分摊机制应该如何建立？地方（省市县）三级财政补助比例确立的依据是什么？

9. 您如何看待农村医保筹资标准的"非制度化调整"？

10. 您如何看待农村医保基金的可持续性问题？您认为财政的宏观公平性与公共财政的有限性这一问题应该如何平衡？

11. 您认为新农合由卫生部门管理的依据是什么？管理优势体现在何处？

12. 您认为经办机构在整个医保体系中扮演什么角色？医保经办机构的组织结构、制度结构、人员结构如何确定？与主管部门之间存在什么关系？

13. 您认为医保经办机构具体包括哪些业务？业务流程是什么？最重要的环节是哪个？

14. 您认为"互联网＋"为医保经办服务带来了哪些影响？医保经办服务信息化发展程度如何？存在哪些障碍？

15. 您对医保经办服务提升有什么想法？如何推进医保经办服务一体化、专业化、科学化、信息化、透明化和高效化？

16. 您认为农村医保制度的待遇水平应该如何计算？新农合政策定位保大病为何一直实现不了？为何还要进行二次报销？

17. 您认为新农合制度的保大病与 2012 年的城乡居民大病医保有什么区别？

18. 您认为农村医保医药费用补偿方案和标准确立的依据是什么？如何平衡既保障大病统筹又兼顾受益面？起付标准、支付比例和最高支付限额等标准确立的依据是什么？分段支付的标准和比例如何确定？

19. 农村医保制度对提高农村医疗卫生机构管理能力和服务能力的促进作用表现在哪些方面？

20. 农村医保建制过程中保障参保农民参与权、监督权和知情权的途径有哪些？

21. 您觉得影响农村医保建制的关键要素有哪些？

22. 你参与农村医保建制时都面临了哪些障碍？感到最艰难的是什么？最让你感到无力的又是什么？

23. 您觉得农村医保建制还存在哪些问题？未来农村医保制度应如何高质量发展？

图书在版编目(CIP)数据

中国农村医疗保险制度研究:以政策试验为分析视
角/任雪娇著.—上海:上海三联书店,2023.10
ISBN 978-7-5426-8246-8

Ⅰ.①中… Ⅱ.①任… Ⅲ.①农村-医疗保健制度-
研究-中国 Ⅳ.①R199.2

中国国家版本馆 CIP 数据核字(2023)第 181997 号

中国农村医疗保险制度研究:以政策试验为分析视角

著　　者/任雪娇

策划编辑/沈若洪
责任编辑/王　建　陆雅敏
装帧设计/未了工作室
监　　制/姚　军
责任校对/林佳依

出版发行/上海三联书店
　　　　　(200030)中国上海市漕溪北路 331 号 A 座 6 楼
邮　　箱/sdxsanlian@sina.com
邮购电话/021-22895540
印　　刷/上海巅辉印刷厂有限公司

版　　次/2023 年 10 月第 1 版
印　　次/2023 年 10 月第 1 次印刷
开　　本/890 mm×1240 mm　1/32
字　　数/250 千字
印　　张/10.875
书　　号/ISBN 978-7-5426-8246-8/R·138
定　　价/68.00 元

敬启读者,如发现本书有印装质量问题,请与印刷厂联系 021-56152633